胃与肠

——胃型低异型度分化型胃癌

（日）《胃与肠》编委会　编著

《胃与肠》翻译委员会　译

辽宁科学技术出版社
·沈阳·

Authorized translation from the Japanese Journal, entitled
胃と腸　第53巻　第1号
ISSN：0536-2180
編集：「胃と腸」編集委員会
協力：早期胃癌研究会
Published by Igaku-Shoin LTD., Tokyo Copyright © 2018

All Rights Reserved. No part of this journal may be reproduced or transmitted in any form or by any means, electronic or mechanical, including photocopying, recording or by any information storage retrieval system, without permission from IGAKU-SHOIN LTD.
Simplified Chinese Characters published by Liaoning Science and Technology Publishing House, Copyright © 2021

© 2021 辽宁科学技术出版社
著作权合同登记号：第06-2017-155号。

版权所有·翻印必究

图书在版编目（CIP）数据

胃与肠．胃型低异型度分化型胃癌 /（日）《胃与肠》编委会编著；《胃与肠》翻译委员会译．— 沈阳：辽宁科学技术出版社，2021.1
　　ISBN 978-7-5591-1929-2

Ⅰ. ①胃…　Ⅱ. ①胃…　②胃…　Ⅲ①胃癌—诊疗　Ⅳ. ① R57　② R735.2

中国版本图书馆 CIP 数据核字（2020）第 242054 号

出版发行：辽宁科学技术出版社
　　　　　（地址：沈阳市和平区十一纬路25号　邮编：110003）
印　刷　者：辽宁新华印务有限公司
经　销　者：各地新华书店
幅面尺寸：182 mm×257 mm
印　　张：8
字　　数：195千字
出版时间：2021年1月第1版
印刷时间：2021年1月第1次印刷
责任编辑：唐丽萍　郭敬斌
封面设计：袁　舒
版式设计：袁　舒
责任校对：黄跃成

书　　号：ISBN 978-7-5591-1929-2
定　　价：80.00元

编辑电话：024-23284363
E-mail：1601145900@qq.com
邮购热线：024-23284502
http：//www.lnkj.com.cn

《胃与肠》编委会 (按五十音图排序)

主编　鹤田 修

编者

赤松 泰次	味冈 洋一	江头 由太郎	大仓 康男	小泽 俊文	小野 裕之
小山 恒男	海崎 泰治	九嶋 亮治	藏原 晃一	小林 广幸	齐藤 裕辅
清水 诚治	菅井 有	竹内 学	田中 信治	长南 明道	长浜 隆司
二村 聪	平泽 大	松田 圭二	松本 主之	门马 久美子	八尾 建史
八尾 隆史	山野 泰穗				

理事会

理事长

吕　宾　浙江中医药大学附属第一医院消化内科

副理事长

程向东　浙江中医药大学附属第一医院胃肠外科

理事（按姓氏笔画排序）

王邦茂　天津医科大学总医院消化内科
李子禹　北京大学附属肿瘤医院胃肠肿瘤外科
李景南　北京协和医院消化内科
吴咏冬　首都医科大学附属北京友谊医院消化内科
吴梓雷　黑龙江建三江人民医院消化内科
邹多武　第二军医大学长海医院消化内科
陈胜良　上海仁济医院消化内科
孟立娜　浙江中医药大学附属第一医院消化内科
胡　祥　大连医科大学附属第一医院普外一科
侯晓华　华中科技大学同济医学院附属协和医院消化内科
薛英威　哈尔滨医科大学附属第三医院胃肠外科
戴　宁　浙江大学医学院附属邵逸夫医院消化内科

翻译委员会 (按姓氏笔画排序)

（日）东立里伟康（HIDASAIKO）
　　　中国医科大学
李红平　遵义医科大学附属医院消化内科
张惠晶　中国医科大学附属第一医院内镜中心

目 录

序	胃型低异型度分化型胃肿瘤	九嶋 亮治	5
主题	胃型低异型度分化型胃癌的发生率与临床病理学特征	八尾 隆史 等	9
	关于胃型低异型度分化型胃癌活检诊断的相关问题	伴 慎一	16
	胃型低异型度分化型胃癌的普通内镜诊断 ——发现诊断	滨本 英刚 等	27
	胃型单纯超高分化腺癌的放大内镜诊断	金光 高雄 等	42
	胃型低异型度分化型胃癌的恶性度	海崎 泰治 等	59
主题研究	通过放大内镜观察能否预测病变表型？	小林 正明 等	67
主题病例	发生于 H. pylori 阴性胃中 以黏液腺分化为主体的胃型低异型度分化型胃癌 1 例	小野田 圭佑 等	79
	发生于非萎缩性胃底腺黏膜的 胃型低异型度分化型胃癌 1 例	细谷 和也 等	90
	发生于 H. pylori 阴性胃底腺黏膜的 源于胃型腺瘤的低异型度高分化腺癌 1 例	堀江 义政 等	98
	经 EMR 诊断的 4 型低异型度分化型胃癌 1 例	荒尾 真道 等	105
早期胃癌研究组 病例	呈全周性溃疡的原发性空肠滤泡性淋巴瘤 1 例	国原 纱代子 等	113
早期胃癌研讨会	选自 2017 年 6 月的例会	藏原 晃一，土山 寿志	121
	编者后记	小泽 俊文	127

序　胃型低异型度分化型胃癌

胃型低异型度分化型胃肿瘤

九嶋 亮治[1]

张惠晶
（日）东立里伟康　译
（HIDASAIKO）

关键词　低异型度分化型胃癌　低异型度分化型胃肿瘤　内镜诊断
超高分化腺癌　胃型　异型增生

[1] 贺医科大学临床检查医学讲座（附属医院病理诊断科）
〒520-2192 大津市濑田月轮町　E-mail：kushima@belle.shiga-med.ac.jp

前言

　　2018年初的主题为胃型低异型度分化型胃癌。在被称为低异型度癌或者超高分化腺癌的肿瘤中，本书着眼于胃型优势的肿瘤。按WHO等欧美标准，将胃和肠黏膜内经病理组织学（在HE染色切片上）可以诊断为肿瘤的但在有限的视野内未见间质浸润的病变称为异型增生，而在日本，即使病变呈非浸润性，也尽量将其分类为腺瘤和腺癌，内镜下的诊断和治疗也基于此。对于胃型肿瘤性病变，大多只将典型的幽门腺瘤（pyloric gland adenoma）作为胃型腺瘤，而将其余的胃型肿瘤性病变作为腺癌。但是，即使对于同一种胃型肿瘤，也会出现腺瘤和腺癌两种不同的诊断意见，这也是本书一些读者及早期胃癌研讨会出席者们屡次经历过的事情了。因此，本书的主题虽为胃型低异型度分化型胃癌，但仍将本序的主题写为胃型低异型度分化型胃肿瘤。

从《胃与肠》杂志的编号说起

　　《胃型早期胃癌的病理学特征和临床图像——以分化型癌为中心》（38卷5号，2003年）中，笔者们[2]获得了执笔胃型分化型早期胃癌的分子生物学特征的机会。该书除了"拙稿"以外，还介绍了很多关于胃型分化型早期胃癌的内容，这一主题对胃型腺癌取得临床/病理学上的话语权发挥了很大的作用。7年后的《低异型度分化型胃癌的诊断》（45卷7号，2010年）延续了这一主题，被形容为低异型度分化型或超高分化型的胃型腺癌也越来越受到关注。随后关于腺瘤的《胃腺瘤的诊断和治疗方针》（38卷10号，2003年）和《胃的腺瘤——诊断和治疗方针》及关于新的胃型低异型度胃肿瘤的《胃底腺型胃癌》（50卷12号，2015年）的出版，可以说巩固了对这一主题的关注度。

基本用语

1. 异型度/异型性和细胞异型（核异型）

　　异型度/异型性（atypia）是指病变组织与正常组织之间形态学上的差异程度。细胞异型主要是指核异型，通过核/浆比（N/C比）、多形性、极性紊乱等所见进行判定。由于异型性这一用语也用于再生异型或变性异型等非肿瘤性病变，因此，用于肿瘤性病变时最好描述成肿瘤性异型。具有肿瘤性异型但在标本上无浸润倾向的病变，在欧美，被认为与良恶性无关，而被称为dysplasia。

2. 分化程度

在不同脏器中分化程度和异型度的定义也不同。《胃癌处理规约》第 15 版[3]中，关于分化型癌，具有管状构造的腺癌根据腺管形成的状态分为高分化（tub1）、中分化（tub2）两个亚型。此外还有乳头状腺癌（pap）亚型。这种分类方法未考虑细胞表型的分化倾向及每一个细胞的核异型，而 tub1、tub2、pap 任何一种亚型都存在各种各样的核异型度和细胞分化 / 细胞表型。在 WHO 分类[1]中，对于管状腺癌和乳头腺癌适宜用 G1（高分化）、G2（中分化）、G3（低分化）进行分类。

3. 细胞表型分化

着眼于细胞表型的分化倾向，是指肿瘤细胞与正常细胞及构成这些非肿瘤性病变的细胞 / 组织有几分相似。在胃肿瘤中，肿瘤细胞与构成胃固有上皮细胞相似的就是胃型，而肿瘤细胞与构成肠上皮化生的杯状细胞、吸收上皮细胞和 Paneth 细胞相似的就是肠型（小肠型）。

4. 细胞表型分化和核异型

细胞表型分化和核异型是两种不同的表现，一般情况下，明显地向胃型或小肠型分化的肿瘤细胞缺乏核异型，即使是较"幼稚"的再生上皮，有时其细胞核也显著肿大。

什么是低异型度分化型胃癌

近年来，早期胃癌研讨会和《胃与肠》等顺应形势报道了被称为低异型度癌或超高分化腺癌的病变。虽然大体上都是同一种肿瘤，但根据病例提供机构和病理医生的不同，诊断名称的用法也有所不同。

1. 低异型度癌和高异型度癌

从恶性度的角度出发，尝试将高分化腺癌分类为低异型度癌和高异型度癌。低异型度癌的特征为：N/C 比（细胞核相对于细胞的高度）在 50% 以下，核基本为纺锤形，排列在细胞基底侧并保持一定的极性，这为核的基本像[4]。在细胞表型分化明确的情况下，喜欢这种分类方式的病理医生会将其描述为低异型度小凹上皮型癌等。

2. 超高分化腺癌和极高分化腺癌

有两种诊断名称，分别为超高分化腺癌（very well differentiated adenocarcinoma；VWDA）和极高分化腺癌（extremely well differentiated adenocarcinoma；EWDA）。虽然两者含义略有不同，但大多都称为超高分化腺癌。这一术语最初用于描述子宫颈部的微偏腺瘤（minimal deviation adenocarcinoma，adenoma malignum）[5]。对于在《胃癌处理规约》中被诊断为 tub2 的牵手型 / 爬行型，多将其中细胞分化明确的肿瘤诊断为超高分化腺癌[6, 7]，但 Yao 等[8]、Ushiku 等[9]将其列入其他分类。

3. 低异型度分化型胃癌

低异型度癌和超高分化腺癌有细微差别。一般来说，细胞表型分化明确的肿瘤为低异型度。因此，笔者等[10]将这些当作同义词来处理，提议概括为低异型度分化型胃癌。低异型度分化型胃癌大致可分为两类：一类为与正常、再生 / 增生或肠上皮化生鉴别困难的癌，另一类为与腺瘤鉴别困难的癌。换句话说，即是组织学诊断，特别是活检诊断困难的分化型癌。不论是按《胃癌处理规约》中组织学分类的 tub1、tub2 和 pap，还是按细胞表型分类的胃型和肠型（小肠型），都可以存在低异型度分化型胃癌。

胃型的低异型度分化型胃肿瘤

1. 小凹上皮（优势）型肿瘤

与小凹上皮或增生性小凹上皮相似，由缺乏细胞异型的高柱状上皮所构成的肿瘤性病变，表层上皮呈乳头状 / 绒毛状至管状形态。免疫组织化学染色 MUC5AC 或胃黏蛋白显著阳性，由于是肿瘤，所以幽门腺型黏液表型 MUC6 也共同表达，有时还混合了表示胃底腺细胞分化的胃蛋白酶原 1 和 H^+/K^+-ATPase 阳性细胞。

对于这种类型的肿瘤，当无法证明其向黏膜固有层和黏膜下层浸润时，WHO 分类中称之为小凹上皮异型增生〔foveolar (-type) dysplasia〕。如果形成了局限性的隆起性病变，则诊断为小凹上皮型腺瘤〔foveolar (-type) adenoma〕。同样的病变，即使无浸润，在日本也多被诊断为低异型度小凹上皮型腺癌或小凹上皮型超高分化腺癌。这是因为这种肿瘤有时保持着原有的形态，在不破坏黏膜肌层的情况下，可发生黏膜下层以深的浸润，在浸润的部位有时会转化成未分化型。根据《胃癌处理规约》，诊断为 tub1 或 pap 的，保持着分化型的形态而发生浸润，多在黏膜下层伴有重度纤维化，大体上呈现为火山口状的外观[10]。

2. 胃底腺息肉相关的异型增生（fundic gland polyp-associated dysplasia）

构成胃底腺息肉的成分中可见小凹上皮型细胞，在这种细胞中有时可见前述的小凹上皮型异型增生，WHO 分类[1]将其列为癌前病变之一。最新的《胃癌处理规约》[3]中仅介绍了其名称。胃底腺息肉并发高级别异型增生或黏膜内癌的病例虽有少数报道，但证明此病变来源的浸润癌尚不明确。即使在胃底腺息肉内发现了轻度肿瘤性异型的小凹上皮型细胞，但照搬"小凹上皮型肿瘤 = 日本的癌"这一模式未免有些过激了。

3. 胃底腺型肿瘤（胃底腺型胃癌）

日本将发生于胃底腺黏膜的向胃底腺方向分化，特别是明显向颈黏液细胞、主细胞系细胞分化的肿瘤诊断为胃底腺型胃癌[11]。MUC6 和胃蛋白酶原 1 染色阳性，并有 H^+/K^+–ATPase（质子泵）染色阳性的壁细胞型细胞散在。胃底腺型胃癌表层的小凹上皮为非肿瘤性成分，但当这些表层上皮成分被认为是肿瘤的一部分时，就被称为后述的胃底腺黏膜型癌。目前在欧美，胃底腺型肿瘤即使发生了黏膜下层的肿瘤延伸，也多将其称为泌酸黏膜息肉 / 腺瘤（oxyntic gland polyp/adenoma）[12]。另外，狭义的胃底腺型胃癌不在本次主题的范围之内。

4. 胃型腺瘤（幽门腺腺瘤）

WHO 分类[1]将胃型腺瘤分成两类，即小凹上皮型腺瘤和幽门腺腺瘤，而《胃癌处理规约》[3]中则专指幽门腺腺瘤（pyloric glandadenoma）。与胃底腺型癌相同，幽门腺腺瘤是发生于胃底腺黏膜，特别是明显向颈黏液细胞（假幽门腺）至幽门腺细胞分化的肿瘤，表层的上皮细胞比内部的腺管细胞略高一些，显示向小凹上皮分化。表层细胞表达 MUC5AC，除表层外表达 MUC6。由于是肿瘤，所以内部也常常观察到 MUC5AC 阳性细胞。因为来源于胃底腺黏膜，故也常表达胃蛋白酶原 1[13, 14]。也有的机构将向胃底腺型细胞分化的胃型腺瘤（幽门腺腺瘤）报告为后述的胃底腺黏膜型（胃固有黏膜型）癌。胃型腺瘤（幽门腺腺瘤）中有 30% ~ 40% 的腺癌[13, 15]。虽说是腺癌，但多为非浸润性。在这种情况下，呈前述的小凹上皮优势型低异型度分化型癌，多同时表达 MUC5AC 和 MUC6。

5. 小凹上皮型增生性息肉相关的肿瘤

小凹上皮型增生性息肉中也偶然发生相当于低异型度分化型癌的异型上皮[16, 17]，多呈小凹上皮（优势）型的表型。虽然表达 MUC5AC，但也常混杂 MUC6 和肠型表型[18]。

6. 胃固有黏膜型肿瘤（胃固有黏膜型癌）

田边等[19]将低异型度胃型腺癌分为：①胃小凹上皮型；②胃底腺型；③胃固有黏膜型。将③又进一步分成 3 种亚型：a. 胃底腺黏膜型（胃底腺 + 小凹上皮型）；b. 幽门腺黏膜型（幽门腺 + 小凹上皮型）；c. 胃底腺·幽门腺黏膜混合型（胃底腺 + 幽门腺 + 小凹上皮型）。与上述的 3 种狭义的胃底腺型胃癌相比，胃底腺黏膜型胃癌的恶性度更高。

胃的肿瘤与正常黏膜相同，多多少少会向多方向分化，例如被分类为小凹上皮型肿瘤的肿瘤，其腺管的底部虽然很少，但通常也分化为幽门腺（或者颈黏液细胞）。其他的肿瘤也同样，除了黏液表型外，如用胃蛋白酶原 1 和 H^+/K^+–ATPase 等抗体染色，也常见到混有胃底腺型细胞。

结语

笔者原以为对胃型腺癌和胃型腺瘤注入了比别人加倍的热情，但笔者却觉得癌的范围这么广（什么都是癌症）、不是成了"低异型度癌的战犯"吗？（自虐地）。但是老实说，每当面对日益增多的自家病例、咨询病例或在研讨会上发表的病例，我都会问自己："那个时候说是'癌症'，对吗？"对于极低异型度且无浸润的病变，先不说是否是"癌"，内镜也好，病理学也罢，看清是否为局限性的肿瘤性病变至关重要。到目前为止，虽然只能对病变的表层上皮进行评估，但如今通过放大内镜观察，则可以质疑低异型度分化型胃癌的每一根腺管表型，从而加深对胃黏膜增殖和分化的理解，这将变得越来越重要。另外，不仅仅是胃，发生于十二指肠的幽门腺腺瘤/Brunner腺腺瘤和胃底腺（黏膜）型肿瘤，从组织发生和基因变异的观点来看，也属于高度同源性的病变[13, 14, 20, 21]，可能将同样的病变称为不同的名称。

本序是基于《需要掌握的胃疾病分类》（52卷第1期，2017年）中的《胃癌——病理学分类：日本国内实行的分类》[22]所写。

参考文献

[1] Bostman T, Crneiro F, Hruban RH, et al (ed). WHO Classification of Tumours of the Digestive System. IARC, Lyon, 2010

[2] 九嶋亮治, 向所賢一, 塚下しづき, 他. 胃型分化型早期胃癌の分子生物学的特徴. 胃と腸 38：707-721, 2003

[3] 日本胃癌学会（編）. 胃癌取扱い規約, 第15版. 金原出版, 2017

[4] 渡辺英伸. 胃癌・大腸癌の悪性度診断とは. 病理と臨 23：932-943, 2005

[5] Silverberg SG, Hurt WG. Minimal deviation adenocarcinoma ("adenoma malignum") of the cervix: a reappraisal. Am J Obstet Gynecol 121：971-975, 1975

[6] 八尾建史, 田邊寛, 長浜孝, 他. 低異型度分化型胃癌（超高分化腺癌）の拡大内視鏡診断. 胃と腸 45：1159-1171, 2010

[7] Kang KJ, Kim KM, Kim JJ, et al. Gastric extremely well-differentiated intestinal-type adenocarcinoma: a challenging lesion to achieve complete endoscopic resection. Endoscopy 44：949-952, 2012

[8] Yao T, Utsunomiya T, Oya M, et al. Extremely well-differentiated adenocarcinoma of the stomach: Clinicopathological and immunohistochemical features. World J Gastroenterol 12：2510-2516, 2006

[9] Ushiku T, Arnason T, Ban S, et al. Very well-differentiated gastric carcinoma of intestinal type: analysis of diagnostic criteria. Mod Pathol 26：1620-1631, 2013

[10] 九嶋亮治, 松原亜季子, 谷口浩和, 他. 低異型度分化型胃癌の病理学的特徴―腺腫との鑑別を含めて. 胃と腸 45：1086-1096, 2010

[11] Ueyama H, Yao T, Nakashima Y, et al. Gastric adenocarcinoma of fundic gland type (chief cell predominant type): proposal for a new entity of gastric adenocarcinoma. Am J Surg Pathol 34：609-619, 2010

[12] Singhi AD, Lazenby AJ, Montgomery EA. Gastric adenocarcinoma with chief cell differentiation: a proposal for reclassification as oxyntic gland polyp/adenoma. Am J Surg Pathol 36：1030-1035, 2012

[13] 九嶋亮治, 松原亜季子, 吉永繁高, 他. 胃型腺腫の臨床病理学的特徴―内視鏡像, 組織発生, 遺伝子変異と癌化. 胃と腸 49：1838-1849, 2014

[14] Kushima R, Sekine S, Matsubara A, et al. Gastric adenocarcinoma of the fundic gland type shares common genetic and phenotypic features with pyloric gland adenoma. Pathol Int 63：318-325, 2013

[15] 九嶋亮治, 向所賢一, 馬場正道, 他. 胃腺腫の病理診断―特に胃型（幽門腺型）腺腫について. 胃と腸 38：1377-1387, 2003

[16] Hattori T. Morphological range of hyperplastic polyps and carcinomas arising in hyperplastic polyps of the stomach. J Clin Pathol 38：622-630, 1985

[17] Kushima R, Hattori T. Histogenesis and characteristics of gastric-type adenocarcinomas in the stomach. J Cancer Res Clin Oncol 120：103-111, 1993

[18] Yao T, Kajiwara M, Kuroiwa S, et al. Malignant transformation of gastric hyperplastic polyps: alteration of phenotypes, proliferative activity, and p53 expression. Hum Pathol 33：1016-1022, 2002

[19] 田邊寛, 岩下明徳, 池田圭祐, 他. 胃底腺型胃癌の病理組織学的特徴. 胃と腸 50：1469-1479, 2015

[20] Matsubara A, Sekine S, Kushima R, et al. Frequent GNAS and KRAS mutations in pyloric gland adenoma of the stomach and duodenum. J Pathol 229：579-587, 2013

[21] Hida R, Yamamoto H, Hirahashi M, et al. Duodenal neoplasms of gastric phenotype: An immunohistochemical and genetic study with a practical approach to the classification. Am J Surg Pathol 41：343-353, 2017

[22] 九嶋亮治. 胃癌―病理学的分類：日本における実践的な分類. 胃と腸 52：15-26, 2017

主题　胃型低异型度分化型胃癌

胃型低异型度分化型胃癌的发生率与临床病理学特征

除腺瘤、癌之外的非乳头部病变和乳头部肿瘤

八尾 隆史[1]
仲程 纯
山城 雄也
津山 翔
柳井 优香

李红平 译

摘要●为了研究低异型度分化型腺癌（low-grade well differentiated adenocarcinoma of gastric phenotype；LG-WDA-G）的发生率及临床病理学特征，对186例胃癌的202处病变进行MUC2、MUC5AC、MUC6、CD10免疫组化染色后检出7例LG-WDA-G患者。LG-WDA-G的发生率在全部胃癌中占3.5%，占tub1的6.1%，比例是比较低的。LG-WDA-G在患者的性别、年龄、癌症的发生部位以及肉眼分型等方面没有特征性的表现。除1例外，背景黏膜均是伴有中度肠上皮化生的萎缩黏膜，大小在2～26mm（平均11mm）之间，病变深度为T1a（M）的6例，T1b（SM）的1例，无脉管侵袭。组织学上完全是tub1，没有未分化型的成分。另一方面，在高异度分化型癌中，虽然有胃型表型，但是与完全肠型表型相比，混有未分化型成分的比例很高。LG-WDA-G是不易向未分化型发展的低恶性癌。如果LG-WDA-G在早期阶段就被发现，完全能够在内镜下切除后达到治愈。然而，活检诊断往往比较困难。因此，除了依靠活检诊断外，充分把握临床特征来确定癌的诊断是相当必要的。

关键词　胃型表型　低异型度　分化型腺癌　未分化型腺癌

[1] 顺天堂大学医学部人体病理生理学
〒113-8421 东京都文京区本乡2丁目1-1　E-mail：tyao@juntendo.ac.jp

前言

胃腺癌的组织类型根据形态学特征大致分为分化型和未分化型。然而，在分化型和未分化型中，肿瘤的发生及发育进展模式等临床病理学特征常常是不同的。近年来，随着免疫组织化学和分子生物学研究方法的进步，表明胃腺癌的细胞表型与发育进展模式、恶性程度是有相关性的。存在胃型表型的分化型腺癌往往边界不清楚，而且在发育过程中容易向未分化型进展[1,2]。在活检诊断胃型表型分化型腺癌时，低异型度与正常胃黏膜、再生性及增生性上皮的鉴别往往比较困难[3]。因此，在胃癌的诊疗过程中，从发现到活检组织诊断，以及治疗方案的确定，认识胃癌表型的重要性、熟悉表型和临床病理学的特征是相当重要的。并且，多数H. pylori阴性胃癌是胃型表型优势的癌[4,5]，在迎接今后H. pylori阴性时代到来的时候，更加有必要关注胃型表型高分化腺癌。

本文中研究了近期发现的LG-WDA-G的发

表1 胃癌的表型分类

	MUC5AC/MUC6	
	(−)	(+)
CD10（+）		
MUC2（+）	完全肠型	不完全肠型
MUC2（−）	完全肠型	不完全肠型
CD10（−）		
MUC2（+）	不完全肠型	不完全肠型
MUC2（−）	不定型	胃型

表2 胃癌的主组织型与表型的关系

	pap (n = 5)	tub1/tub2 (n = 148)	por/sig (n = 47)	muc (n = 2)
胃型	1(20.0%)	24(16.2%)	22(46.8%)	0
不完全肠型	4(80.0%)	97(65.5%)	22(46.8%)	2(100%)
完全肠型	0	24(16.2%)	0	0
不定型	0	3(2.0%)	3(6.4%)	0

生率和临床病理学特征，并在其诊断和治疗的相关问题上进行了讨论。

对象与方法

为了研究 LG-WDA-G 的发生率和临床病理学特征，以 2014 年在笔者所在医院中行内镜下及外科手术切除的 186 例胃癌患者的 202 处病变作为研究对象。虽然多数胃底腺型腺癌及胃底腺黏膜型腺癌属于 LG-WDA-G，但它们属于特殊类型胃癌，不作为本次研究对象。

患者年龄 35～92 岁（平均年龄 70.8 岁），男性 130 例，女性 56 例。治疗方法：内镜下切除 87 例，外科切除 78 例。病变部位：上部（U）34 例，中部（M）81 例，下部（L）87 例。病变深度：T1a (M) 129 例，T1b (SM) 34 例，T2 (MP) 7 例，T3 (SS) /T4a (SE) 32 例。组织分型：pap 5 例，tub1/tub2 148 例，por/sig 4 例，muc 2 例。

根据《胃癌处理规约》第 14 版[6]，癌的组织型分类为在 1 个主组织型的基础上，最多加上 2 个副组织型（最多 3 个组织型）进行记录。表型分类则根据各个病变的最佳切片，进行 MUC2、MUC5AC、MUC6、CD10 免疫组化染色，10% 以上的癌细胞着色则判定为阳性。以笔者[7] 的表型分类法为标准，分为胃型、不完全肠型、完全肠型、不定型 4 类（**表1**）。关于癌的异型度，以渡边等[8] 的记录为标准，主体病变 N/C 比在 50% 以下，核呈纺锤形或卵圆形。与高异型度癌相比，核较小、保持较好的极性排列在基底膜侧，则判定为低异型度。

结果

关于全部病例的组织型和表型的关系，主组织型是未分化型（por/sig）癌，与分化型（pap、tub1/tub2）相比，胃型表型癌的比例很高（**表2**）。关于详细的组织型（主组织型和混合型）与表型分类的关系，在主组织型是分化型的病变中，表型分型按照胃型（pap 占 100%、tub1/tub2 占 29.2%）、胃型优势不完全肠型（pap 占 50%、tub1/tub2 占 18.2%）、胃肠同等不完全肠型（pap 占 50%、tub1/tub2 占 12.3%）的比例顺序混有未分化成分，而混有肠型优势不完全肠型（tub 占 0%）和完全肠型（占 8.3%）的比例是很低的。也就是说，以上结果表明，胃型表型和未分化型存在关联性；而主组织型为未分化型（por/sig）的病变，其混有分化型的成分和表型分型没有关联性（**表3**）。

主组织型是分化型的 153 例病变中，LG-WDA-G 占 7 例，占全部胃癌的 3.5%（7/202），占 tub1 的 6.1%（7/115）。LG-WDA-G 全部是 tub1，没有混合 tub2 和未分化成分（**图1**，**图2**）。在 18 例胃型表型的高异型度分化型癌中，混有未分化型成分的（**图3**）有 8 例，占 44.4%（**表4**）。

7 例 LG-WDA-G 病变的临床病理学特征如**表5** 所示，患者性别、年龄、病变发生部位及

表3 详细的胃癌组织型与黏液表型的关系

	主组织型	例数	混合未分化型的病例	混合分化型的病例
胃型（$n=47$）	pap	1	1（100%）	—
	tub1/tub2	24	7（29.2%）	—
	por/sig	22	—	6（27.3%）
不完全肠型（$n=125$）				
胃型优势型（$n=43$）	pap	2	1（50.0%）	—
	tub1/tub2	33	6（18.2%）	—
	por/sig	8	—	2（25.0%）
胃肠同等型（$n=71$）	pap	2	1（50.0%）	—
	tub1/tub2	57	7（12.3%）	—
	por/sig	10	—	6（60.0%）
	muc	2	2（100%）	0（0%）
肠型优势型（$n=11$）	tub1/tub2	7	0（0%）	—
	por/sig	4	—	2（50.0%）
完全肠型（$n=24$）	tub1/tub2	24	2（8.3%）	—
不定型（$n=6$）	tub1/tub2	3	1（33.3%）	—
	por/sig	3	—	1（33.3%）

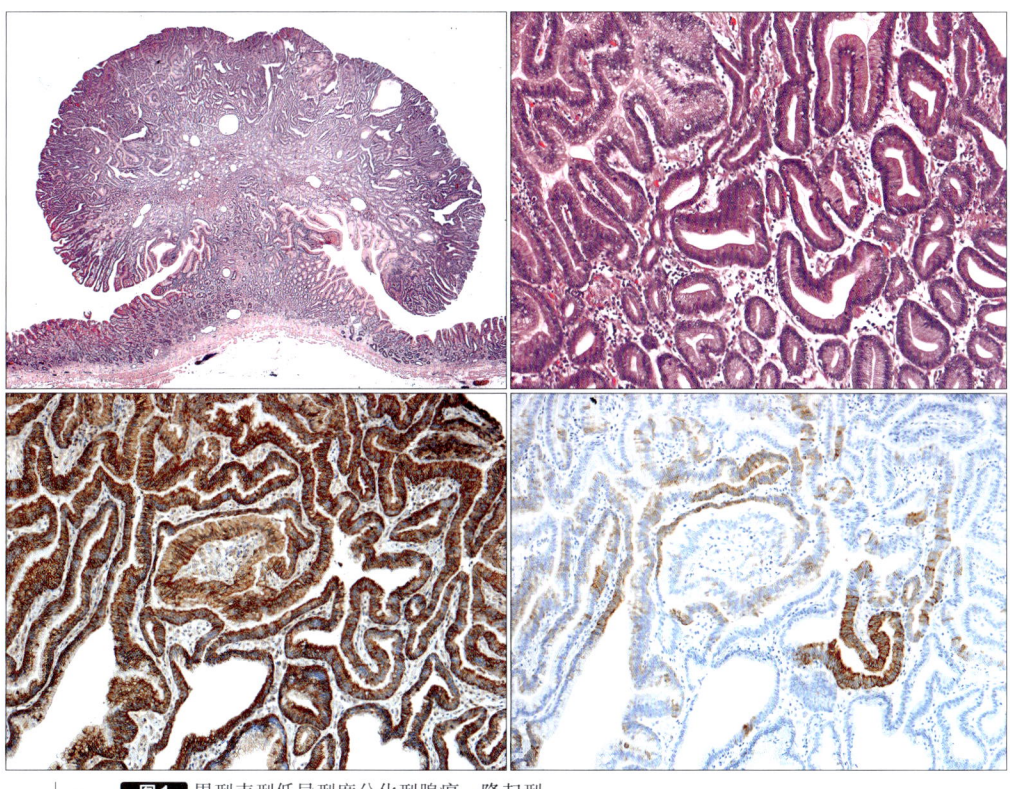

a	b
c	d

图1 胃型表型低异型度分化型腺癌，隆起型
a 病理组织学图像（低倍放大）。
b 病理组织学图像（中倍放大），全体细胞质呈弱嗜酸性，但细胞质淡染，可见与腺窝上皮类似的组织像。
c MUC5AC 弥漫性阳性。
d MUC6 部分阳性。

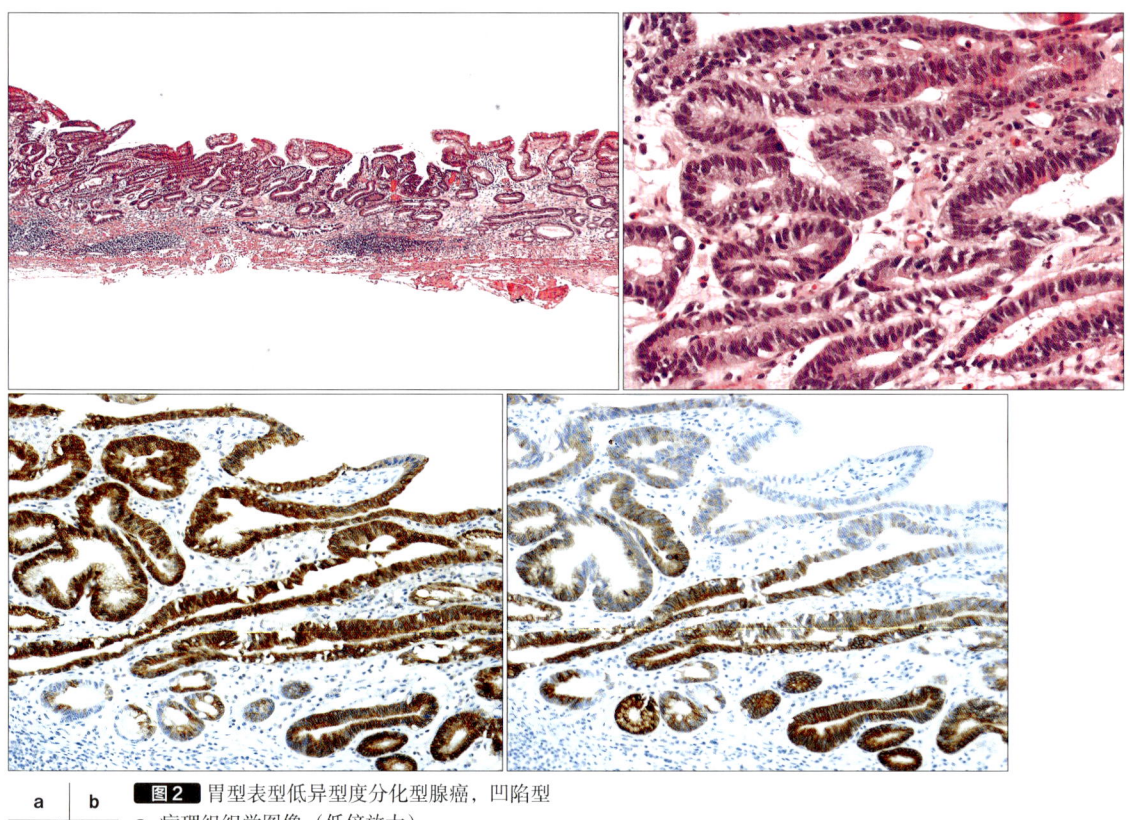

a	b
c	d

图2 胃型表型低异型度分化型腺癌，凹陷型
a 病理组织学图像（低倍放大）。
b 病理组织学图像（中倍放大），全体细胞质呈弱嗜酸性，稍稍淡染，呈腺窝上皮或者幽门腺类似的组织像。
c MUC5AC 弥漫性阳性。
d MUC6 在黏膜深部广泛阳性。

肉眼形态上，没有特征性表现。病变大小为 2~26mm（平均 11mm），病变深度为 T1a（M）的 6 例，T1b（sM）的 1 例，未见腺管浸润。除 1 例外，背景黏膜均是伴有中等度肠上皮化生的萎缩黏膜（**图4**）。

讨论

这是一项针对一定时期内所有切除的胃癌病例的细胞表型研究。为了分析其组织像与表型的关系，同时纳入了未分化型癌进行分析，因内镜下切除病例较多，故分化型癌比例较高。

LG-WDA-G 的比例在全胃癌中占 3.5%，在 tub1 中占 6.1%，这是比较少见的。尽管和既往报道[1, 2]一样，但是在未分化型癌中胃型表型的比例很高。在分化型癌中，存在胃型表型的未分化型成分的混合比例也很高，完全肠型的未分化型成分的混合比例很低。研究表明，胃型表型癌有向未分化型进展的倾向。西仓等[2]研究显示，与纯粹分化型癌相比，变异 E-钙黏蛋白发现率显著增高，并且胃型表型癌的比例比肠型表型癌的比例明显增高（19.4%：2.7%）。通过以上研究可知，胃型表型分化型癌有向未分化型癌进展的倾向。

本次检出的 7 例 LG-WDA-G 中完全没有混合未分化型成分，也未发现腺管浸润。海崎等[9]虽然未进行细胞表型研究，但其研究显示，低异型度分化型癌发育速度非常缓慢，如果病变在黏膜内存在某种程度的增大，可以发生高异型度癌，并可见该种成分的浸润。另外，已往学者[3]也对极高分化腺癌（extremely well differentiated adenocarcinoma）的临床病理学进行了研究，这当中的 5 例胃型表型胃癌属于 LG-WDA-G 的病

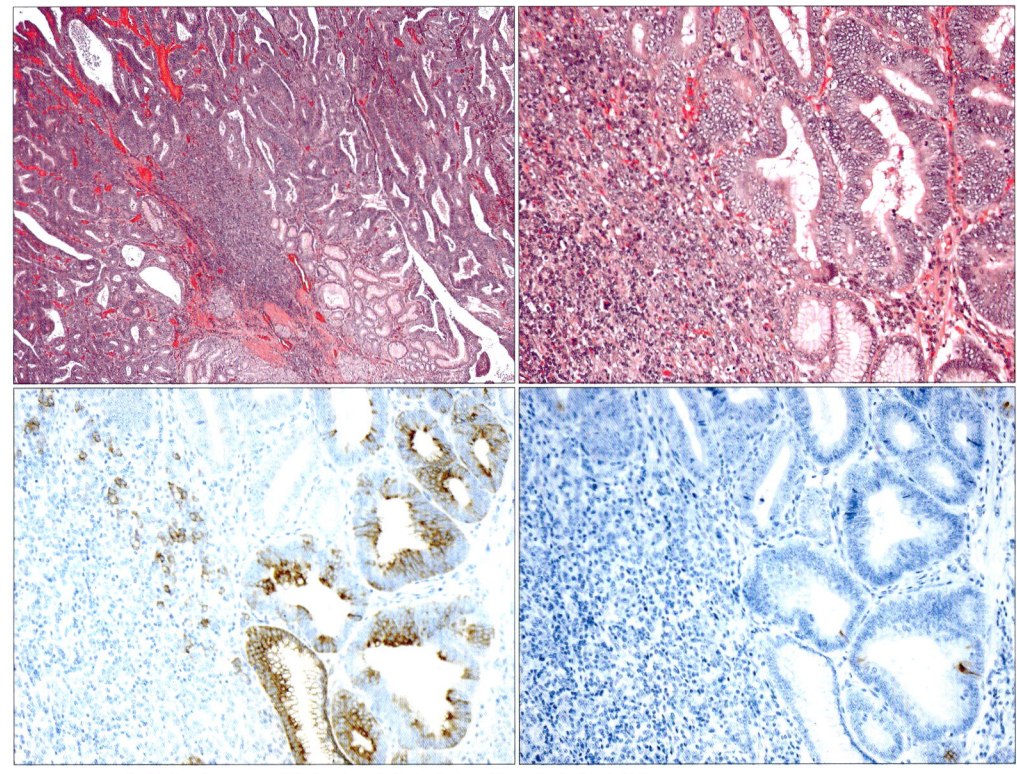

a	b
c	d

图3 胃型表型低异型度分化型腺癌，混合未分化型成分
a 病理组织学图像（低倍放大）。
b 病理组织学图像（中倍放大），全体细胞质呈嗜酸性，细胞核极性紊乱，N/C比大于50%，提示为高异型度高分化管状腺癌的组织像。
c MUC5AC在分化型成分中呈阳性，在未分化型成分中部分呈阳性。
d MUC6阴性。

例。它们主要位于胃的上部到中部，腺管浸润低，无淋巴结转移，属于恶性程度低的一类病变。从这些病例来看，LG-WDA-G一般不向未分化型癌进展，即使有高度浸润，恶性程度也很低。

相关报道显示乳头状癌多数表现为胃型表型，容易发生腺管侵袭及淋巴结转移[10-12]。特别是胃型优势的乳头状腺癌（SM），100%出现腺管侵袭，56%的淋巴结转移率，恶性程度很高[10]。并且有相关报道显示，与低异型度癌相比，高异型度癌存在高度恶性[12]。本次研究对象虽然不包括低异型度乳头状癌，但是这类病变尽管仅在黏膜内，也会出现淋巴结转移，对于这样的病例，笔者[13]也有相应的诊治经验。因此，对于乳头状腺癌的处理，尽管是低异型度的，临床上对它也要特别注意。

表4 分化型腺癌的组织型、异型度与混合未分化型成分的比例

组织型	例数	胃型低异型度	胃型高异型度
pap	5	0	1（100%）
tub1	115	7（0%）	4（50%）
tub2	33	0	13（38.5%）
合计	153	7（0%）	18（44.4%）

注：括号内为混合未分化型成分的比例

针对LG-WDA-G判断肿瘤性很困难，往往是由于活检组织诊断困难[14, 15]。作为鉴别诊断的重点是：尽管细胞质内具有富含黏液的成熟柱状上皮细胞，但是可见稍稍肿大、染色质丰富的细胞核单独地排列，不能用再生性、反应性异型来解释。若存在腺管密度增加，则判断为肿瘤

表5 胃型表型低异型度分化型腺癌（LG-WDA-G）的临床病理学特征

病例	性别	年龄（岁）	背景黏膜		部位	肉眼型	最大直径（mm）	组织1	组织2	深度	ly	v
			固有腺	肠上皮化生								
1	男	79	中等萎缩胃底腺	中等（+）	M	0-Ⅱb	2	tub1	—	T1a（M）	0	0
2	女	76	中等萎缩胃底腺	中等（+）	M	0-Ⅱc	4	tub1	—	T1a（M）	0	0
3	女	64	中等萎缩胃底腺	中等（+）	L	0-Ⅱa	5	tub1	—	T1a（M）	0	0
4	男	74	中等萎缩胃底腺	中等（+）	L	0-Ⅱa	7	tub1	—	T1a（M）	0	0
5	男	69	中等萎缩胃底腺	中等（+）	L	0-Ⅱa	10	tub1	—	T1a（M）	0	0
6	男	40	无萎缩的胃底腺	无	U	0-Ⅱc	23	tub1	—	T1a（M）	0	0
7	男	76	中等萎缩胃底腺	中等（+）	U	0-Ⅱc	26	tub1	—	T1b（SM）	0	0

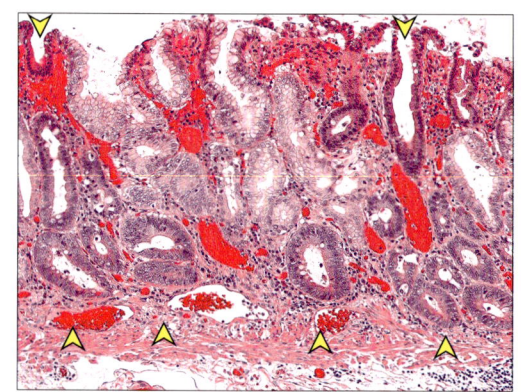

图4 胃型表型低异型度分化型腺癌，在背景黏膜上伴有肠上皮化生（箭头所示）

的可能性更大。为了能够正确诊断，病理医生必须具备丰富的经验，同时病理医生和临床医生的密切配合也相当重要。

因为 LG-WDA-G 大多没有浸润倾向，且没有未分化型成分混杂及腺管侵袭，所以就会产生"判断为胃型表型低异型度分化型腺癌的病变真的是癌而不是胃型腺瘤吗？"这样的疑问。作为 LG-WDA-G 诊断为癌的依据，多数经验认为，低异型度胃型表型上皮性肿瘤保持细胞像原样在黏膜下层以深浸润是有明显癌的存在。因此，在黏膜内病变中，即使没有浸润也要判定为癌。

根据九嶋[16]等的研究，在胃型表型低异型度高分化腺癌及进展期胃癌中，能够大量检出染色体 17q 获得、20q 获得、18q 缺失等，这些提示在早期胃型腺癌中，即使是低异型度，它的生物学恶性度也可能很高。因此，支持胃型表型低异型度上皮性肿瘤判定为癌作为诊断标准是可行的。

结语

从本次的分析和文献报告来看，LG-WDA-G 是一种很少向未分化型进展、低恶性度的癌。因此，如果在向高异型度癌，甚至向未分化型癌进展前的 LG-WDA-G（转移危险性低的阶段）的早期阶段发现病变，内镜下达到治愈性切除是完全可能的。然而，因为活检组织诊断相当困难，不能仅仅依靠活检诊断，充分地把握临床特征来进行癌的诊断相当重要。

LG-WDA-G 十分少见，本文并未进行充分的阐述。希望今后收集更多的病例，从临床病理学特征及恶性程度再予以评价，这是今后的一个重要课题。

参考文献

[1] 下田忠和，藤崎順子，樫村弘隆，他．胃癌の組織型と胃壁内進展形式．胃と腸 26：1125-1134，1991
[2] 西倉健，渡辺英伸，味岡洋一，他．胃型分化型腺癌の判定基準と病理学的特徴．胃と腸 34：495-506，1999
[3] Yao T, Utsunomiya T, Oya M, et al. Extremely well-differentiated adenocarcinoma of the stomach：clinicopathological and immu-nohistochemical features. World J Gastroenterol 12：2510-2516，2006
[4] 加藤元嗣，小野尚子，清水勇一，他．H. pylori 陰性胃癌．日本臨牀 73：1215-1220，2015
[5] 佐々木翔，西川潤，永尾未怜，他．Helicobacter pylori 陰

性胃腺窩上皮型の低異型度分化型腺癌の1例．山口医 66：41-45，2017
[6] 日本胃癌学会（編）．胃癌取扱い規約，第14版．金原出版，2010
[7] 八尾隆史，椛島章，上月俊夫，他．胃型分化型腺癌．新しい抗体を用いた免疫染色による癌の形質判定．胃と腸 34：477-485，1999
[8] 渡辺英伸，加藤法導，渕上忠彦，他．微小胃癌からみた胃癌の発育経過．病理形態学的解析．胃と腸 27：59-67，1992
[9] 海崎泰治，細川治，宮本太門，他．低異型度分化型胃癌の自然史．胃と腸 45：1182-1191，2010
[10] 伊藤栄作，滝澤登一郎．分化型胃癌の悪性度―形質発現の点から．胃と腸 38：701-706，2003
[11] 堀口慎一郎，滝澤登一郎，船田信顕，他．粘膜内癌と診断されて内視鏡的に切除されたsm癌で，追加治療によりリンパ節転移が確認された胃型の分化型腺癌の2症例．胃と腸 38：739-743，2003
[12] Nakashima Y, Yao T, Hirahashi M, et al. Nuclear atypia grading score is a useful prognostic factor in papillary gastric adenocarci-noma. Histopathology 59：841-849，2011
[13] Oya M, Yao T, Nagai E, et al. Metastasizing intramucosal gastric carcinomas. Well differentiated type and proliferative activity using proliferative cell nuclear antigen and Ki-67. Cancer 75：926-935，1995
[14] 三富弘之，大倉康男．病理学的に逆追跡可能な早期胃癌症例の解析―多施設症例の検討．胃と腸 43：1784-1797，2008
[15] 大倉康男，中村恭一．低異型度管状腺癌の生検診断．胃と腸 45：1172-1181，2010
[16] 九嶋亮治，向所賢一，塚下しづき，他．胃型分化型早期胃癌の分子生物学的特徴．胃と腸 38：707-721，2003

Summary

The Frequency and Clinicopathological Features of Low-grade Well-differentiated Adenocarcinoma of Gastric Phenotype（LG-WDA-G）

Takashi Yao[1], Jun Nakahodo,
Yuya Yamashiro, Sho Tsuyama,
Yuka Yanai

We conducted immunohistochemical stains（MUC2, MUC5AC, MUC6 and MUC5AC）for 202 gastric cancers to investigate the frequency and clinicopathological features of LG-WDA-G（low-grade well-differentiated adenocarcinoma of gastric phenotype）. Eventually, we extracted seven cases of LG-WDA-G.

The incidence rate of LG-WDA-G was 3.5% in all gastric cancers and 6.1% of tub1, and we observed no particular trend in the sex and age of patients and site and gross appearance of lesions. The background mucosa was atrophic with moderate intestinal metaplasia in almost all cases. The size of lesions ranged from 2 to 26mm（mean, 11mm）. Regarding the depth of invasion, six were intra-mucosal carcinomas, and the remaining one was submucosal invasive. In addition, the lymphovascular invasion was negative in all cases. Conversely, the incidence of the presence of undifferentiated components was higher in the high-grade differentiated carcinoma of gastric phenotype than that of the complete intestinal phenotype.

LG-WDA-G is suggested to be a cancer of low-grade malignancy, and endoscopic curative resection is possible if it is detected at the stage of LG-WDA-G. Owing to the difficulty in its precise diagnosis only by biopsy, it is necessary to not only depend on the biopsy diagnosis but also make a definite diagnosis with clinical features.

[1]Department of Human Pathology, Juntendo University Graduate School of Medicine, Tokyo

| 主题 | 胃型低异型度分化型胃癌 |

关于胃型低异型度分化型胃癌活检诊断的相关问题

伴 慎一[1]

李红平 译

摘要● 在胃癌中存在一类组织异型度低、活检组织诊断常容易被忽略的病变，胃型低异型度分化型胃癌是其中之一。特别是对于腺窝上皮型为主体的低异型度胃癌，可通过对病例的研究，分析其活检组织诊断的问题点与注意事项。这类病变的特征性是：有与低细胞异型度及非肿瘤性黏膜组织结构类似的分化。为了避免将这一类胃癌活检组织误判为非肿瘤性病变，在充分理解病变概念的基础上，注意深入认识肿瘤上皮的轻度异型，进一步制作深切病理标本、追加免疫组化染色等病理组织学检查方法是相当重要的。同时，也必须结合内镜下对病变进行综合评价。

关键词 分化型胃癌 胃型 低异型度癌 腺窝上皮型 活检组织诊断

[1] 医科大学埼玉医疗中心病理诊断科
〒343-8555 越谷市南越谷2丁目1-50 E-mail: shinba@dokkyomed.ac.jp

前言

随着消化内镜技术的进步，以及与光学显微镜相媲美的放大内镜的出现，在鲜活机体内能够观察到血管、血流或荧光色素混为一体的组织、细胞，这样的时代已经到来[1, 2]。但是，在胃疾病特别是胃癌最终性质的诊断中，目前很大程度上仍然依赖于活检组织的病理组织学诊断。

迄今为止，胃癌中组织异型度低的活检组织很难诊断为癌，或者容易被忽视[3-6]。众所周知，构成胃癌的肿瘤细胞有胃型和肠型两类表型，很多病例两种表型均有[7]。但是，有不少病例活检诊断异型性低，很难判断是胃癌中的哪种表型[5, 8, 9]，其中胃型低异型度分化型胃癌是值得引起重视的。一般认为胃型分化型胃癌快速地进展[3]，而胃型混合型的低异型度胃癌较纯粹肠型低异型度胃癌的恶性程度可能更高[10]，尽管不少病例活检组织诊断困难，但是仍然希望能够尽早做出正确的诊断。

本文中关于在活检组织的诊断上，为了不遗漏胃型低异型度分化型胃癌的诊断，通过分析相关的病例进行研究，从而更好地注意相关的问题。

胃型低异型度分化型胃癌的病理组织学特征及问题点

1. 胃型低异型度分化型胃癌

关于胃型低异型度分化型胃癌这类胃癌，首先在明确概念的同时，应该进一步理解在病理组织学上属于怎样的病变类型。如果对象不能明确，那么基于评价病变部分病理像的活检组织诊断也很难成立。

"分化型"，可以理解为以管状或乳头管状组织结构为主增殖的腺癌，属于低异型度的肿瘤[11]。并且肿瘤上皮的表型常为胃型。但是，一般情况下要根据免疫组织化学染色来探寻更多表型标记进行评价。现在最常使用的标记是黏液表型（胃型黏液是 MUC5AC、MUC6，肠型黏液是 MUC2），同时也使用小肠上皮细胞刷状缘标记的 CD10 和肠上皮分化相关的转移因子 CDX2 作为肠型分化标记物。最近也使用 pepsinogen 1（胃蛋白酶原 1）和 proton pump（H^+/K^+ ATPase）（质子泵）的免疫组化染色作为胃固有腺分化的标记[8]。根据被检查标记物的种类、数量，评价有可能发生的变化。在后面的病例中，重点阐述一般的黏液表型评价。

肿瘤上皮自身形态是胃型的胃癌，同时也不同程度地模拟腺癌上皮（表层黏液上皮）和胃固有腺的形态。根据不同的现有黏膜组织成分作为主体，提出了腺窝上皮型、胃底腺型、幽门腺型及伴有不同程度多种成分的胃固有黏膜型的分类[9]。其中，多数典型的低异型度分化型腺癌考虑是恶性度低的肿瘤[12]，多数幽门腺型肿瘤也往往是腺瘤、腺癌鉴别困难的非浸润性肿瘤[9]。这样的活检组织诊断是存在问题的，但是在考虑肿瘤特征及活检诊断癌时，最主要的问题是考虑有无腺窝上皮型癌，或者是腺窝上皮优势型低异型度癌。因此，本文重点关注腺窝上皮型分化为主体胃癌的活检组织诊断。

2. 腺窝上皮型低异型度癌

图 1 虽然是进展期胃癌的一部分所见，但是充分显示了腺窝上皮型低异型度癌的组织学特性及关键问题[13]。黏膜面显示乳头管状增殖（**图 1a**），但是能看到由增生性腺窝上皮样低异型度上皮组成（**图 1b、c**）。**图 1b** 是**图 1a** 显示范围的一部分高倍放大图像，虽然能够看到囊泡状椭圆形核及核的极性紊乱，但是在**图 1c** 的表层部分能看到更小的核位于肿瘤上皮基底部，异型性非常低。如果从该部位采取少量组织活检，进行组织学评价，往往认为是非肿瘤性上皮。**图 1a** 的中层部是黏膜深部以及远离黏膜层的肥厚黏膜肌层部分，由表面乳头管状上皮连续构成的小腺管、融合状腺管浸润性地增殖，表现为 N/C 比高、异型细胞组成的中分化管状腺癌明显改变（**图 1d**）。**图 1a** 的深部是黏膜下组织，可见由中分化管状腺癌构成连续性的硬癌样增殖的低分化腺癌（**图 1e**）。虽然知道像这样的腺窝上皮型低异型度癌在深部呈低分化浸润[9, 11]，但是往往不能通过活检证实是否存在深部浸润。

根据**图 1f** 显示，区域免疫组化染色的黏液表型是 MUC5AC、MUC6 阳性，MUC2 阴性，提示为胃型。表层是腺窝上皮样乳头管状增殖为主体，MUC5AC 染色阳性（**图 1g**）。深部以中分化、低分化腺癌为主体的局部区域 MUC6 染色阳性（**图 1h**）。通过 ki-67 免疫组化染色，在表层腺窝上皮样乳头管状增殖深部区域，能看到增殖细胞密集地分布（**图 1i**）。表明包括中分化、低分化等深部浸润病变在内的肿瘤病灶，呈类似于正常黏膜结构的器官组织样增殖倾向。往往需要在表层的腺窝上皮样乳头状增殖部分中，获取形态上极其分化的肿瘤部分。

根据以上诸多要点，提示该病例为活检组织容易出现问题的腺窝上皮型低异型度胃癌病例。

腺窝上皮型分化为主体的低异型度胃癌活检组织诊断实例

【**病例 1，图 2**】黄色素瘤和低异型度胃癌并存的病例。由于通过活检诊断腺窝上皮样肿瘤上皮与伴黄色素瘤的非肿瘤性上皮鉴别很困难，结果经过 3 年随访观察得出[14]。

通过上消化道内镜检查（esophagogastroduo-denoscopy；EGD），沿着胃贲门部小弯后壁侧可见稍稍隆起及平坦隆起构成的、直径约 15mm 的病变，其色调为疑似黄色素瘤样的黄色调改变。由于病变形态没有明显改变，而且包括初次病理活检在内，活检结果提示为 Group 1 或 Group 2（当时诊断的时候为 Group 2），因此 3 年间定期

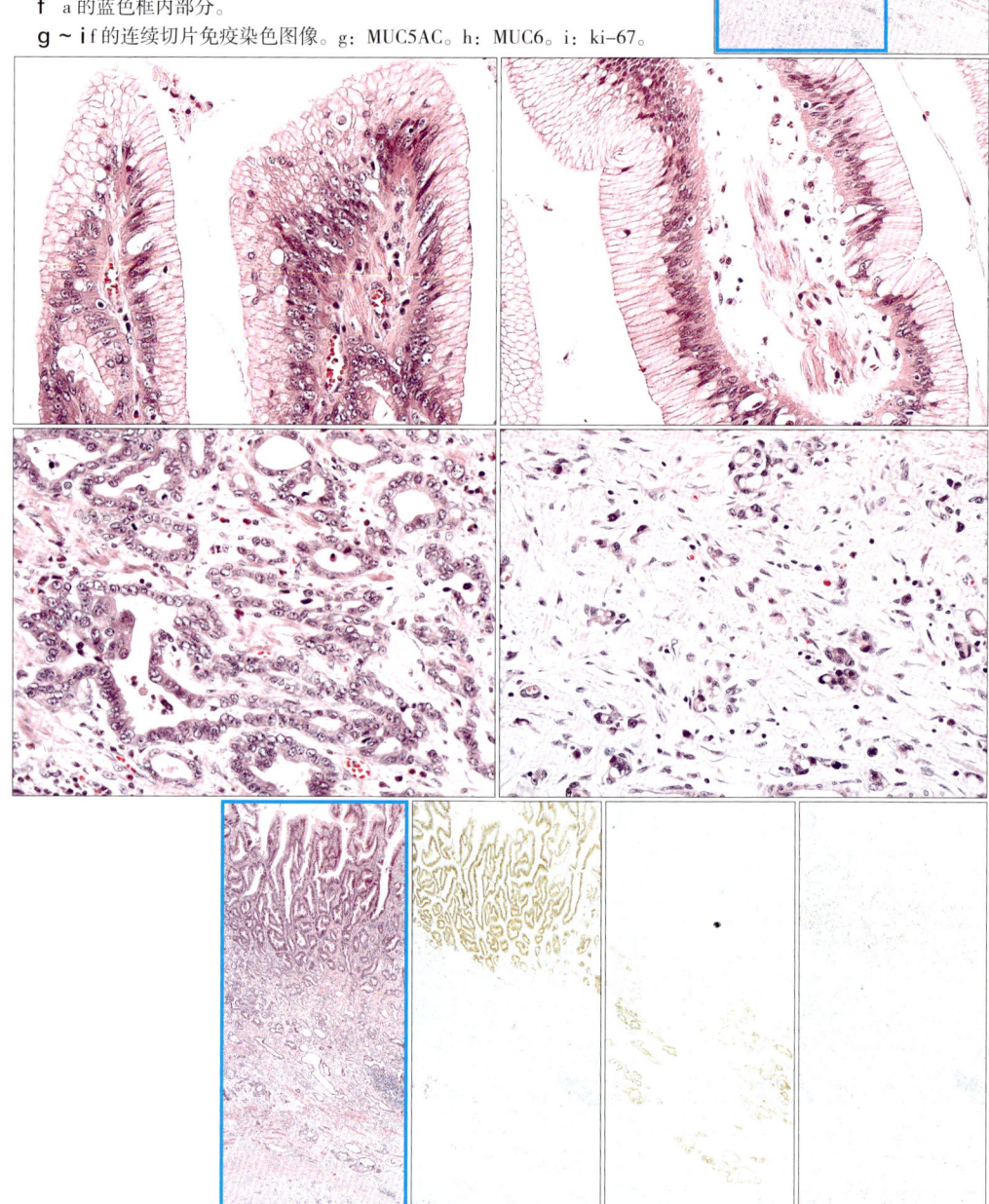

图1 胃型表型浸润胃癌的组织结构增殖图像
a 低倍放大病理图像（HE染色）。
b,c a的表层部分的高倍放大病理图像（c是在a的显示范围外更表层的部分）。
d a的中层部高倍放大图像。
e a的深部（黏膜下组织）高倍放大图像。
f a的蓝色框内部分。
g～i f的连续切片免疫染色图像。g：MUC5AC。h：MUC6。i：ki-67。

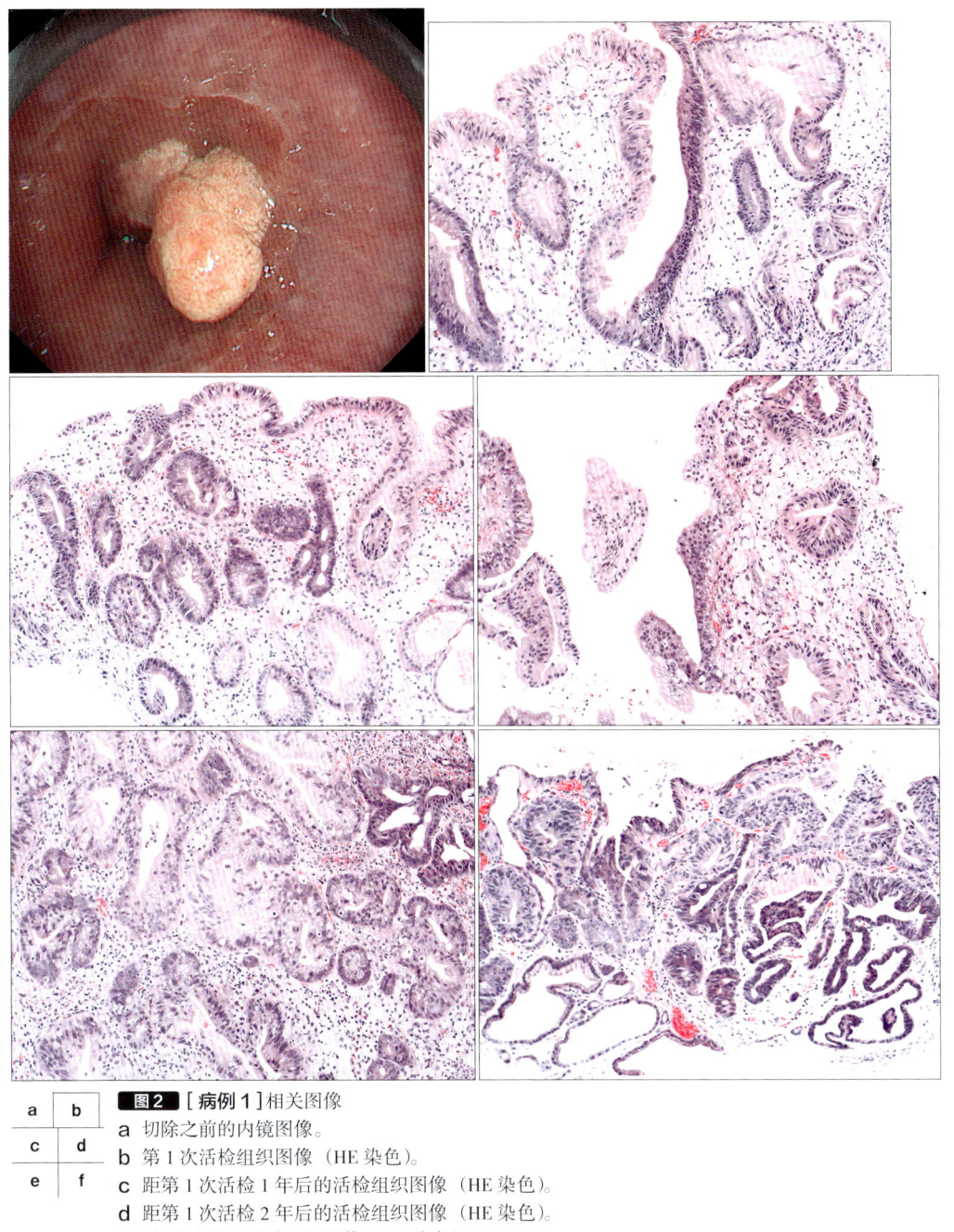

a	b
c	d
e	f

图2 [病例1]相关图像
a 切除之前的内镜图像。
b 第1次活检组织图像（HE 染色）。
c 距第1次活检1年后的活检组织图像（HE 染色）。
d 距第1次活检2年后的活检组织图像（HE 染色）。
e,f 切除之前的活检组织图像（HE 染色）。

随访观察，3年后隆起明显处出现轻度增大（图2a）。

在初次活检组织诊断（图2b）中，至少有一部分类似于增生性腺窝上皮中可见排列和极性紊乱的类圆形核，伴有轻度异型、不规则小腺管，间质存在黄色素瘤细胞，考虑为上皮的反应性变化，不能认为是肿瘤性改变。在随后的活检组织诊断（图2c、d）随访观察过程中，虽然

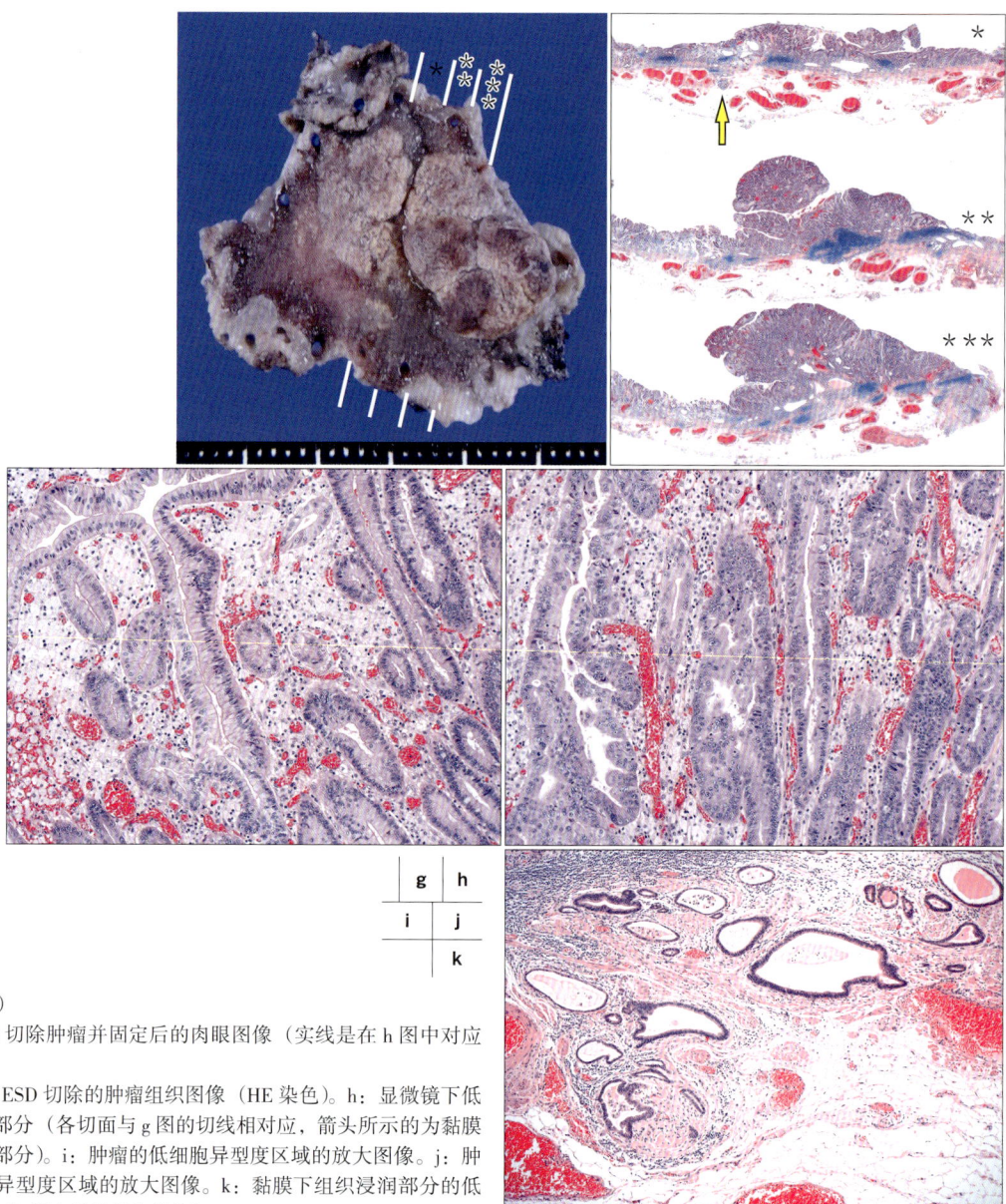

图2（续）
g 通过ESD切除肿瘤并固定后的肉眼图像（实线是在h图中对应的切缘线）。
h~k 通过ESD切除的肿瘤组织图像（HE染色）。h：显微镜下低倍图像的一部分（各切面与g图的切线相对应，箭头所示的为黏膜下组织浸润部分）。i：肿瘤的低细胞异型度区域的放大图像。j：肿瘤的高细胞异型度区域的放大图像。k：黏膜下组织浸润部分的低倍放大图像（h图中的黄箭头部分）。

在不规则的腺窝上皮样腺管上皮中可见细胞异型，但是仍然关注黄素瘤的存在，导致对上皮异型性评价过低。最终通过NBI及放大内镜检查后则怀疑为癌，并在病变附近活检，与之前相比异型性更加明显，确诊为管状腺癌（**图2e、f**），同时通过ESD切除病变。

通过肉眼观察，切除的肿瘤大小约1.7cm×1.1cm，表面呈黄色调及红色调混杂花斑样改变的0-Ⅰ+Ⅱa型病变（**图2g、h**）。大部分是黏膜内病变，最终判断整体病变是间质中伴有黄素瘤分化良好的管状腺癌，可以广泛地看到与活检组织中相似的增生性腺窝上皮类似的低异型度癌的区域（**图2i**），也混有高异型度癌的区域（**图2j**）。但是，无论在哪种区域内，间质内

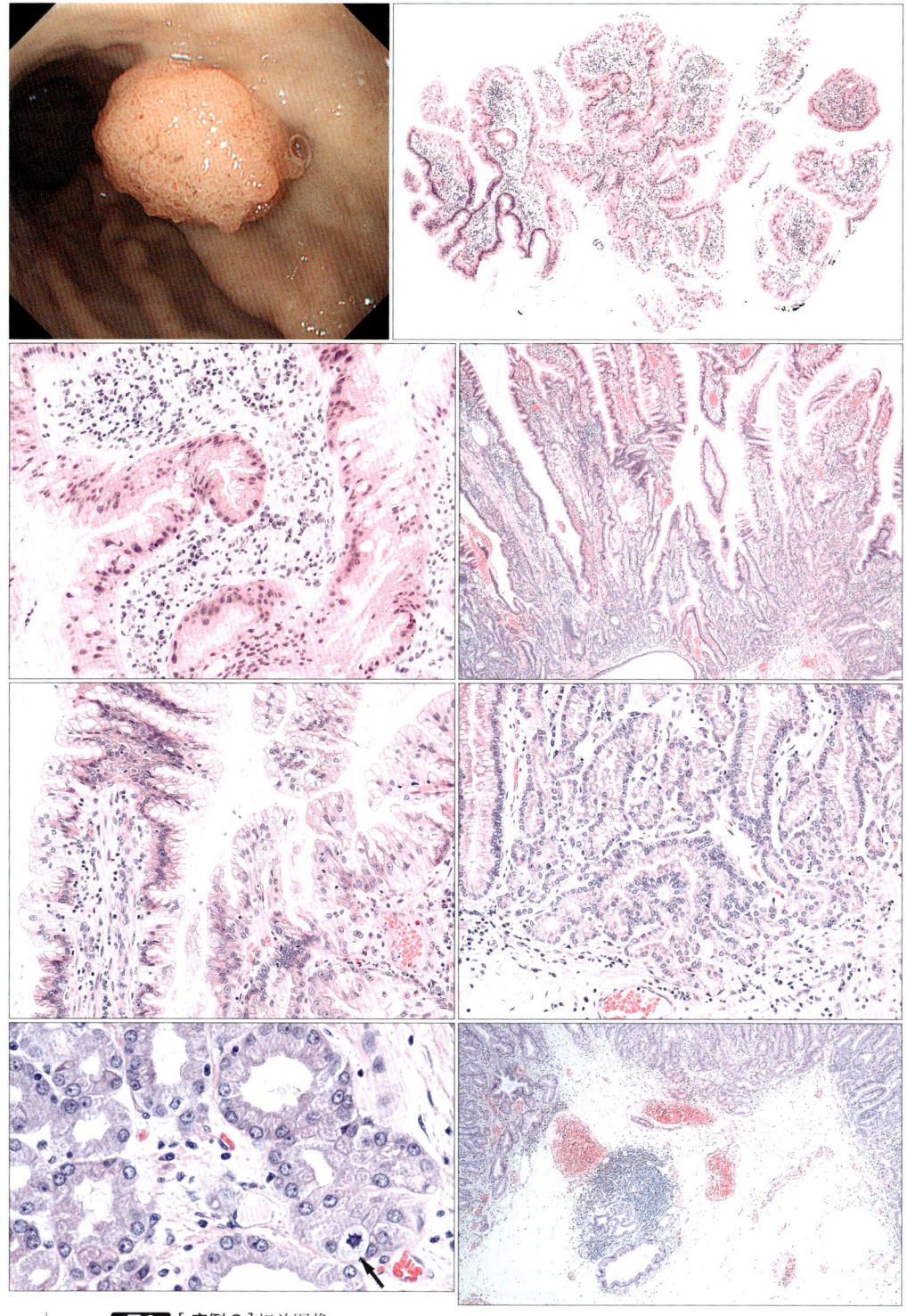

图3 [病例2]相关图像

a 内镜图像。

b,c 活检组织图像（HE 染色）。b：低倍放大图像。c：高倍放大图像。

d~h 通过 EMR 切除的肿瘤组织像（HE 染色）。d：低倍放大图像。e：表层部高倍放大图像。f：深部高倍放大图像。

g 可见深部肿瘤腺管的核分裂相（箭头所示）。

h 向黏膜下组织增殖的低倍放大图像。

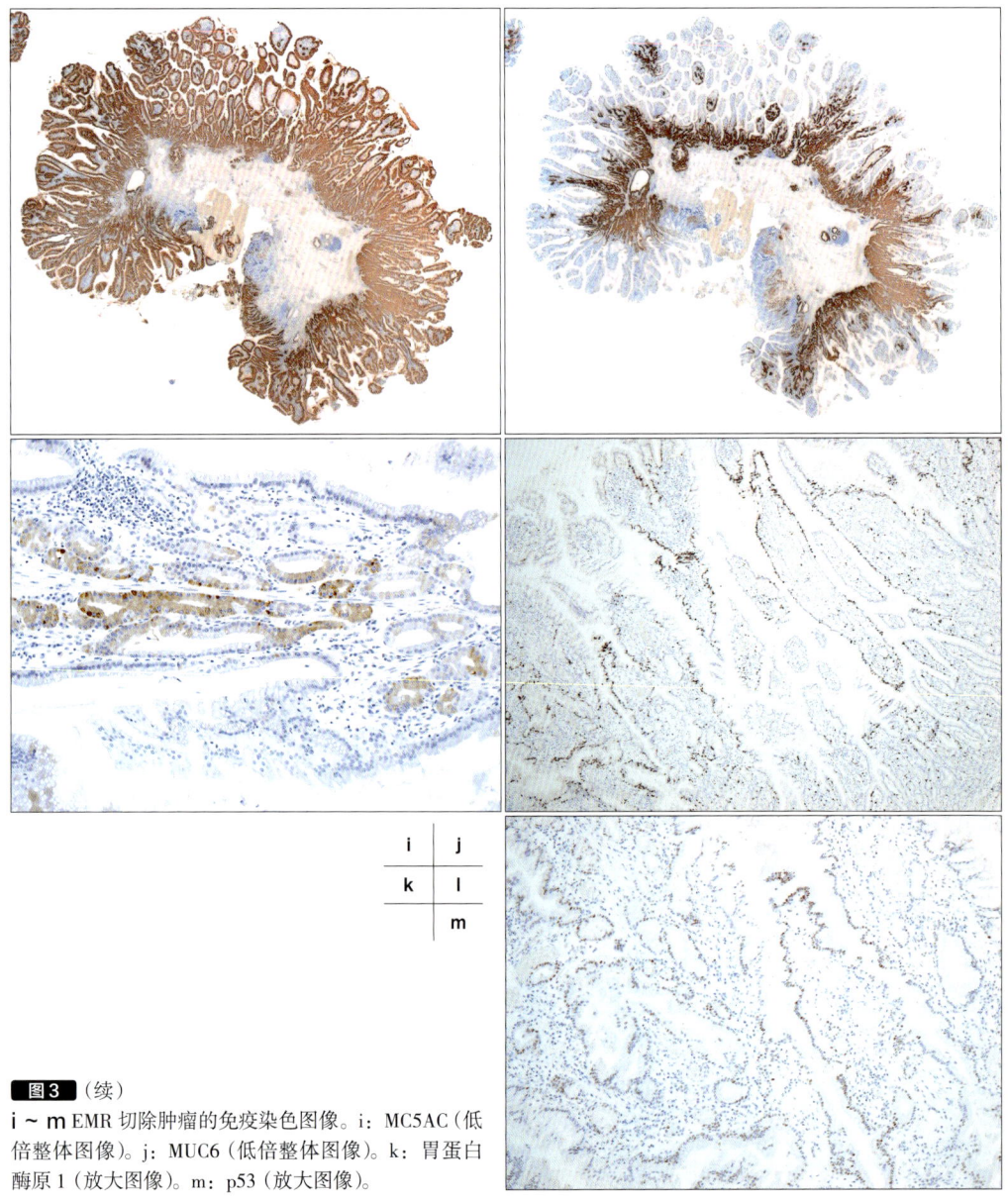

图3（续）

i～m EMR 切除肿瘤的免疫染色图像。i：MC5AC（低倍整体图像）。j：MUC6（低倍整体图像）。k：胃蛋白酶原1（放大图像）。m：p53（放大图像）。

都伴有黄色素瘤细胞。

通过免疫组化染色确认黏液表型不规则，大约半数区域内MUC5AC阳性，部分为MUC6阳性，MUC2及CDA10阴性，以胃腺窝上皮型黏液表型为主体。ki-67染色阳性增殖细胞，包含低异型度区域在内，可见不规则地位于肿瘤的全层。在0-Ⅱa型区域的边缘部，呈现出极其轻度的黏膜下组织浸润（**图2h、k**）。

本例是因为过于关注在低异型度胃癌间质中存在的黄色素瘤，所以在活检组织中造成对上皮异型的过低评价。内镜上可看到病变的大小和形态，最初就与通常的黄色素瘤是不同的，在进行活检组织诊断时，这一点应该考虑到。缺乏对合并黄色素瘤胃癌病例诊断的经验是造成过低评价的一个主要原因。

【**病例2，图3**】本例是通过活检组织诊断为低异型度癌，误认为非肿瘤性变化的病例。

通过上消化道内镜检查，在胃体中部后壁可见直径约1.5cm的山田Ⅲ型息肉（**图3a**）。通过活检可见腺窝上皮增生，提示增生性息肉（**图3b、c**），进行了EMR切除。

切除病变中可见不规则的腺窝上皮样上皮，主体呈现显著的乳头状增殖，深部可见大小不一、不规则的假幽门腺样腺管增殖，呈分支、融合样的结构异型（**图3d**）。前者乳头状增殖的表面呈现出伴有微小腺窝状及微小乳头状的复杂结构，虽然未看到明显的核异型，但是常常能够看到存在核仁一样的类圆形细胞核，出现排列及极性紊乱（**图3e**）。后者中虽然能看到存在核仁肿大的类圆形细胞核（**图3f**），但是一部分细胞质呈显著嗜碱性，提示为主细胞分化表现，部分伴有核分裂现象（**图3g**）。因为在黏膜下组织并排状地增殖，所以黏膜肌层消失，达到黏膜下组织，并呈现出异位性胃腺样改变（**图3h**）。

免疫组织化学染色中，基本上全体MUC5AC阳性（**图3i**），在深部的假幽门腺区域主体为MUC6阳性（**图3j**），部分胃蛋白酶原1阳性（**图3k**），MUC2、CDX2、质子泵均是阴性，表现为腺窝上皮型黏液表型为主体的胃型。可见ki-67阳性增殖细胞不规则地在病变表面呈阳性（**图3l**），部分p53呈弱阳性（**图3m**）。EMR切除的病变肿瘤性变化很明显，表面呈现腺窝上皮样分化，深部为假幽门腺分化或者部分呈胃底腺分化，可以认为是胃固有黏膜型低异型度高分化腺癌。

如果重新认识本例的活检组织，作为增生性息肉，乳头状变化明显，虽然也能看到增生性腺窝上皮样改变，但是可见显著的类圆形核排列及极性紊乱（**图3b、c**）。虽然这样的表现应该予以特别注意，但是在活检诊断的当时，因为只有手写的病理诊断申请书，没有附加内镜下的图片，所以活检诊断的时候难以确定癌的诊断。如果认识到不符合增生性息肉的内镜图像表现，根据轻微的上皮异型，则有可能注意到癌的诊断。

【病例3，图4】伴有多发淋巴结转移及腹膜种植的进展期胃癌（**图4a、b**），活检时被诊断为非肿瘤性病变的病例。

本例不是笔者最初通过活检组织诊断的病例，但是N/C比很低，最初只注意到再生性腺窝上皮内见到极少的肿瘤上皮，也容易误认为非肿瘤性组织。但是，如果认识到结缔组织增生的间质反应，合并不规则的腺管排列，常提示浸润性增殖。

免疫组化染色中，MUC5AC和MUC6重叠，几乎全部阳性（**图4c、d**），MUC2及CDX2极少部分阳性，表现为胃型为主体。内镜下观察，在胃体下部大弯侧可见大小约5cm的隆起状的黏膜下肿瘤样隆起病变，表面伴有白苔、出血、不规则的陷凹区域，提示为进展期浸润癌的表现。针对这些情况，在活检组织诊断的时候应该注意仔细评价。

为避免活检诊断失误的低异型度胃癌发生，必须注意以下事项

本文中列举的胃癌病例中均可见细胞异型很小，呈现类似于非肿瘤性组织的分化，如果仅仅依据这些部分的活检组织图像观察，往往容易误认为非肿瘤性组织。在进行消化管病变活检组织诊断的时候，病理医生一般根据**图5**显示的各种要点（对活检组织自身检查并分析相关内容，活检组织诊断时应该参照的信息）进行分析和诊断，但是实际上在最初的时候，如果把癌组织误认为非肿瘤性组织，往往失去后续深切标本制作及免疫组化染色等追加检查的机会。不漏诊并注意非肿瘤性组织和轻微异型的差异是理所当然的，但是通过内镜下最初观察到的图像以及确认临床表现更加重要，上述所有的病例也是通过这样的方法进行确诊的。如果病变以往曾经做过活检，在观察样本所见的同时，明确内镜下形态的改变更加重要。即使认为活检组织是非肿瘤性组织，但若与内镜下表现不吻合，也应该积极地复审结果，并追加相关检查，这是非常必要的。临床医生如果发现病理报告存在活检组织诊断与内镜下表现不吻合，

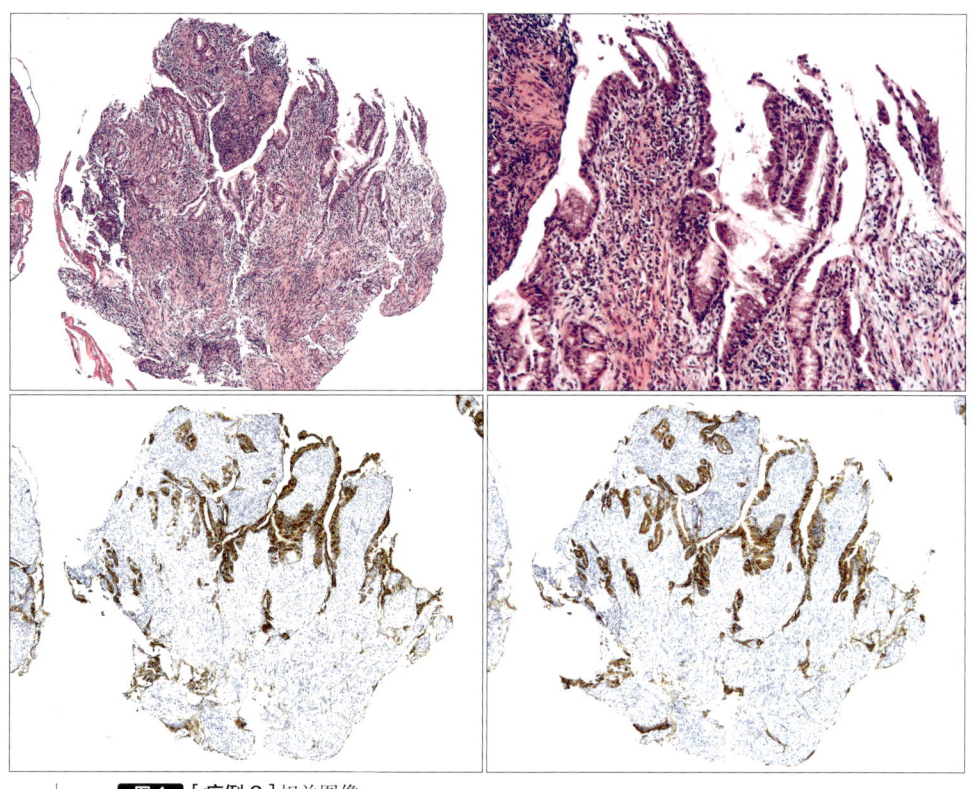

a	b
c	d

图4 [病例3]相关图像
a 活检组织低倍放大图像。
b 活检组织高倍放大图像。
c,d a 的连续切片免疫染色图像。c：MC5AC。d：MUC6。

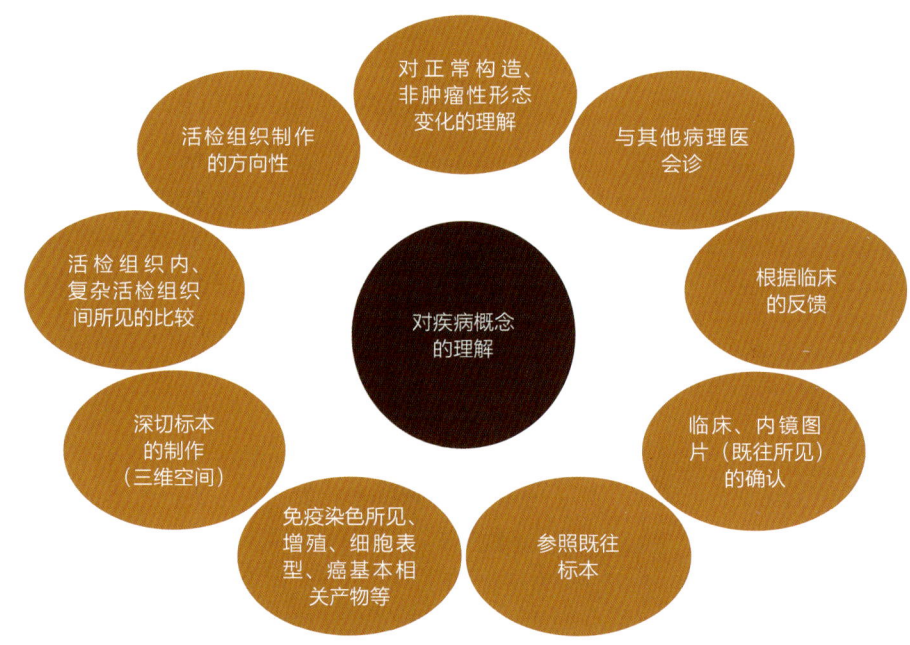

图5 消化道病变活检诊断时应该考虑的要素

则应该积极地与病理医生沟通，并重新审查结果，追加相关检查。

发现怀疑低异型度胃癌的轻微异型而追加病理检查时，制作深切标本是相当有效的。根据深切标本，有时在部分组织中可见细胞异型更加明显，有时也能明确构造异型而容易诊断为癌，有时也能明确浸润的成分。在免疫组化染色中，ki-67阳性增殖细胞可用来判断增殖带的形成及有无极性，这是肿瘤性变化的重要表现（**图3l**）。在胃型癌中，MUC5AC和MUC6广泛重叠阳性表现，仍然提示为肿瘤性变化（**图4c、d**），阳性区域内存在极性分布，必须注意到这一点（**图1g、h，图3i、j**）。p53存在于大部分广泛的区域，出现强阳性的时候，往往强烈提示恶性肿瘤的表现，但是在低异型度中并没有这样明显的染色表现（**图3m**）或者呈阴性表现，作为标记物存在一定局限性[8]。

综上所述，为了重视通过活检诊断低异型度胃癌，首先必须完全理解低异型度癌是怎样的病变这一概念[9,11]。在此基础上，按照前面的检查方法进行诊断。

结语

对于胃型低异型度分化型胃癌，特别是腺窝上皮型分化为主体的低异型度腺癌活检诊断的相关问题和注意点，本文通过病例进行了分析。为了能够获取正确的诊断，在充分理解病变概念基础上，应特别注意轻微的异型，并进行必要的病理学检查，这相当重要。同时，对最初内镜下图像所见及临床表现进行综合评价也有必要。

答谢

在本文的写作中得到了济生会川口综合医院外科冈田治彦先生及相关人员的大力协助，在此深表感谢。

参考文献

[1] 八尾建史，長浜孝，松井敏幸，他. Narrow-band imaging 併用拡大内視鏡による早期胃癌診断. Gastroenterol Endosc 53：1063-1075, 2011

[2] Nonaka K, Ohata K, Ban S, et al. Confocal laser endomicroscopic and magnifying narrow-band imaging findings of gastric mucosa-associated lymphoid tissue lymphoma. Endoscopy 47 (Suppl 1)：E641-642, 2015

[3] 大倉康男，中村恭一，西沢護. 胃型分化型腺癌の生検組織診断とその問題点―とくに経過をみた症例を中心に. 病理と臨 13：18-26, 1995

[4] 中村恭一，大倉康男，斎藤澄. 消化管の病理と生検診断. 医学書院, pp 212-219, 2010

[5] 大倉康男，中村恭一. 低異型度管状腺癌の生検診断. 胃と腸 45：1172-1181, 2010

[6] 牛久哲男. 低異型度の分化型癌. 深山正久，大倉康男（編）. 腫瘍病理鑑別診断アトラス 胃癌, 第2版. 文光堂, pp 140-146, 2015

[7] Hayakawa M, Nishikura K, Ajioka Y, et al. Re-evaluation of Phenotypic Expression in Differentiated-type Early Adenocarcinoma of the Stomach. Pathol Int 67：131-140, 2017

[8] 九嶋亮治. 上皮性腫瘍に対する免疫組織化学染色―胃腫瘍の免疫染色. 胃と腸 52：997-1009, 2017

[9] 九嶋亮治. 胃癌―病理学的分類：日本における実践的な分類. 胃と腸 52：15-26, 2017

[10] Ushiku T, Arnason T, Ban S, et al. Very well differentiated gastric carcinoma of intestinal type: analysis of diagnostic criteria. Mod Pathol 26：1620-1631, 2013

[11] 中村恭一. 胃癌の構造, 第3版. 医学書院, pp 215-223, 2005

[12] 田邊寛, 岩下明徳, 池田圭祐, 他. 胃底腺型胃癌の病理組織学的特徴. 胃と腸 50：1469-1479, 2015

[13] Ban S. Early and advanced gastric carcinomas. Tan D, Lauwers GY (eds). Advances in Surgical Pathology：Gastric Cancer. Lippincott Williams & Wilkins, Philadelphia, pp 73-93, 2010

[14] 岡田治彦, 佐藤雅彦, 尾崎麻子, 他. 黄色腫と併存し特異な形態を呈した食道胃接合部腺癌の1例. Gastroenterol Endosc 56：2367-2372, 2014

Summary

Challenging Histopathological Diagnosis of Low-grade Differentiated-type Gastric Adenocarcinoma with Gastric Phenotype on Biopsy Specimens

Shinichi Ban[1]

Biopsy specimens of some gastric adenocarcinomas of a low histological grade are often misdiagnosed. Low-grade adenocarcinoma with a gastric phenotype is a typical example of such gastric adenocarcinomas, especially those with dominant foveolar differentiation. We discuss the challenging points of their biopsy interpretation through the presentation of some informative cases. These tumors are characterized by low-grade cytological atypia and architectural similarity to non-neoplastic mucosal tissues. Therefore, the first step for accurate biopsy interpretation is to recognize subtle differences between such carcinomatous epithelium and non-neoplastic epithelium, followed by additional histopathological analyses such as deep-cut preparations and/or proper immunohistochemistry. In addition, we must refer to endoscopic findings, which may provide hints leading to the correct histopathological interpretation of biopsy specimens taken from low-grade gastric adenocarcinomas.

[1] Department of Pathology, Dokkyo Medical University Saitama Medical Center, Koshigaya, Japan

主题　胃型低异型度分化型胃癌

胃型低异型度分化型胃癌的普通内镜诊断
——发现诊断

滨本 英刚[1]
村上 雄纪
铃木 雄一郎
须藤 豪太
青木 敬则
原田 拓
田沼 德真
大森 优子[2]
筱原 敏也

张惠晶
（日）东立里伟康　译
（HIDASAIKO）

摘要● 269 例早期胃癌的 305 处病变中，低异型度分化型癌为 99 例 115 处病变，其中 37 处病变为胃型，78 处病变为肠型。胃型病变发红，pap 的比例较高，水平断端易呈阳性。另外，肿瘤的表层结构多呈微小乳头状结构、锯齿状变化或小型腺泡状结构。位于 L 区域的边界不清的胃型病变，肿瘤表层呈微小乳头状结构或小型腺泡状结构的比例多不足 50%，多为 H. pylori 既往感染病例。漏诊病例占 27.0%，治疗前的活检诊断正确率为 86.1%。对于胃型低异型度分化型癌，应结合临床病理学特征，捕捉更细微的表现，进行细致的观察和鉴别，这对于减少漏诊、做出正确的诊断和治疗是至关重要的。

关键词　胃型胃癌　低异型度分化型癌　范围诊断　发现　图像增强观察

[1] 手稻溪仁会医院消化内科　〒006-0811 札幌市手稻区前田 1 条 12 丁目 1-40
　　E-mail: h_hide_25@kch.biglobe.ne.jp
[2] 同　病理诊断科

前言

以往的报告指出，对于胃型高分化型癌，内镜下有时很难对病变范围做出诊断[1]，或者对于组织学上异型度低的病例，也很难做出病理诊断[2]。另外，低异型度分化型癌也很难进行内镜诊断[3-5]及活检诊断[6]。虽然目前来说，对不同黏液表型的低异型度分化型癌的研究还不是很多，但探明其内镜所见及临床病理学特征有着很重要的意义。本文以提高普通内镜检查对胃型低异型度分化型癌的发现、诊断能力为目的，进而明确其临床病理学特征。

对象

2015 年 4 月—2017 年 3 月，在笔者所在科室行内镜下黏膜下层剥离术（endoscopic submucosal dissection；ESD）切除的 269 例 305 处胃病变中，以病理学诊断为低异型度分化型癌并且能够对其内镜所见及病理学所见进行详细研究的 99 例 115 处病变（37.7%）为对象，进行了回顾性分析。

方法

1. 上消化道内镜检查（esophagogastroduodenoscopy；EGD）的方法

检查前准备：口服二甲硅油、蛋白酶，观察时用二甲硅油清洗胃内。主要使用的内镜主机为 GIF-H260、GIF-Q260、GIF-H260Z、GIF-H290Z（均为 Olympus 公司制造），色素内镜适宜使用 0.2% 靛胭脂喷洒法或 1.5% 的醋酸靛胭脂/醋酸喷洒/水洗（aceticacidindigocarmine washing；AIW）法[7]。另外，本文中 NBI (narrow band imaging) 观察仅为非扩大观察下的评估。

2. 标本处理

以《胃癌处理规约》（第 14 版）[8] 为标准，将福尔马林固定的标本以 2mm 宽度进行切割，制作成 HE 染色标本。按渡边[9] 的标准对低异型度分化型癌进行诊断。将组织型在切除标本中分布超过 50% 以上的，作为所采用的诊断组织型。不同的异型度区域混合存在时，采用面积上占优势的异型度。另外，关于癌的表型诊断，使用 MUC5AC（CLH2，Leica Biosystems 公司制造）、MUC6（CLH5，Abnova 公司制造）、MUC2（CCP58，BioGenex 公司制造）、CD10（56C6，Nichilay 生物科学公司制造）抗体进行免疫组织化学染色，5% 以上的黏膜病变为 MUC5AC 或 MUC6 阳性时判定为胃型，5% 以上的黏膜病变为 MUC2 或 CD10 阳性时判定为肠型。另外，胃型和肠型两种表达混合存在时以黏膜病变内占优势的表型为主要表型。

3. 研究项目

在低异型度分化型癌中，对后述的 6 个项目按黏液表型类别进行了比较研究。

1) 临床病理学所见

对年龄、性别、病变部位、肿瘤直径（mm）、大体分型、组织学分型、浸润深度、ESD 时的水平断端、垂直断端进行了分析。另外，将断端不明确的病例归于 HM1、VM1 中。

接下来，在病理组织学上肿瘤表层呈现为微小乳头状结构或锯齿状变化的肿瘤中及呈现为小型腺泡状结构的 8 个肿瘤中，对肿瘤表层所见占其肿瘤表层的比例进行了分析[10]。

2) 内镜所见

分析了病变的色调、有无光泽感、胃小区的变化、病变内是否可见溃疡瘢痕、木村·竹本分类的萎缩程度、内镜的腺萎缩边界（F 线）与病变的关系、*H. pylori* (*Helicobacter pylori*) 感染状态。

另外，本文的 *H. pylori* 感染状态，至少使用了以下 1 种检查方法进行确认：血中 *H. pylori* 抗体（<3U/ml），或者迅速尿素酶试验，尿素呼气试验，便中 *H. pylori* 抗原检测。将这些检查方法中的任意 1 项呈阳性并且内镜下呈萎缩改变的病例判定为 *H. pylori* "现症感染"；将任意 1 项呈阴性并且内镜下呈萎缩改变的病例判定为"既往感染"；将任意 1 项呈阴性并且内镜下无萎缩表现的病例判定为"未感染"。

关于病变的内镜下边界，将内镜下能够追踪到环病变 2/3 周以上的明确边界并且病理还原图的病变边界与内镜下病变边界一致的病例，视作内镜下有明确边界的病例；而将内镜下的明确边界未达病变的 2/3 周且病理还原图边界与内镜边界不一致的病例，视作内镜下无明确边界的病例。

3) 影响内镜下边界诊断的临床病理学因素

将病例按内镜下有无明确边界分成 2 组，分别研究各组的临床病理学所见和内镜所见，探讨与边界诊断相关的因素。

4) 色素内镜·NBI（非放大）观察对于内镜下边界不明确病例的附加效果

对内镜下边界不明确的病例施行了喷洒色素（喷洒靛胭脂，AIW 法）观察或 NBI（非扩大）观察，分析两种观察法对边界诊断的附加效果。将使得病变边界明了化并与病理复原图病变边界一致的病例作为有效病例。

5) 漏诊病例的原因

从发现病变时施行的那次 EGD 算起，在其后的 3 个月以上 24 个月之内进行内镜筛查，将检查医生未能发现病变的病例定义为漏诊病例，并分析其原因。

6) 术前活检的诊断能力

将 ESD 治疗前的病理活检诊断与 ESD 术后的最终病理诊断进行比较分析。

4. 统计学分析

采用 χ^2 检验、Fischer 直接概率法、t 检验、Mann–Whitney U 检验进行统计学分析，以 $P < 0.05$ 为有统计学意义差异。

结果

低异型度分化型癌115处病变黏液表型的具体情况为：胃型病变37处（单纯胃型17处，胃型优势混合型20处），肠型病变78处（肠型优势混合型18处，单纯肠型60处）。

1. 临床病理学所见（表1）

胃型低异型度分化型癌的组织学类型以tub1居多，占83.8%（31/37）。与肠型相比，pap所占比例为16.2%（6/37），明显增多（$P=0.004$）。另外，水平断端阳性的病例全部为胃型，其中3例为切除时标记切口的病例，有1例［病例3］为术前范围诊断错误的病例。胃型中肿瘤表层微小乳头状结构、锯齿状变化、小型腺泡状结构占50%以上的病例明显比肠型多（$P<0.001$）。

从低异型度分化型癌整体来看，平均年龄为73.5岁，平均肿瘤直径为15.1mm，肿瘤直径不足20mm的占78.3%（90/115）。性别上以男性居多（71.3%，82/115），病变部位多为M、L区域，占84.3%（97/115）。大体分型多为0–Ⅱa，占60.0%（69/115）。浸润深度多为pT1a，占98.3%（113/115）。垂直断端阳性占6.1%（7/115），其中5例为切除标本的剥离面被烧灼的病例，幽门环上的切除困难病例1例，pT1b2以深1例。这些项目在不同黏液表型上无统计学差异。

2. 内镜所见（表2）

胃型低异型度分化型癌中呈褪色色调的病例虽较多，占54.1%（20/37），但发红的病变占35.1%（13/37），明显高于肠型发红的病变（$P=0.001$）。

在所有低异型度分化型癌中，多为有光泽感的病变，占74.8%（86/115），而引起胃小区消失·不明了的病变较多，占62.6%（72/115）。另外，病变内未合并溃疡的病例占88.7%（102/115）。萎缩程度以open type（O–1～O–3）为主的，占88.7%（102/115），病变位于F线外部的病例占74.8%（86/115），H. pylori既往感染病例较多，占56.5%（65/115）。

病变边界明确的病例较多，占63.5%（73/115），从病变的边界到标记点的距离多为10mm以内的，占93.0%（107/115）。这些因素在不同黏液表型中未发现有统计学差异。

3. 影响内镜边界诊断的临床病理学因素（表3）

胃型低异型度分化型癌有明确边界的病例占64.9%（24/37），无明确边界的病例占35.1%（13/37）。其中无明确边界的病例中，位于L区域的占69.2%（9/13）、无小型腺泡状结构的占84.6%（11/13），均明显多于边界清楚的病例，H. pylori既往感染的病例占69.2%（9/13），也明显多于边界清楚的病例。

在肠型低异型度分化型癌中，有明确边界的病例占62.8%（49/78），边界不清楚的病例占37.2%（29/78）。边界不清楚的病例中发红的占17.2%（5/29），明显多于边界清楚的病例，病变内合并溃疡瘢痕的病例占17.2%（5/29），也明显多于有明确边界的病例。

4. 色素内镜·NBI（非扩大）观察对内镜下边界不明确病例的附加效果（表4）

在胃型低异型度分化型癌边界不明确的13例病变中，10例喷洒了靛胭脂，其中使边界明确化的病例占50.0%（5/10例）。追加AIW法的6例中，使边界明确化的病例占66.7%（4/6例）。追加了NBI（非扩大）观察的13例中，使边界明确化的病例占53.8%（7/13例）。

另一方面，在肠型低异型度分化型癌边界不清的29例病变中，19例病变喷洒靛胭脂后使边界明确化的病例占63.2%（12/19），10例病变追加AIW法后边界明确化的病例占90.0%（9/10例）。29例病变追加NBI（非扩大）观察后，边界明确化的病例占79.3%（23/29例）。

5. 内镜漏诊的原因（表5）

胃型低异型度分化型癌中有10例（27.0%）漏诊病例。其原因为：虽然发现了病变，但却没有认识到癌变的有5例；由于水洗不充分等拍摄条件不佳导致未能发现病变的有4例；观察其他病变，没有可对比图像的有2例（各有重复）。肠型低异型度分化型癌的漏诊病例为22例（28.2%）。虽然发现了病变，但却没有认识到

表1 不同黏液表型的临床病理学所见

	黏液表型			P 值
	总体（n=115）	胃型（n=37）	肠型（n=78）	
平均年龄	73.5 ± 15.4 岁	75.4 ± 14.3 岁	72.7 ± 15.6 岁	0.0816
平均肿瘤直径	15.1 ± 24.1mm	18.7 ± 35.2mm	13.4 ± 15.7mm	0.423
肿瘤直径				
20mm 以上	25（21.7%）	12（32.4%）	13（16.7%）	0.088
20mm 以下	90（78.3%）	25（67.6%）	65（83.3%）	
性别				
男性	82（71.3%）	22（59.5%）	60（76.9%）	0.077
女性	33（28.7%）	15（40.5%）	18（23.1%）	
病变部位				
U	18（15.7%）	8（21.6%）	10（12.8%）	0.052
M	62（53.9%）	14（37.8%）	48（61.5%）	
L	35（30.4%）	15（40.5%）	20（25.6%）	
大体分型				
0-Ⅰ	10（8.7%）	5（13.5%）	5（6.4%）	0.303
0-Ⅱa	69（60.0%）	18（48.6%）	51（65.4%）	
0-Ⅱa+Ⅱc	3（2.6%）	1（2.7%）	2（2.6%）	
0-Ⅱb	1（0.9%）	0（0%）	1（1.3%）	
0-Ⅱc	32（27.8%）	13（35.1%）	19（24.4%）	
浸润深度				
pT1a	113（98.3%）	35（94.6%）	78（100%）	0.102
pT1b1	1（0.9%）	1（2.7%）	0（0%）	
pT1b2 以深	1（0.9%）	1（2.7%）	0（0%）	
组织学类型				
tub1	108（93.9%）	31（83.8%）	77（98.7%）	0.004*
pap	7（6.1%）	6（16.2%）	1（1.3%）	
水平断端				
HM0	111（96.5%）	33（89.2%）	78（100%）	0.01*
HM1	4（3.5%）	4（10.8%）	0（0%）	
垂直断端				
VM0	108（93.9%）	33（89.2%）	75（96.2%）	0.126
VM1	7（6.1%）	4（10.8%）	3（3.8%）	
微小乳头状构造				
无	69（60.0%）	15（40.5%）	54（69.2%）	< 0.001*
50% 以下	23（20.0%）	6（16.2%）	17（21.8%）	
50% 以上	23（20.0%）	16（43.2%）	7（9.0%）	
锯齿状变化				
无	73（63.5%）	12（32.4%）	61（78.2%）	< 0.001*
50% 以下	26（22.6%）	10（27.0%）	16（20.5%）	
50% 以上	16（13.9%）	15（40.5%）	1（1.3%）	
小型腺泡样结构				
无	102（88.7%）	24（64.9%）	78（100%）	< 0.001*
50% 以下	4（3.5%）	4（10.8%）	0（0%）	
50% 以上	9（7.8%）	9（24.3%）	0（0%）	

*：$P < 0.05$

表2 不同黏液表型的内镜所见

	总体 (n = 115)	胃型 (n = 37)	肠型 (n = 78)	P 值
色调				
褪色	81（70.4%）	20（54.1%）	61（78.2%）	0.001*
发红	18（15.7%）	13（35.1%）	5（6.4%）	
无变化	16（13.9%）	4（10.8%）	12（15.4%）	
有无光泽感				
有光泽感	86（74.8%）	29（78.4%）	57（73.1%）	0.648
无光泽感	29（25.2%）	8（21.6%）	21（26.9%）	
胃小区的变化				
明了	21（18.3%）	9（24.3%）	12（15.4%）	0.208
粗大化	22（19.1%）	4（10.8%）	18（23.1%）	
消失·不明了	72（62.6%）	24（64.9%）	48（61.5%）	
病变内有无合并溃疡				
UL（−）	102（88.7%）	30（81.1%）	72（92.3%）	0.112
UL（＋）	13（11.3%）	7（18.9%）	6（7.7%）	
木村·竹本分类的萎缩程度				
C-1	2（1.7%）	2（5.4%）	0（0%）	0.082
C-2	2（1.7%）	1（2.7%）	1（1.3%）	
C-3	9（7.8%）	3（8.1%）	6（7.7%）	
O-1	42（36.5%）	8（21.6%）	34（43.6%）	
O-2	40（34.8%）	15（40.5%）	25（32.1%）	
O-3	20（17.4%）	8（21.6%）	12（15.4%）	
与 F 线的位置关系				
F 线内部	2（1.7%）	0（0%）	2（2.6%）	0.28
中间带	27（23.5%）	6（16.2%）	21（26.9%）	
F 线外部	86（74.8%）	31（83.8%）	55（70.5%）	
H. pylori 感染状态				
未感染	1（0.9%）	1（2.7%）	0（0%）	0.116
现症感染	41（35.7%）	15（40.5%）	26（33.3%）	
既往感染	65（56.5%）	16（43.2%）	49（62.8%）	
未测定	8（7.0%）	5（13.5%）	3（3.8%）	
病变的内镜下边界				
明确	73（63.5%）	24（64.9%）	49（62.8%）	0.996
不明确	42（36.5%）	13（35.1%）	29（37.2%）	
从病变边界到标记点的距离				
10mm 以内	107（93.0%）	32（86.5%）	75（96.2%）	0.113
位于标记点	4（3.5%）	3（8.1%）	1（1.3%）	
10mm 以上	4（3.5%）	2（5.4%）	2（2.6%）	

＊：$P < 0.05$

表3 影响不同黏液表型内镜下边界诊断的临床病理学因素

黏液表型	胃型			肠型		
	边界明确 (n = 24)	边界不明确 (n = 13)	P值	边界明确 (n = 49)	边界不明确 (n = 29)	P值
病变部位						
U	7 (29.2%)	1 (7.7%)	0.042*	8 (16.3%)	2 (6.9%)	0.266
M	11 (45.8%)	3 (23.1%)		31 (63.3%)	17 (58.6%)	
L	6 (25%)	9 (69.2%)		10 (20.4%)	10 (34.5%)	
小型腺泡状结构						
无	13 (54.2%)	11 (84.6%)	0.026*	49 (100%)	29 (100%)	
50% 以下	2 (8.3%)	2 (15.4%)		0 (0%)	0 (0%)	
50% 以上	9 (37.5%)	0 (0%)		0 (0%)	0 (0%)	
色调						
褪色	14 (58.3%)	6 (46.2%)	0.609	43 (87.8%)	18 (62.1%)	0.003*
发红	7 (29.2%)	6 (46.2%)		0 (0%)	5 (17.2%)	
无变化	3 (12.5%)	1 (7.7%)		6 (12.2%)	6 (20.7%)	
病变内有无合并溃疡						
UL（−）	19 (79.2%)	11 (84.6%)	1	48 (98.0%)	24 (82.8%)	0.025*
UL（+）	5 (20.8%)	2 (15.4%)		1 (2.0%)	5 (17.2%)	
H. pylori 感染状态						
未感染	1 (4.2%)	0 (0%)	0.022*	0 (0%)	0 (0%)	0.27
现症感染	13 (54.2%)	2 (15.4%)		18 (36.7%)	8 (27.6%)	
既往感染	9 (37.5%)	7 (53.8%)		28 (57.1%)	21 (72.4%)	
未测定	1 (4.2%)	4 (30.8%)		3 (6.1%)		

*：$P < 0.05$

表4 色素内镜/NBI（非放大）观察对内镜下边界不清楚病例的附加效果

	边界不明确 (n = 42)	胃型 (n = 13)	肠型 (n = 29)
喷洒靛胭脂	29 (69.0%)	10 (76.9%)	19 (65.5%)
仍不明确	12 (41.4%)	5 (50.0%)	7 (36.8%)
明确化	17 (58.6%)	5 (50.0%)	12 (63.2%)
AIW 法	16 (38.1%)	6 (46.2%)	10 (34.5%)
仍不明确	3 (18.8%)	2 (33.3%)	1 (10.0%)
明确化	13 (81.3%)	4 (66.7%)	9 (90.0%)
NBI（非扩大）观察	42 (100%)	13 (100.0%)	29 (100%)
仍不明确	12 (28.6%)	6 (46.2%)	6 (20.7%)
明确化	30 (71.4%)	7 (53.8%)	23 (79.3%)

表5 内镜下漏诊病例的详细情况及原因

	胃型的漏诊 (*n* = 10)	肠型的漏诊 (*n* = 22)
认识不足	5（50.0%）	5（22.7%）
拍摄条件不佳	4（40.0%）	12（54.5%）
有其他病变	2（20.0%）	6（27.3%）
有重复		

表6 低异型度分化型癌的ESD术前活检诊断能力

活检诊断	黏液性质		*P*值
	胃型 (*n* = 37)	肠型 (*n* = 78)	
有活检	36（97.3%）	76（97.4%）	0.011*
癌	31（86.1%）	54（71.1%）	
腺瘤	2（5.6%）	20（26.3%）	
Group 2	3（8.3%）	2（2.6%）	
无活检	1（2.7%）	2（2.6%）	

*：*P* < 0.05

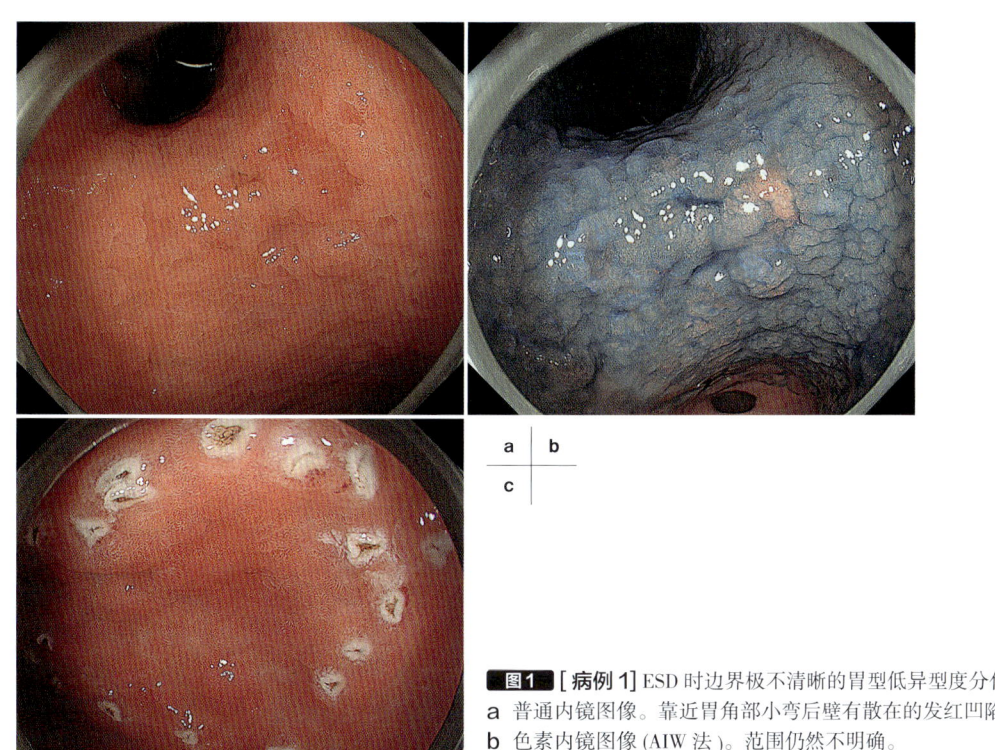

图1 [病例1] ESD时边界极不清晰的胃型低异型度分化型癌
a 普通内镜图像。靠近胃角部小弯后壁有散在的发红凹陷，范围不明确。
b 色素内镜图像（AIW法）。范围仍然不明确。
c 施行ESD时的标记点。以阴性活检瘢痕为依托作标记。病变平坦，范围不明确。

癌变的病例有5例，由于水洗不充分等拍摄条件不佳导致未能识别病变的有12例，观察了其他病变，没有可对比图像的有6例（各有重复）。

6. 术前活检的诊断能力（表6）

在37例胃型低异型度分化型癌中，进行术前活检的有36例，其中正确诊断率为86.1%（31/36）。而在78例肠型低异型度分化型癌中，76例行术前活检，活检的正确诊断率为71.1%（54/76）。胃型低异型度分化型癌的术前正确诊断率较高，肠型中将低异型度分化型癌诊断为腺瘤的病例较多。另外，胃型低异型度分化型癌与肠型相比，更容易被诊断为Group 2。

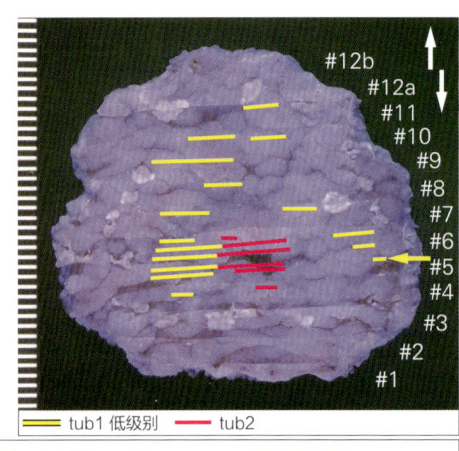

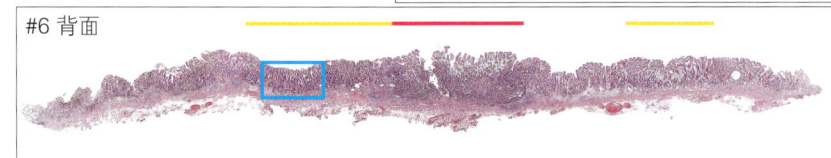

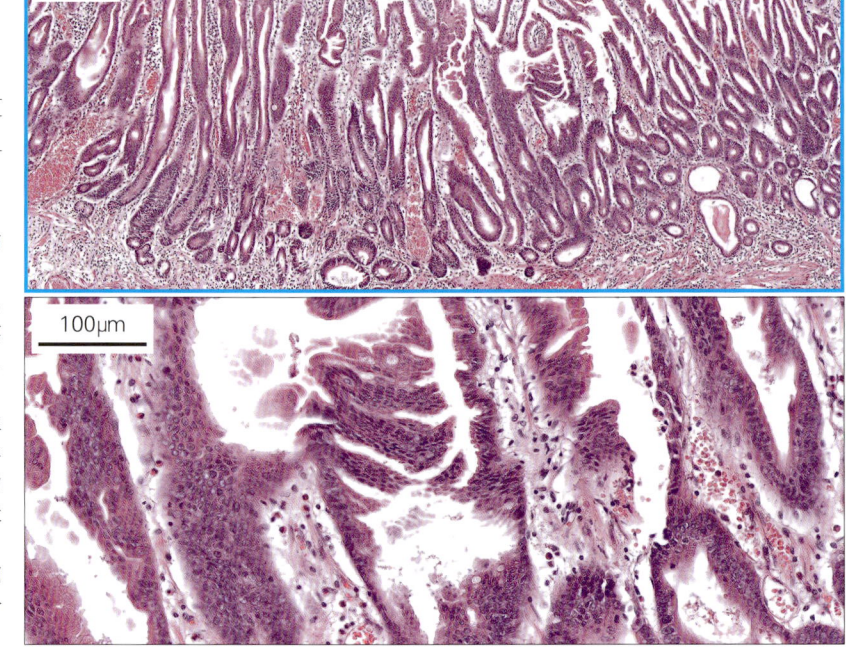

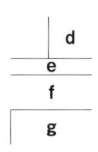

图1（续）

d 病理复原图。pT1a癌分布的范围。

e 放大图像（切片6的背面，d的黄箭头）。肿瘤的范围用实线表示。黄线为tub1低级别，红线为tub2。

f e的蓝色框部放大图像（×50）。伴随轻度核异型的低异型度高分化型癌引起不规则的分叉状增殖，呈现微小乳头状结构和锯齿状变化。

g f的扩大图像（×200）。细胞异型是轻度的低异型度高分化型腺癌。

病例

[**病例1**] 60多岁，女性。病变发红，有光泽，F线外部区域，*H. pylori* 既往感染（**图1**）。

体检行EGD检查发现了病变，活检结果为tub1，为进一步治疗而被介绍到笔者所在医院。

胃角小弯后壁附近也发现了发红的凹陷性病变，但范围不明确（**图1a**）。即使追加AIW法，范围也不明确（**图1b**）。遂行阴性活检，1个月后行ESD时参考阴性活检瘢痕进行标记，将病变完整切除（**图1c**）。

病理诊断为L，Less，Type0-Ⅱc，26mm×

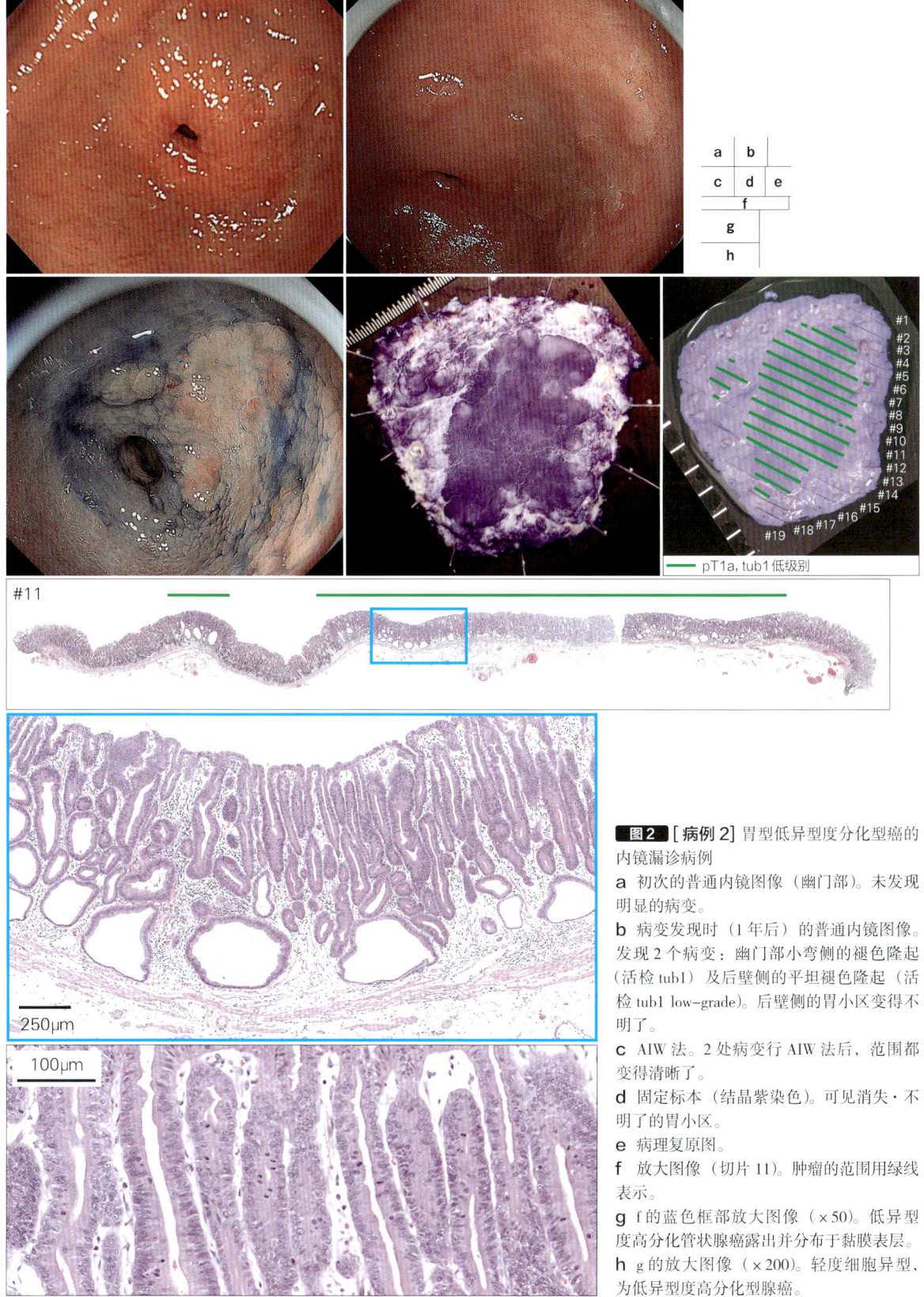

图2 [病例2] 胃型低异型度分化型癌的内镜漏诊病例

a 初次的普通内镜图像（幽门部）。未发现明显的病变。

b 病变发现时（1年后）的普通内镜图像。发现2个病变：幽门部小弯侧的褪色隆起（活检 tub1）及后壁侧的平坦褪色隆起（活检 tub1 low-grade）。后壁侧的胃小区变得不明了。

c AIW法。2处病变行 AIW 法后，范围都变得清晰了。

d 固定标本（结晶紫染色）。可见消失・不明了的胃小区。

e 病理复原图。

f 放大图像（切片11）。肿瘤的范围用绿线表示。

g f 的蓝色框部放大图像（×50）。低异型度高分化管状腺癌露出并分布于黏膜表层。

h g 的放大图像（×200）。轻度细胞异型，为低异型度高分化型腺癌。

22mm，tub1>tub2，pT1a，UL（-），ly（-），v（-），pHM0，pVM0（图 1d～g）。

肿瘤表层的微小乳头状结构、锯齿状变化均占 50% 以上，属于范围不明确的病变。

[**病例 2**] 内镜漏诊的病例。80多岁，男性。病变褪色，有光泽，F线外部区域，*H. pylori* 既往感染（图 2）。

在初次行 EGD 时，于幽门前部小弯侧至后壁可见散在褪色的扁平隆起，但未发现有明显区域性的病变（图 2a）。1 年后复查 EGD 时，于小弯侧发现了约 5mm 的褪色扁平隆起，其后壁侧尚见一约 20mm 的褪色扁平隆起，活检诊断前者为 tub1，后者是 tub1 低级别（图 2b）。追加 AIW 法使病变范围更加明了（图 2c），2 个病变一并施行了 ESD 切除。

在固定后切除标本（结晶紫染色）中，2 处扁平隆起性病变均呈分叶状，呈粗大化的胃小区样结构（图 2d）。病变范围清晰，病理复原图像中癌也存在于与该病变范围一致的区域（图 2e）。

病理诊断。小弯侧 0-Ⅱa 型病变：L，Less-Post，Type0-Ⅱa，7mm×5mm，tub1，pT1a，int，INFb，UL（-），ly（-），v（-），pHM0，pVM0；后壁侧 0-Ⅱa 型病变：L，Less-Post，Type0-Ⅱa，33mm×25mm，tub1，pT1a，UL（-），ly（-），v（-），pHM0，pVM0（图 2f～h）。

回顾 1 年前的图像发现只有正面观察图，考虑为由于光圈很强，没有认识到病变。除幽门环的正面观察外，通过后壁和小弯曲侧的观察，有可能识别出病变。

[**病例 3**] 水平断端阳性病例。80多岁，女性。病变发红，有光泽，F线外部区域，*H. pylori* 既往感染（图 3）。因贫血为查明原因而行 EGD 检查，胃窦部后壁发现隆起性病变，活检证实为 tub1。1 个月后住院行 ESD 治疗时，由于胃蠕动很快，很难观察包括病变肛门侧在内的整体图像（图 3a、b）。ESD 时于口侧进行 2 点标记（图 3c，蓝点、绿点），一并切除。重新观察口侧边缘（图 3d，白色箭头），可以认为标记处与局部病变边界相连（图 3d，黄色箭头）。与病理复原图像上的标记点（图 3e，蓝点、绿点）相对比，于 11# 切片的口侧，癌扩散到标记点之外（黄色箭头与图 3d 相同的标记点），判定为水平断端不明确的病例。另外，于肛侧大弯侧同时发现了 1 处 0-Ⅱb 型病变，这里为水平断端阳性（图 3e，白色箭头）（另外，术前没有发现 0-Ⅱb 型病变，属于伴随病变，不列入本研究对象之内）。

病理诊断。口侧 0-Ⅱa 型病变：L，Post，Type0-Ⅱa，40mm×27mm，tub1>pap>tub2，pT1a，UL（-），ly（+），v（-），pHMX，pVM0；肛侧 0-Ⅱb 型病变：L，Post，Type0-Ⅱb，12mm×5mm，tub1，pT1a，UL（-），ly（-），v（-），pHM1，pVM0（图 3f～h）。

讨论

目前为止，很少有报告总结不同黏液表型的低异型度分化型癌的临床病理学特征、内镜特征。本研究的目的是明确胃型低异型度分化型癌的临床病理学特征。本研究对异型度的判定是按照渡边[9]的诊断标准进行的。也有以岩渊等[11]或 Sugai 等[12]为基准的报告，目前尚无统一标准。

首先，查看了以往关于不同黏液表型胃癌的全部报告。即使是黏液表型，目前也没有统一的诊断标准进行比较。据报道，在分化型早期胃癌中，单纯胃型所占的比例为 4%～15%[13-15]，胃型优势癌占 34.9%[16]。

本研究将单纯胃型和胃型优势癌都统一归为胃型，研究了低异型度分化型早期胃癌的黏液表型，结果 32.2%（37/115）为胃型，分化型早期胃癌和低异型度分化型早期癌各自的黏液表型情况与以往的报告无差别。

其次，关于内镜所见。胃型分化型癌为有光泽的同色至淡红色病变，通过活检很难确诊癌，由于大体边界不清，内镜下切除有时会出现断端阳性[17]。而且，通过多数病例的研究，也明确了病变边界不清楚的病例多于肠型[18, 19]，活检诊断时，有可能被低估为再生上皮[1, 18, 20, 21]。

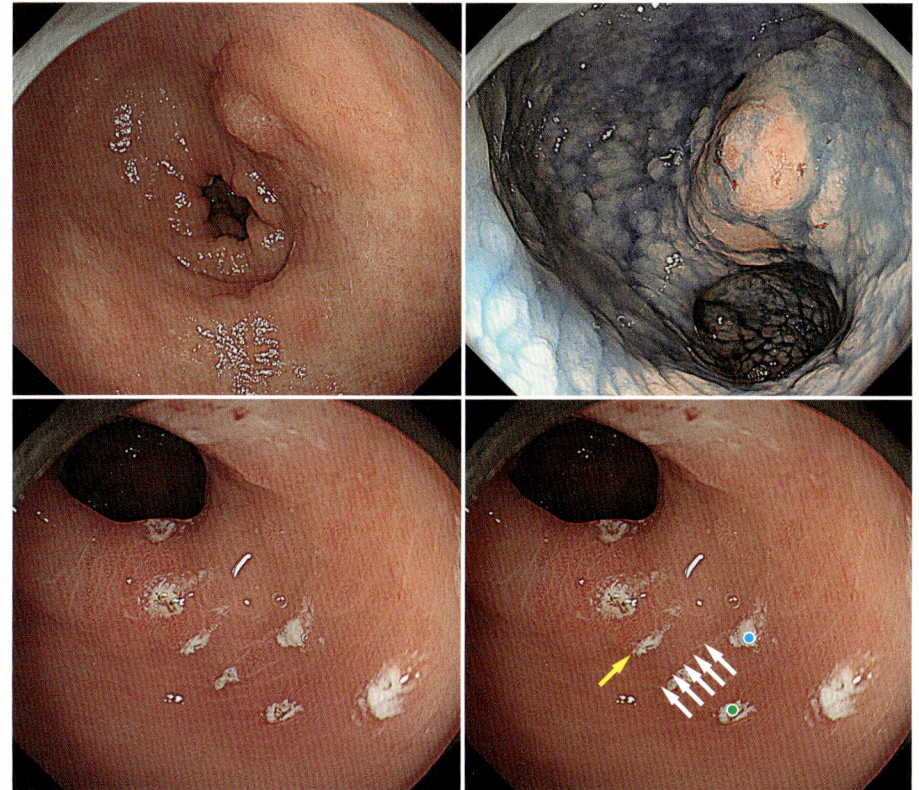

a	b
c	d

图3 [病例3] 胃型低异型度分化型癌施行 ESD 时水平断端阳性的病例
a 普通内镜图像。于胃窦部后壁发现隆起性病变，病变稍有发红。
b 喷洒靛胭脂染色图像。隆起部更加明显，但口侧的范围不清楚。
c,d ESD 时标记点。术者仅以隆起部为病变进行标记。于面向口侧 2 点标注（蓝点、绿点）的左侧，可见褪色区域从标记点之间伸出（d，白色箭头为病变边界），黄色箭头的标记点被标注在病变上。

大体分型以凹陷型为主[18]，颜色多无变化[18, 20]。另外，无明显的高低差，边界多不明确，有报告指出，胃型边界不明确的病变黏膜明显增厚[18]。

一些报道[18, 22-24]总结了低异型度分化型癌的特征：颜色无变化至褪色，肿瘤直径多为 20mm 以下，较少合并溃疡瘢痕，保持 area 结构，即使喷洒靛胭脂后病变边界也依旧不明确。

本研究得出胃型低异型度分化型癌的特征为：病变多为正常颜色至褪色，肿瘤直径多在 20mm 以下，较少合并溃疡瘢痕。但是，关于 area 结构的保持，虽然大部分病变都保存了 area 结构，但将局部消失 / 不明确的病例归为"消失"的病例进行分析，因此较已往报告的病例产生了偏差。详细来看，可以将 area 结构消失的部分作为胃型低异型度分化型癌的重要所见。另外，与肠型相比，胃型发红的病变所占比例较高也是其特征。但是，该发红与背景胃黏膜相比，仅为稍微发红，该区域的炎症性变化较背景黏膜重等，对于许多病例，就是据这些微小所见才做出了发现诊断。

临床病理学特征方面，胃型低异型度分化型癌与肠型低异型度分化型癌相比，组织型虽多为 tub1，但其特征是 pap 所占比例较高。另外，水平断端易呈阳性，病理学上病变表层以微小乳头状结构、锯齿状变化及小型腺泡状结构为主。特别是在边界诊断中，通过分析胃型低异型度分

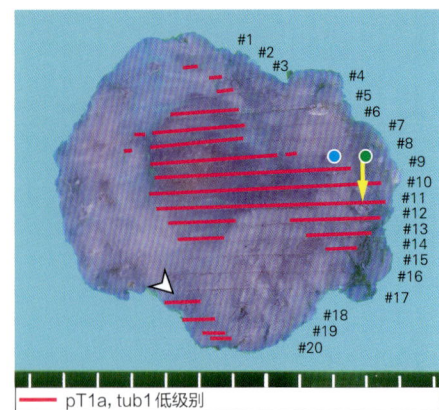

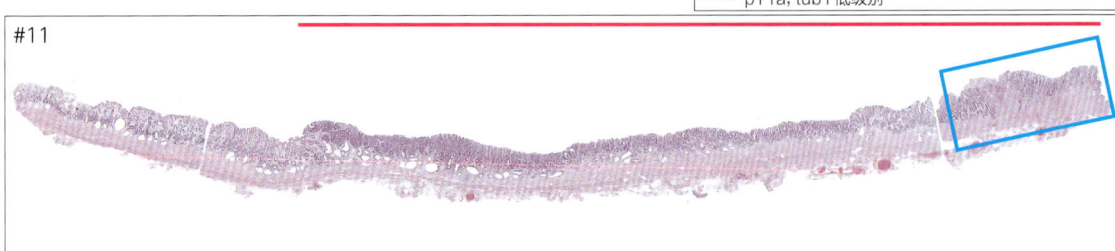

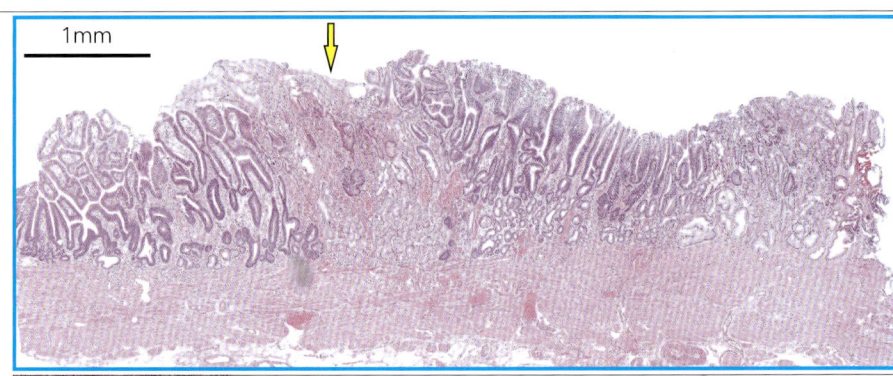

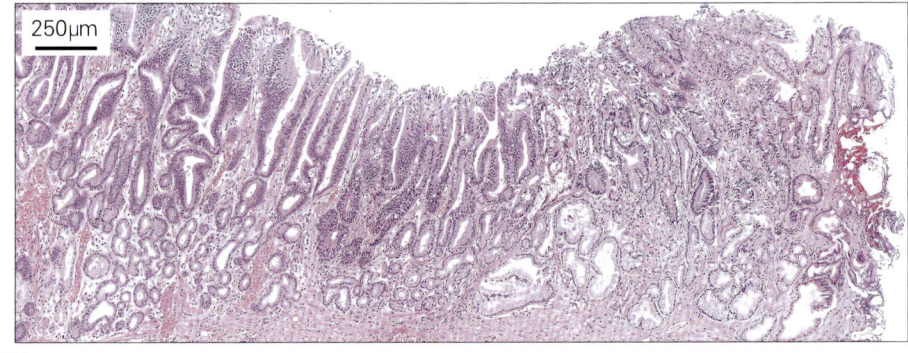

图3（续）

e 病理复原图。存在 2 处病变，因肛侧大弯侧伴随 1 处 0-Ⅱb 型病变，断端呈阳性（白色箭头）。蓝点、绿点、黄色箭头的标注分别与 d 对应。

f 放大图像（切片 11）。肿瘤的范围用红线表示。

g f 的蓝框部放大图像（×25）。低异型度高分化管状腺癌露出并分布于黏膜表层。黄色箭头为标记处的烧灼部，其外侧尚存在癌。

h g 的放大图像（×50）。细胞轻度异型，为低异型度高分化型腺癌。癌的位置靠近水平断端，判定为 HMX。

化型癌经福尔马林固定后的大体所见发现，与肠型相比，褐色色调的减弱和边界不鲜明化的比例较高（52.6%～77.6%）[16]。一般认为，在边界诊断时，识别病变边界部正常色调的微小隆起是非常重要的[20]。本研究中对于大部分病例，也是通过捕捉很少的边界部所见，进而用增强图像内镜，才成功做出了边界诊断。

影响内镜边界诊断的临床病理学因素：与肠型相比，有必要注意 L 区域 H. pylori 既往感染病例的胃型低异型度分化型癌的范围诊断。近年来，特别是 H. pylori 除菌后胃癌，由于表层出现异型度低的上皮，因此很难发现病变并且做出范围诊断[25-27]。也有报告指出[28]，除菌后胃癌中低异型度癌的发生率较高，本研究中也包含了很多这样的病例。边界不明确的胃型低异型度分化型癌是否多存在于 H. pylori 除菌后病例中，还需要进一步研究。

接下来，探讨一下增强图像内镜和喷洒色素法的效果（表3）。本研究是回顾性研究，因为不是对所有病例都追加了图像强调观察法，所以比较困难，但在边界不明确的病例中，追加了 AIW 法或 NBI（非扩大）观察的病例边界明确化的病变比例较靛胭脂染色法高。这些模式有可能提高诊断侧方进展范围的能力，需要以后进一步研究。以前对于除菌后胃癌来说，NBI（非扩大）观察时识别褐色区域，很容易判定病变边界及做出存在诊断[29]。如前所述，除菌后胃癌中低异型度癌的发生率较高[28]，因此在本研究中也有可能对边界诊断有效。

在漏诊病例的研究中，胃型低异型度分化型癌漏诊的最多理由为认识不足，而肠型低异型度分化型癌中以摄影条件不佳最多。特别是前者虽然拍摄到了病变，但不能与背景黏膜的发红、糜烂和肠上皮化生进行鉴别，对大多病例都采取了随访观察。为了不漏诊胃型低异型度分化型癌，白色光观察时需要注意与其他良性病变相鉴别。要掌握发红/糜烂与癌的区别[30-32]、微小胃癌/小胃癌[30-35]的所见，以及近年来随除菌而增加的地图状发红[36,37]的特征，在此基础上进行细致的检查，捕捉细微所见[38]，这对于发现病变是很重要的。

关于术前活检诊断能力，在 ESD 切除标本的最终病理诊断结果为低异型度分化型癌的病例中，术前活检诊断为腺瘤的病例占 36.9%。有报告指出，对于即使活检诊断为异型度较高的腺瘤，也希望以癌的标准进行处理[22]。

本研究中低异型度分化型癌的术前活检诊断为腺瘤的病例占 19.1%，胃型占 5.6%，肠型占 25.6%。可见胃型低异型度分化型癌的术前活检诊断能力较肠型高，肠型中容易将低异型度癌判定为腺瘤。再者，术前活检诊断为 Group 2 的病例占 4.5%，其中胃型为 8.3%，肠型为 2.6%，胃型低异型度分化型癌的术前诊断容易被判定为 Group 2。有报道[39]将活检诊断困难的低异型度癌大致分为两类：与再生性异型判别困难的病变及与类似正常组织难以判定为恶性的病变。内镜图像与活检结果相背离的情况下，需要慎重对待，可以进行再次活检或与病理医生一起重新评估标本等。

结语

胃型低异型度高分化型癌 pap 所占比例较高，水平断端易呈阳性，病变发红的比例也较高。希望掌握病变特征后通过仔细的内镜检查来发现病变，并进行活检。另外，位于 L 区域的病变和 H. pylori 既往感染病例内镜下的范围多不明确。所以，为了进行正确的诊断治疗，需要联合使用色素内镜、图像强调内镜及活检诊断。

参考文献

[1] 八尾建史，岩下明德，中原束，他．胃型の粘膜内高分化型腺腫の1例．胃と腸 34：555-561，1999
[2] 九嶋亮治，松原亜季子，竹村しづき，他．早期胃癌における形質発現分類の基礎的・臨床病理学的意義．胃と腸 44：486-498，2009
[3] 三富弘之，大倉康男．病理学的に逆追跡可能な早期胃癌症例の解析—多施設症例の検討．胃と腸 43：1784-1797，2008
[4] 柳澤昭夫．胃の腸型腺腫と超高分化腺癌（低異型度高分化腺腫）の診断基準・鑑別．病理と臨 23：836-842，2005
[5] 九嶋亮治，岡部英俊，服部隆則．低異型度・高分化型癌—特に胃型腺腫と腺腫の診断基準とその意義．病理と臨 23：827-835，2005

[6] 九嶋亮治, 松原亜季子, 谷口浩和, 他. 低異型度分化型胃癌の病理学的特徴—腺腫との鑑別を含めて. 胃と腸 45：1086-1096, 2010

[7] 本庶元, 南филь城, 三原美香, 他. 酢酸・インジゴカルミン撒布・水洗法. 胃と腸 44：762-766, 2009

[8] 日本胃癌学会（編）. 胃癌取扱い規約, 第14版. 金原出版, 2010

[9] 渡辺英伸. 胃癌・大腸癌の悪性度診断とは. 病理と臨 23：932-943, 2005

[10] 菅井有, 小西康弘, 赤坂理三郎, 他. 専門医のためのアトラス—胃癌と粘液形質：胃型胃癌. 胃がん perspective 2：106-113, 2009

[11] 岩淵三哉, 渡辺英伸. 消化管の生検組織診断の問題—再生異型と癌との鑑別. 病理と臨 10：638-644, 1992

[12] Sugai T, Inomata M, Uesugi N, et al. Analysis of mucin, p53 protein and Ki-67 expressions in gastric differentiated-type intramucosal neoplastic lesions obtained from endoscopic mucosal resection samples: a proposal for a new classification of intramucosal neoplastic lesions based on nuclear atypia. Pathol Int 54：425-435, 2004

[13] 渡辺英伸, 加藤法導, 渕上忠彦, 他. 微小胃癌からみた胃癌の発育経過—病理形態学的解析. 胃と腸 27：59-67, 1992

[14] 石黒信吾, 谷口春生, 辻直子, 他. 小さな未分化型胃癌の特徴と組織発生. 胃と腸 24：1345-1352, 1989

[15] 馬場保昌, 佐伯友久, 坂本和彦, 他. 胃型の分化型腺癌—臨床診断の立場から. 病理と臨 13：27-36, 1995

[16] 西倉健, 味岡洋一, 渡邉玄, 他. 低異型度分化型胃癌の病理学的特徴—肉眼像を含めて. 胃と腸 45：1061-1072, 2010

[17] 長浜隆司, 八巻悟郎, 大倉康男, 他. 組織異型が弱く2年7か月経過観察を行った胃型分化型sm胃癌の1例. 胃と腸 38：723-732, 2003

[18] 吉野孝之, 下田忠和, 斎藤敦, 他. 早期胃癌における胃型分化型腺癌の肉眼的特徴とその臨床治療. 胃と腸 34：513-525, 1999

[19] 小野裕之, 近藤仁, 山口肇, 他. 胃型腺癌にEMRを施行した1例. 胃と腸 34：549-553, 1999

[20] 小田一郎, 後藤田卓志, 蓮池典明, 他. 胃型分化型早期胃癌の内視鏡像—分化型癌を中心に. 胃と腸 38：684-692, 2003

[21] 西倉健, 渡辺英伸, 味岡洋一, 他. 胃型分化型腺癌の判定基準と病理学的特徴. 胃と腸 34：495-506, 1999

[22] 梅垣英次, 江頭由太郎, 竹内望, 他. 低異型度分化型胃癌の内視鏡診断—通常内視鏡の立場から. 胃と腸 45：1145-1157, 2010

[23] Endof Y, Tamura G, Motoyama T, et al. Well-differentiated adenocarcinoma mimicking complete-type intestinal metaplasia in the stomach. Hum Pathol 30：826-832, 1999

[24] 今井健一郎, 小野裕之, 角嶋直美, 他. 低異型度分化型胃癌の内視鏡診断—通常内視鏡の立場から. 胃と腸 45：1131-1144, 2010

[25] 伊藤公訓, 松尾泰治, 保田智之, 他. Helicobacter pylori 除菌後胃癌の特徴とリスク因子は明らかになったのか. Helicobacter Res 18：39-42, 2014

[26] 八木一芳, 坂本晓, 野澤優次郎, 他. 除菌後発見胃癌の質的診断と範囲診断のコツ—特にNBI拡大内視鏡について. Gastroenterol Endosc 57：1210-1218, 2015

[27] Saka A, Yagi K, Nimura S. Endoscopic and histological features of gastric cancers after successful Helicobacter pylori eradication therapy. Gastric Cancer 19：524-530, 2016

[28] 森源喜, 小田一郎, 中島健, 他. 除菌後胃癌の臨床病理学的特徴. G.I.Res 22：502-510, 2014

[29] 藤崎順子, 山口和久, 山本智理子, 他. Helicobacter pylori 除菌後の胃がんの内視鏡的特徴①. Helicobacter Res 21：117-122, 2017

[30] 長南明道, 三島利之, 安藤正夫, 他. 早期胃癌診断の実際—微小胃癌・小胃癌：内視鏡所見. 胃と腸 35：111-118, 2000

[31] 冨松久信, 藤谷幹浩, 早川尚男, 他. 微小胃癌とびらんの鑑別診断. 胃と腸 30：1261-1278, 1995

[32] 高橋寛. 胃拡大内視鏡検査法による発赤病変の鑑別能. Gastroenterol Endosc 26：1646-1653, 1984

[33] 早川和雄, 橋本光代, 吉田行哉, 他. 微小胃癌診断のコツ—肉眼所見と対比して：内視鏡の立場から. 胃と腸 23：757-773, 1988

[34] 小沢洋, 中澤三郎, 芳野純治, 他. 微小胃癌および小胃癌の臨床病理学的研究—形態分類を中心にして. Gastroenterol Endosc 27：1523-1537, 1985

[35] 浅木茂, 関根仁, 舟田公治, 他. 微小胃癌診断をめぐる諸問題. 消内視鏡 3：271-278, 1991

[36] Watanabe K, Nagata N, Nakashima R, et al. Predictive findings for Helicobacter pylori-uninfected, -infected and -eradicated gastric mucosa: validation study. World J Gastroenterol 19：4374-4379, 2013

[37] Nagata N, Shimbo T, Akiyama J, et al. Predictability of gastric intestinal metaplasia by mottled patchy erythema seen on endoscopy. Gastroenterology Res 4：203-209, 2011

[38] 濱本英剛, 長南明道, 草野央, 他. 早期胃癌の存在診断のための準備と心構え. 消内視鏡 26：1111-1120, 2014

[39] 大倉康男, 中村恭一. 低異型度管状腺癌の生検診断. 胃と腸 45：1172-1181, 2010

Summary

Endoscopic and Histopathological Features of Low Grade Gastric Differentiated Adenocarcinoma of Gastric Phenotype for Detection during Upper Endoscopy

Hidetaka Hamamoto[1], Yuki Murakami, Yuichiro Suzuki, Gota Sudo, Hironori Aoki, Taku Harada, Tokuma Tanuma, Yuko Omori[2], Toshiya Shinohara

Of the 269 cases with 305 lesions of early gastric carcinoma, 99 with 115 lesions were low-grade differentiated carcinomas, including 37 gastric and 78 intestinal lesions. The gastric-type lesions exhibited a high proportion of redness and papillary adenocarcinoma (pap); were likely to become horizontal margin-positive; and had a high proportion of micropapillary structures, serrated changes, and small acinar structures on the tumor surface. The gastric-type lesions were not well defined and located in the lower stomach region (L-region). The proportion of micropapillary and small acinar structures on the tumor surface was less than 50% in many lesions. Furthermore, many patients were infected with Helicobacter pylori. There were 27% missed cases, and 86.1% cases were diagnosed based on pretreatment biopsy. For detecting a low-grade differentiated carcinoma, it is important to distinguish it from other lesions through careful observations based on clinicopathological features.

[1]Department of Gastroenterology, Teine-Keijinkai Hospital, Sapporo, Japan
[2]Department of Pathology, Teine-Keijinkai Hospital, Sapporo, Japan

主题　胃型低异型度分化型胃癌

胃型单纯超高分化腺癌的放大内镜诊断

金光 高雄[1]
八尾 建史[2]
高桥 晴彦[1]
长浜 孝[2]
中马 健太[1]
小岛 俊树[1]
藤原 昌子[2]
宫冈 正喜[1]
植木 敏晴[1]
山冈 梨乃[2, 3]
池园 刚[1]
金城 健[1, 3]
太田 敦子[3]
田边 宽[3]
原冈 诚司[3]
岩下 明德[3]

张惠晶
（日）东立里伟康　译
（HIDASAIKO）

摘要●目的：为了明确胃型或胃优势型单纯超高分化腺癌的NBI放大内镜所见（M-NBI）特征，进行了以下研究。**方法**：2006年1月—2017年7月，在本院诊断并施行了外科切除或ESD的早期胃癌中，12例为胃型或胃优势型单纯超高分化腺癌。观察这12例病例M-NBI的特征，并且将胃型或胃优势型单纯超高分化腺癌所见与隐窝上皮型增生性息肉的M-NBI所见进行比较。**结果**：胃型或胃优势型单纯超高分化腺癌的M-NBI所见特征有以下3点：①与周围的背景黏膜相比，病变处隐窝边缘上皮（MCE）的宽度较宽（100%）；②较多病例呈VEC pattern 阳性（58%）；③呈不规则MV pattern（100%）。另外，超高分化腺癌组M-NBI所见的不规则MV pattern、不规则MS pattern、VEC pattern的发生率均高于隐窝上皮型增生性息肉组（$P < 0.01$）。此外，隐窝上皮型增生性息肉组窝间部增大且呈焦褐色的比例高于超高分化腺癌组（$P < 0.01$）。**结论**：为了通过M-NBI所见对胃型单纯超高分化腺癌做出正确诊断，不规则MV pattern是最重要的。

关键词　胃型　黏液表型　超高分化腺癌　低异型度胃癌　早期胃癌

[1] 福冈大学筑紫医院消化内科　〒818-0067 筑紫野市俗明院1丁目1-1
　　E-mail：t.kanemitsu93@gmail.com
[2] 同　内视镜部
[3] 同　病理部

前言

最近，对于低异型度胃癌，得到了比较广泛的认识，但目前在临床上发现/诊断病变很困难，在病理学上，与腺瘤/非肿瘤性病变的鉴别也很困难[1]。超高分化腺癌也被称为部分低异型度胃癌的集合[2]，全部由超高分化成分构成的单纯超高分化腺癌比较少见[3, 4]。另外，胃型黏液表型的癌与其他表型相比，缺乏色调变化[5, 6]，难以通过内镜进行存在诊断/确定诊断[7]。以前，笔者等[8]报告了病理组织学上所有病变都是超高分化腺癌（单纯超高分化腺癌）的放大内镜所见特征，但只有2例为胃型或胃优势型黏液表型的病例。在该报告中，对胃型或胃优势型黏液表型病例的 M-NBI（magnifying-narrow band imaging）所见尚未明确。因此，期待着进一步收集病例，进行系统的研究。

本研究目的为明确胃型或胃优势型单纯超高分化腺癌的发生率及其临床特征 / 内镜所见特征，并探明其与隐窝上皮型增生性息肉之间的不同点。由于隐窝上皮型增生性息肉在临床上比较常见，非常有必要与胃型或胃优势型超高分化腺癌进行鉴别。

对象和方法

2006 年 1 月—2017 年 7 月，于笔者所在医院诊断并施行外科切除或 ESD（endoscopic submucosal dis-section）治疗的病变中，对切除标本进行了充分的病理组织学检查后，以确诊为早期胃癌的连续病变为对象。其中，选取单纯超高分化腺癌，根据免疫组织化学染色结果，分为胃型、肠型、混合型、不能分类型。混合型又进一步分为胃优势型和肠优势型，选取胃型或胃优势型的单纯超高分化腺癌为研究对象。另外，胃底腺型胃癌和胃固有黏膜型胃癌不在本研究范围内[9]。

1. 胃癌黏液表型的评估

为了根据胃癌表型进行分类，对肿瘤最大切面的切片进行免疫组织化学染色。即：①胃隐窝上皮细胞的标志物 MUC5AC；②胃幽门腺细胞的标志物 MUC6；③杯状细胞的标志物 MUC2；④小肠刷状缘的标志物 CD10。对这些指标进行了免疫染色。表型判定时，在显微镜下半定量地测定各种染色阳性的细胞数相对于全部肿瘤细胞数的比例，如达到 10% 以上，则判定为阳性。并且按照以往的报告[10]，分为胃型、肠型、混合型及不能分类型。在混合型中，将胃型占优势的归为胃优势型，将肠型占优势的归为肠优势型。

2. 内镜设备，内镜检查程序

本试验中使用的内镜为 GIF-Q240Z、GIF-H260Z、GIF-H290Z（均为 Olympus 公司制造）。内镜系统使用 EVISLUCERA SPECTRUM 或 EVIS LUCERA ELITE（均为 Olympus 公司制造）。另外，内镜检查时，以最大倍率进行放大观察，为了在观察对象和内镜前端之间保持一定的距离，将 black soft hood（MA1989 for the GIF-Q240Z，H290Z，MAJ1990 for the GIF-H260Z，Olympus 公司制造）安装在内镜前端[11]。

3. 内镜诊断

在本研究中，由 1 名内镜医生（具备 17 年胃放大内镜经验）回顾性地对普通内镜所见及 M-NBI 所见进行重新评估。通过 M-NBI 所见以 VS 分类系统作为癌、非癌的诊断体系[11]。

4. 胃隐窝上皮型增生性息肉的选取

2006 年 1 月—2017 年 7 月，以在笔者所在医院行上消化道内镜检查（esophagogastroduodenoscopy；EGD）并经活检病理或内镜切除标本的病理组织学诊断为胃隐窝上皮型增生性息肉（以下称增生性息肉）的病变为对象。对于 1 个胃癌病变，选取病变直径以及占据部位一致的 1 个病变用于病例对照研究。

5. *H. pylori* 感染的诊断

关于 *H. pylori*（Helicobacter Pylori）感染，血清抗 *H. pylori* 抗体检查、尿素呼气试验以及镜检法这 3 种检查中，至少使用 1 种对 *H. pylori* 有无感染进行评估。另外，对于有除菌病史并伴有大范围萎缩的病例，判定为 *H. pylori* 既往感染，为 *H. pylori* 感染阳性的病例。

6. 讨论项目

（1）明确胃型或胃优势型单纯超高分化腺癌的发生率。

（2）明确胃型或胃优势型单纯超高分化腺癌的临床病理学所见、普通内镜所见的特征。

（3）明确胃型或胃优势型纯超高分化腺癌的 M-NBI 所见特征。

（4）比较胃型超高分化腺癌和胃优势型单纯超高分化腺癌的临床病理学所见、内镜所见。

（5）比较胃型或胃优势型单纯超高分化腺癌与增生性息肉的临床病理学所见、内镜所见。

7. 统计学方法

两组间发生率的比较使用 Fisher 直接概率

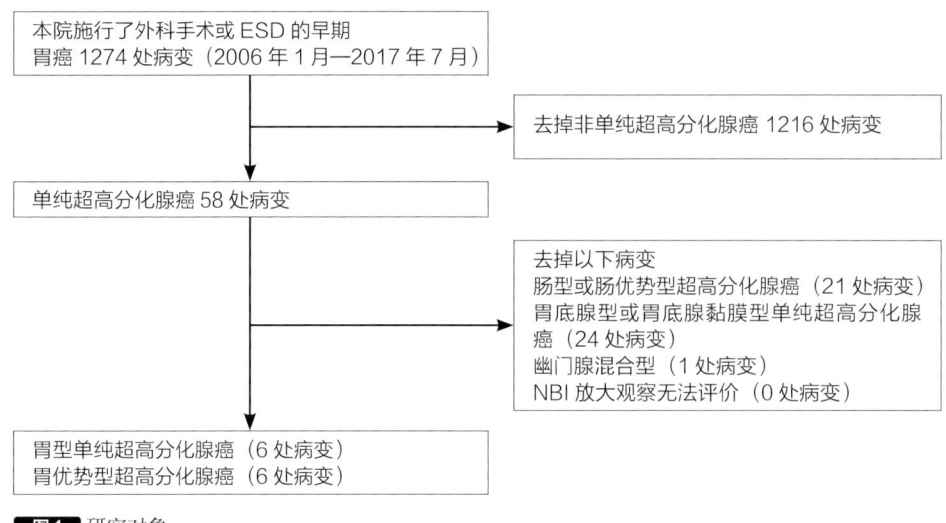

图1 研究对象

法，两组间平均值的比较使用不对称 t 检验。所有的检验中，将 $P<0.05$ 判定为差异有统计学意义。使用 SPSS 21.0 for Windows（SPSS 公司制造）进行所有的统计学分析。

结果

1. 胃型或胃优势型单纯超高分化腺癌的发生率（图1）

2006年1月—2017年7月，在本院诊断并施行了外科切除或 ESD 后，对切除标本进行了充分的病理组织学检查，确诊为早期胃癌的病例有1075例共1274处病变。其中，诊断为单纯超高分化腺癌的病例有51例58处病变。将这些病变进一步分类，6处为胃型，6处为胃优势型，21处为肠型或肠优势型，0处为不能分类，24处为胃底腺型或胃底腺黏膜型，1处为幽门腺混合型。作为本研究分析对象的胃型或胃优势型单纯超高分化腺癌的发生率仅为0.9%（12/1274）。

2. 胃型或胃优势型单纯超高分化腺癌的临床病理学特征和内镜下表现（表1）

对12例诊断为胃型或胃优势型单纯超高分化腺癌的临床病理学所见进行了分析（**表1**）。男女比例显示多为男性，平均年龄为71岁，几乎所有病例都施行了 ESD。肿瘤直径为 12.5±7.3mm，大体分型主要为 0-Ⅱa 型（92%，11/12），0-Ⅱc 仅有1例（8%，1/12）。肿瘤所在部位多为 M 区域（58%，7/12），呈褪色的病变较多（58%，7/12）。几乎所有病例背景黏膜均发生萎缩（92%，11/12）。2例发生黏膜下层浸润（17%，2/12），10例为黏膜内癌（83%，10/12）。所有病例脉管癌侵袭均阴性，水平、垂直断端均为阴性（100%，12/12）。

3. 胃型或胃优势型单纯超高分化腺癌 M-NBI 所见（表2）

胃型或胃优势型单纯超高分化腺癌的 M-NBI 所见特征如下：

（1）与周围的背景黏膜相比，病变隐窝边缘上皮（marginal crypt epithelium；MCE）的幅度较宽（100%，12/12）。

（2）VEC pattern (vessels within epithelial circle pattern)[12] 阳性病例较多（58%，7/12）。

（3）呈不规则 MV (microvascular) pattern。（100%，12/12）。

表1 胃型或胃优势型单纯超高分化腺癌的临床病理学特征及内镜下表现

	胃型或胃优势型 单纯超高分化腺癌（$n=12$）
平均年龄	71岁
性别（男性：女性）	10：2
治疗方法（ESD：外科手术）	11：1
平均肿瘤直径 ±SD	12.5±7.3mm
大体分型	
0-Ⅱa	11（92%）
0-Ⅱb	0（0%）
0-Ⅱc	1（8%）
所在部位	
U	3（25%）
M	7（58%）
L	2（17%）
浸润深度	
M	10（83%）
SM	2（17%）
淋巴管侵袭	
阳性	0（0%）
阴性	12（100%）
静脉侵袭	
阳性	0（0%）
阴性	12（100%）
水平·垂直断端	
阳性	0（0%）
阴性	12（100%）
色调	
发红	5（42%）
褪色	7（58%）
背景黏膜	
有萎缩	11（92%）
无萎缩	1（8%）
H. pylori 感染	
阳性	11（92%）
阴性	1（8%）

表2 胃型或胃优势型单纯超高分化腺癌 M-NBI 所见

	胃型或胃优势型 单纯超高分化腺癌（$n=12$）
microsurface pattern	
规则	2（17%）
不规则	10（83%）
MCE 的幅度	
增宽	12（100%）
同等程度～窄	0（0%）
WOS	
阳性	2（17%）
阴性	10（83%）
LBC	
阳性	0（0%）
阴性	12（100%）
microvascular pattern	
规则	0（0%）
不规则	12（100%）
demarcation line	
有	12（100%）
无	0（0%）
VEC pattern	
阳性	7（58%）
阴性	5（42%）

MCE：隐窝边缘上皮；WOS：白色不透明物质；LBC：亮蓝嵴；VEC：上皮环内血管

4. 胃型或胃优势型单纯超高分化腺癌的临床病理学与内镜所见的比较

比较了6例胃型单纯超高分化腺癌和6例胃优势型单纯超高分化腺癌的临床病理学与内镜所见，各研究指标均无统计学差异（表3，表4）。

关于 M-NBI 观察，胃型单纯超高分化腺癌组中有2例呈规则 microsurface（MS）pattern，胃优势型单纯超高分化腺癌组中有2例存在 WOS（white opaquesubstance）（33%，2/6）。所有病例中均未发现 LBC（light blue crest）[13]。

表3 胃型或胃优势型单纯超高分化腺癌的临床病理学与普通内镜所见的比较

	单纯超高分化腺癌		*P* 值
	胃型 (*n* = 6)	胃优势型 (*n* = 6)	
平均年龄	71 岁	71 岁	0.905*
性别（男性：女性）	5:1	5:1	*n.s.***
平均肿瘤直径 ±SD	11.7 ± 7.9mm	13.3 ± 7.4mm	0.713*
普通内镜所见			
大体分型			*n.s.***
0–Ⅱa	5 (83%)	6 (100%)	
0–Ⅱb	0 (0.0%)	0 (0%)	
0–Ⅱc	1 (17%)	0 (0%)	
所在部位			*n.s.***
U	2 (33%)	1 (17%)	
M	2 (33%)	5 (83%)	
L	2 (33%)	0 (0%)	
色调			1.000**
发红	3 (50%)	2 (33%)	
褪色	3 (50%)	4 (67%)	
背景黏膜			1.000**
有萎缩	5 (83%)	6 (100%)	
无萎缩	1 (17%)	0 (0%)	
H. pylori 感染			1.000**
阳性	5 (83.3%)	6 (100%)	
阴性	1 (16.7%)	0 (0%)	

*：t 检验；**：Fisher 直接概率法；*n.s.*：不显著

5. 胃型或胃优势型单纯超高分化腺癌和增生性息肉的临床特征与普通内镜所见的比较（病例对照研究）

比较胃型或胃优势型单纯超高分化腺癌与病变直径/存在部位均对应的增生性息肉的临床病理学所见及内镜所见（**表5**，**表6**）。关于白光观察时的色调，胃型或胃优势型单纯超高分化腺癌组呈褪色的病变较多（58%，7/12），增生性息肉组均发红（100%，12/12），差异有统计学意义（$P=0.005$）。

另外，关于 M-NBI 所见，胃型或胃优势型单纯超高分化腺癌组不规则 MV pattern（$P < 0.001$）、不规则 MS pattern（$P < 0.001$）、VEC pattern（$P=0.005$）的发生率明显高于增生性息肉组。而增生性息肉组窝间部增大（$P=0.001$）及色调呈现焦褐色（$P < 0.001$）的比例明显高于胃型或胃优势型单纯超高分化腺癌组。

病例

[**病例1**]60 多岁，女性。胃体上部大弯，0–Ⅱa+Ⅱc 型，最大直径 12mm，浸润深度 T1a（M），单纯超高分化腺癌：胃型，黏液表型（MUC5AC 阳性，MUC6 阳性，MUC2 阴性，CD10 阴性），*H. pylori* 阴性〔尿素呼气试验（−），抗

表4 胃型或胃优势型单纯超高分化腺癌 M-NBI 所见的比较

	单纯超高分化腺癌		P 值
	胃型 ($n = 6$)	胃优势型 ($n = 6$)	
microsurface pattern			0.455*
规则	2（33%）	0（0%）	
不规则	4（67%）	6（100%）	
MCE 的宽度			1.000*
增宽	6（100%）	6（100%）	
无变化～窄	0（0%）	0（0%）	
WOS			0.455*
阳性	0（0%）	2（33%）	
阴性	6（100%）	4（67%）	
LBC			*n.s.**
阳性	0（0%）	0（0%）	
阴性	6（100%）	6（100%）	
microvascular pattern			*n.s.**
规则	0（0%）	0（0%）	
不规则	6（100%）	6（100%）	
demarcation line			*n.s.**
有	6（100%）	6（100%）	
无	0（0%）	0（0%）	
VEC pattern			1.000*
阳性	3（50%）	4（67%）	
阴性	3（50%）	2（33%）	

MCE：隐窝边缘上皮；WOS：白色不透明物质；LBC：亮蓝嵴；VEC：上皮环内血管；*：Fisher 直接概率法；*n.s.*：不显著

表5 胃型或胃优势型单纯超高分化腺癌和胃增生性息肉的临床特征与普通内镜所见的比较

	胃型或胃优势型单纯超高分化腺癌 ($n = 12$)	胃增生性息肉 ($n = 12$)	P 值
平均年龄	71 岁	77 岁	0.107*
性别（男性：女性）	10：2	7：5	0.371**
平均肿瘤直径 ± SD	12.5 ± 7.3mm	12.9 ± 6.9mm	0.887*
普通内镜下表现			
大体分型			1.000**
隆起	11（92%）	12（100%）	
凹陷	1（8%）	0（0%）	
所在部位			*n.s.***
U	3（25%）	3（25%）	
M	7（58%）	7（58%）	
L	2（17%）	2（17%）	
色调			0.005*
发红	5（42%）	12（100%）	
同色调至褪色	7（58%）	0（0%）	
背景黏膜			1.000
有萎缩	11（92%）	11（92%）	
无萎缩	1（8%）	1（8%）	

*：t 检验；**：Fisher 直接概率法；*n.s.*：不显著

表6 胃型或胃优势型单纯超高分化腺癌与胃增生性息肉 M-NBI 所见的比较

	胃型或胃优势型单纯超高分化腺癌 (*n* = 12)	胃增生性息肉 (*n* = 12)	*P* 值
microsurface pattern			< 0.001*
规则	2（17%）	12（100%）	
不规则	10（83%）	0（0%）	
MCE 的宽度			0.478*
增宽	12（100%）	10（83%）	
无变化~窄	0（0%）	2（17%）	
WOS			0.478*
阳性	2（17%）	0（0%）	
阴性	10（83%）	12（100%）	
LBC			1.000*
阳性	0（0%）	0（0%）	
阴性	12（100%）	12（100%）	
microvascular pattern			< 0.001*
规则	0（0%）	8（67%）	
不规则	12（100%）	0（0%）	
不能判断	0（0%）	4（33%）	
demarcation line			0.171*
有	12（100%）	7（58%）	
无	0（0%）	2（17%）	
不能判断	0（0%）	3（25%）	
VEC pattern			0.005*
阳性	7（58%）	0（0%）	
阴性	5（42%）	12（100%）	
窝间部增大			0.001*
有	4（33%）	12（100%）	
无	8（67%）	0（0%）	
窝间部的色调			< 0.001*
焦茶色	1（8%）	12（100%）	
薄茶色	11（92%）	0（0%）	

MCE：隐窝边缘上皮；WOS：白色不透明物质；LBC：亮蓝嵴；VEC：上皮环内血管；*：Fisher 直接概率法；*n.s.*：不显著

H. pylori G 抗体（−），镜检法（−）〕。

普通内镜所见 胃体中部大弯侧偏后壁附近可见一大小约 10mm 的边界清楚呈白色有光泽的较低隆起性病变（**图 2a**）。喷洒靛胭脂染色后，隆起明显，表面呈细小的颗粒状（**图 2b**）。

M-NBI 所见（GIF-H290Z，浸水观察，最大倍率） 背景黏膜与病变之间可见明显的 DL（demarcation line，**图 2c**，黄色箭头）。关于 DL 内部的微血管结构像（V），血管呈不规整的环状，形状不均匀，排列不规则，分布不对称，判定为不规则 MV pattern。关于表面微结

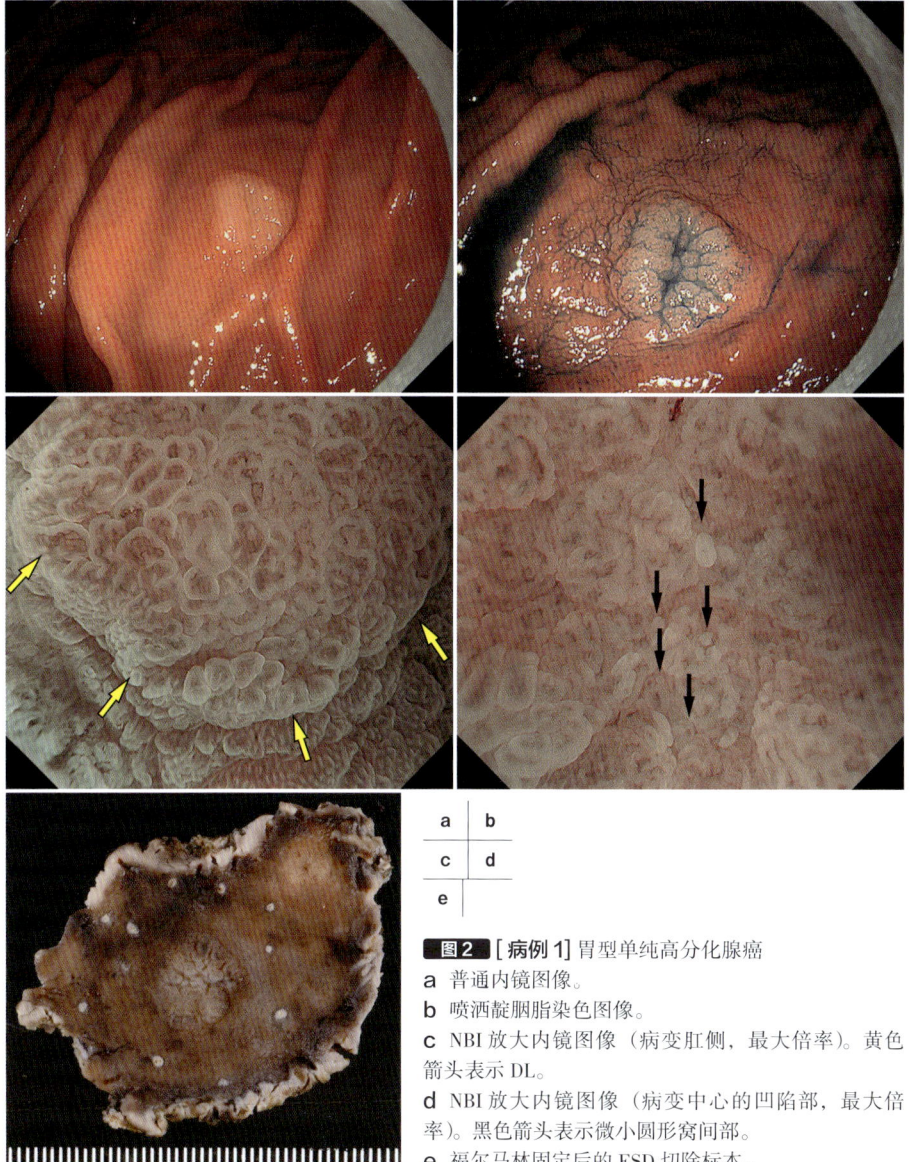

图2 [病例1] 胃型单纯高分化腺癌
a 普通内镜图像。
b 喷洒靛胭脂染色图像。
c NBI 放大内镜图像（病变肛侧，最大倍率）。黄色箭头表示 DL。
d NBI 放大内镜图像（病变中心的凹陷部，最大倍率）。黑色箭头表示微小圆形窝间部。
e 福尔马林固定后的 ESD 切除标本。

构（S），与背景黏膜相比，MCE 幅度增宽，呈类圆形至弧形。MCE 的形状不均匀，排列不规则，分布不对称，判定为不规则 MS pattern（**图 2c**）。病变中央局部可见比 VEC pattern 更小的中心无上皮下微小血管的微小圆形窝间部（micro-circular intervening part，**图 2d**，黑色箭头）的存在，其形状不均匀。窝间部的微血管看不见，判定为 absent MV pattern（**图 2d**）。综合以上所见，根据 VS 分类系统，判定不规则 MV pattern + 不规则 MS pattern with a DL，符合癌的诊断标准。

ESD 切除标本及病理组织学所见 经福尔马林固定后的 ESD 切除标本中可见 10mm 大的褪色隆起（**图 2e**）。病变背景黏膜上未发现固有腺体的萎缩。弱放大图像中可见呈乳头状、管状结构的异型腺管（红线表示肿瘤部，**图 2f**）。

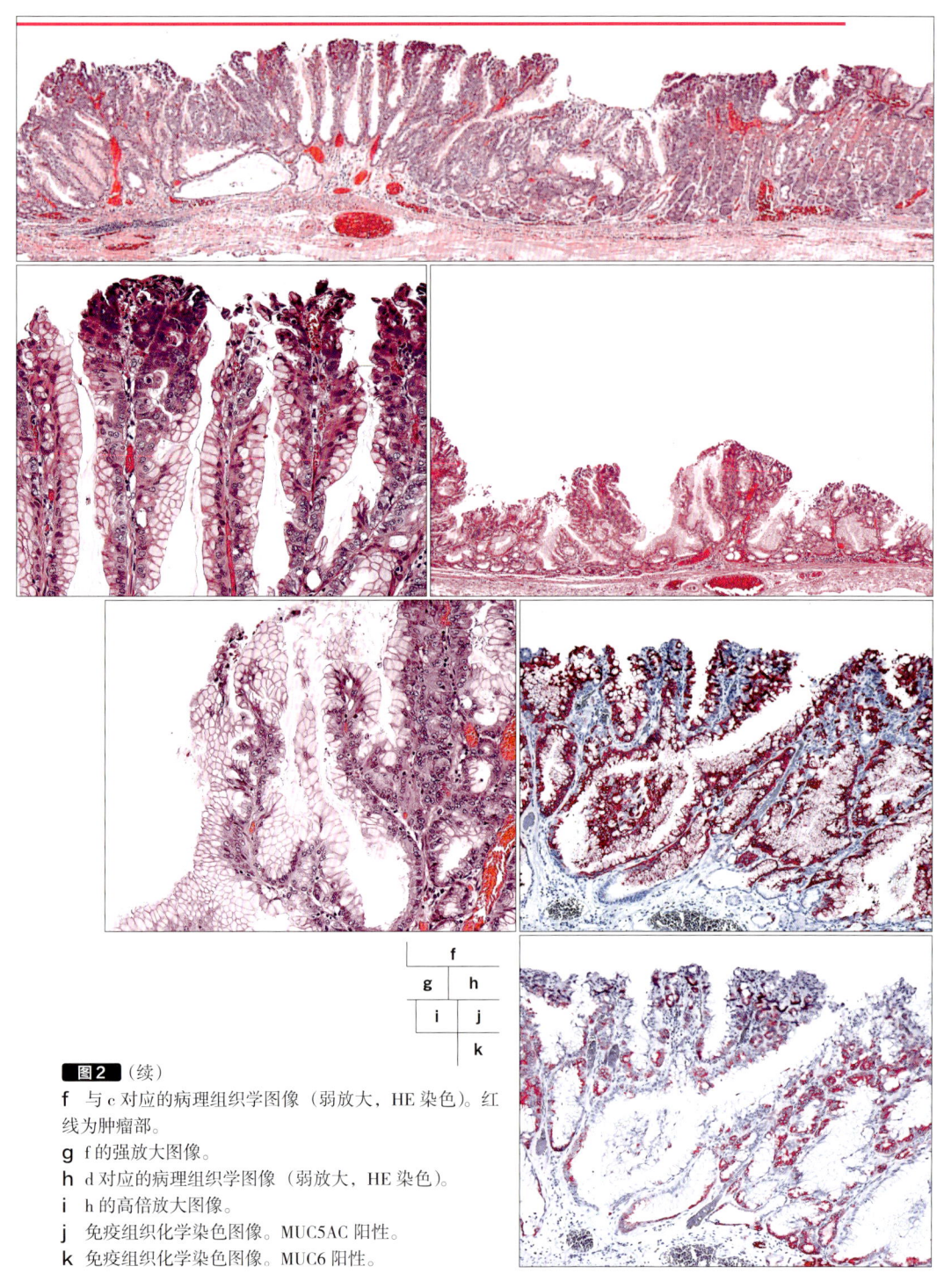

图2 （续）

f 与 c 对应的病理组织学图像（弱放大，HE 染色）。红线为肿瘤部。
g f 的强放大图像。
h d 对应的病理组织学图像（弱放大，HE 染色）。
i h 的高倍放大图像。
j 免疫组织化学染色图像。MUC5AC 阳性。
k 免疫组织化学染色图像。MUC6 阳性。

高倍放大图像中，每个异型细胞都具有丰富的内质网、有明显核小体的圆形细胞核并且细胞核排列不规则（图2g）。病变中心部，与较低的隐窝上皮相类似且缺乏细胞异型的柱状上皮呈乳头状增生伴间质狭窄，也伴随着缺乏间质的微小的乳头状结构（图2h、i）。通过免疫组

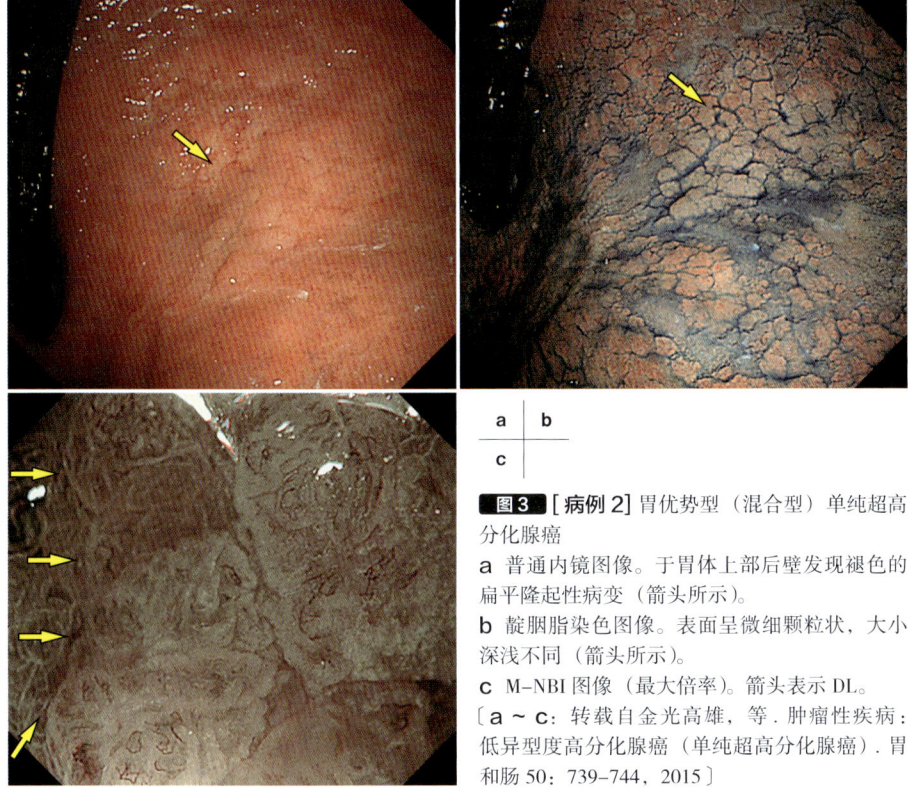

图3 [病例2] 胃优势型（混合型）单纯超高分化腺癌
a 普通内镜图像。于胃体上部后壁发现褪色的扁平隆起性病变（箭头所示）。
b 靛胭脂染色图像。表面呈微细颗粒状，大小深浅不同（箭头所示）。
c M-NBI图像（最大倍率）。箭头表示DL。
〔a～c：转载自金光高雄，等．肿瘤性疾病：低异型度高分化腺癌（单纯超高分化腺癌）．胃和肠 50：739-744，2015〕

织化学染色，MUC5AC强阳性（**图2j**），MUC6阳性（**图2k**），MUC2阳性，CD10阴性（部分阳性在10%以下），诊断为胃型单纯超高分化腺癌。

[**病例2**][14] 70多岁，男性。胃体上部后壁，0-Ⅱa型，最大直径20 mm，浸润深度T1b（SM）280 μm，单纯超高分化腺癌：胃优势型（MUC5AC阳性，MUC6阴性，MUC2阳性，CD10阴性），H. pylori阳性（H. pylori培养阳性）。

普通内镜所见 于胃体上部后壁发现褪色的扁平隆起性病变（**图3a**，黄箭头）。靛胭脂染色后的内镜图像中，病变表面呈微细颗粒状，颗粒大小深浅不同（**图3b**，黄色箭头）。

M-NBI所见（GIF-H240Z，浸水观察，最大倍率） 在背景黏膜和病变之间有明确的DL（**图3c**，黄色箭头）。关于V，由于WOS的存在，只观察到了很小的一部分，但每个微血管都呈不规则的环状、分布不对称、排列不规则。关于S，每个MCE与背景相比，幅度增宽、

呈不规则的弧状。形状不均匀，分布不对称，排列不规则。另外，斑状的WOS分布也不规则。因此认为是VS不整合。综合以上所见，根据VS分类系统，判定为不规则MV pattern + 不规则MS pattern（WOS +）with a DL，符合癌的诊断标准。

ESD切除标本的病理组织学所见 福尔马林固定后的ESD切除标本中，病变呈20 mm大小的褪色隆起（**图3d**）。病变的背景黏膜是伴固有腺体萎缩的慢性胃炎黏膜。在弱放大图像中，可见呈乳头状、绒毛状结构的异型腺管（用红线表示肿瘤部，**图3e**）。在高倍放大图像中，可见明显的核异型、核极性的紊乱（**图3f**）。通过免疫组织化学染色，MUC5AC阳性（**图3g**）、MUC6阳性（**图3h**）、MUC2阳性（**图3i**）、CD10阴性，诊断为胃优势型（混合型）的单纯超高分化腺癌。

[**病例3**] 70多岁，男性。胃体下部小弯，

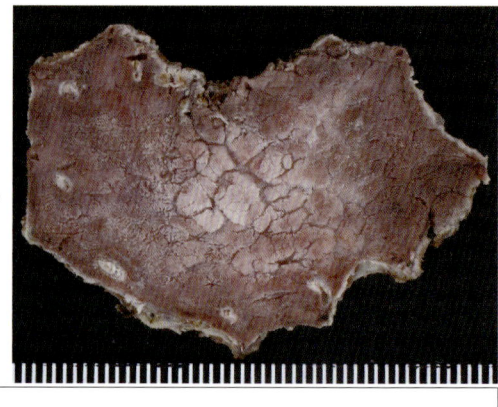

图3 （续）

d 福尔马林固定后的 ESD 切除标本。
e c 对应的病理组织学图像（弱放大，HE 染色）。红线是肿瘤部。
f c 对应的病理组织学图像（高倍放大，HE 染色）。
g 免疫组织化学染色图像。MUC5AC 阳性。
h 免疫组织化学染色图像。MUC6 阳性。
i 免疫组织化学染色图像。MUC2 阳性。

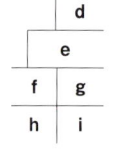

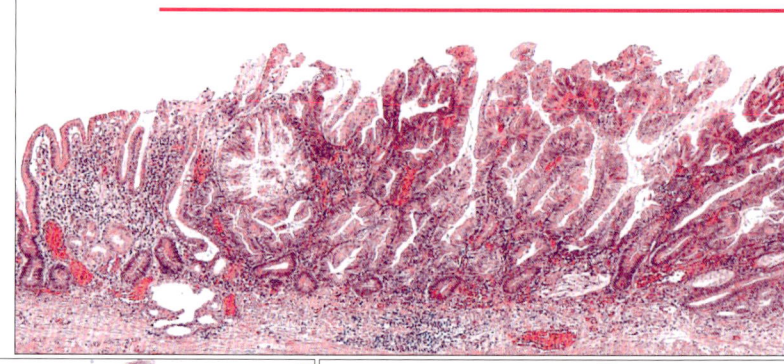

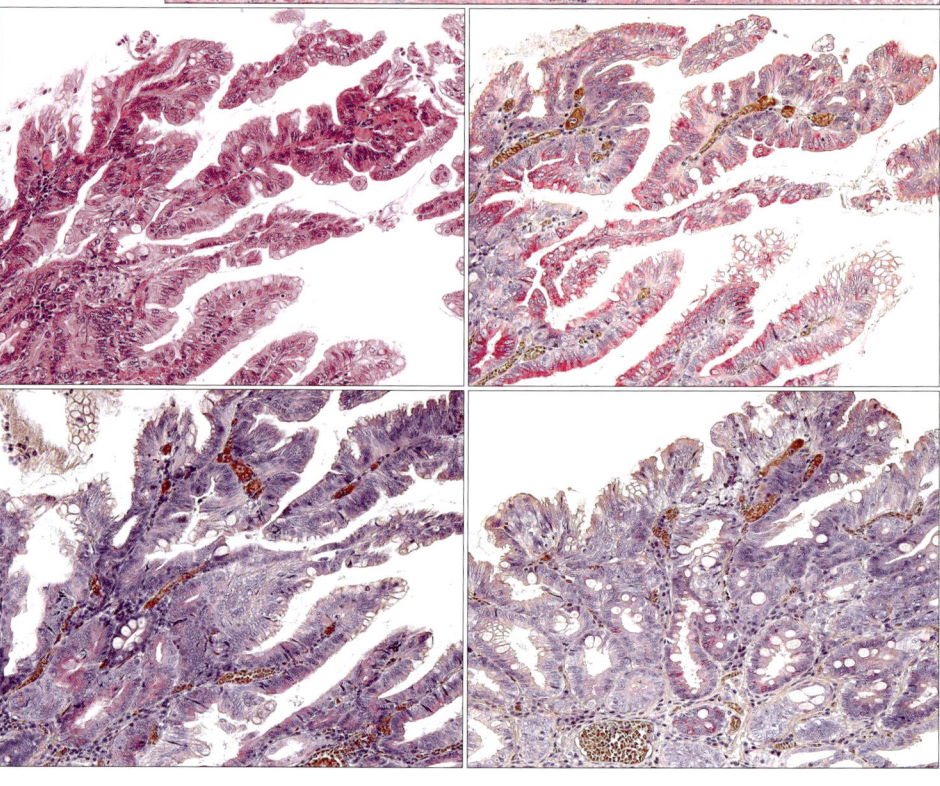

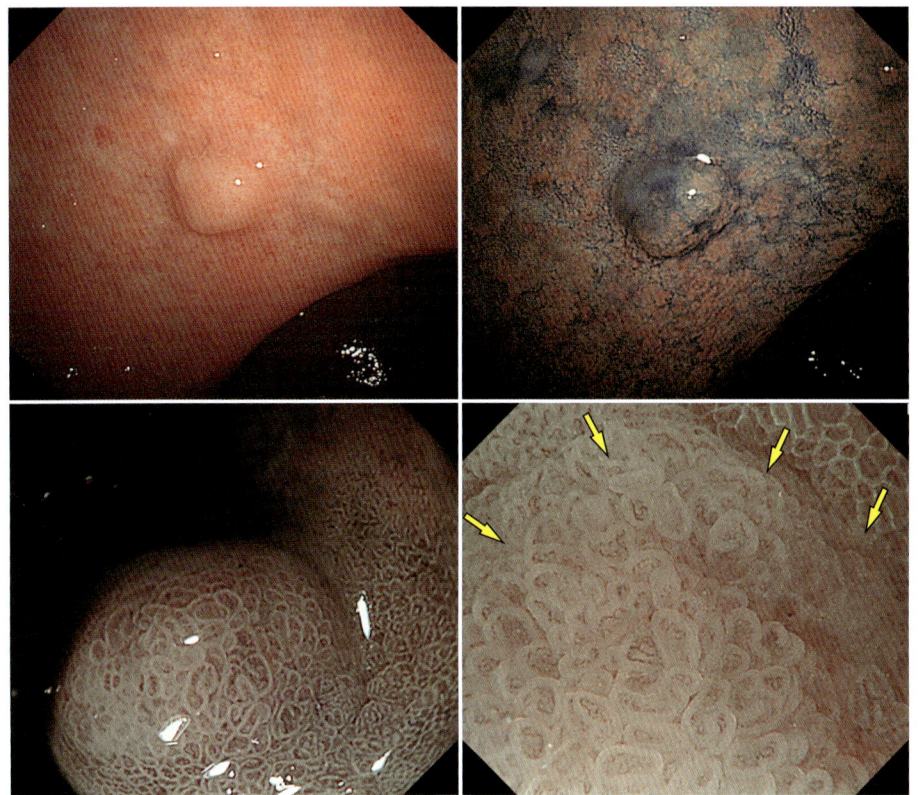

a	b
c	d

图4 [病例3] 胃优势型（混合型）单纯超高分化腺癌
a 普通内镜图像。
b 靛胭脂染色图像。
c M-NBI图像（弱放大）。
d M-NBI图像（最大倍率）。黄色箭头表示DL。

0-Ⅱa型，最大直径10mm，浸润深度T1a（M），单纯超高分化腺癌：胃优势型（混合型），黏液表型（MUC5AC阳性，MUC6阴性，MUC2阳性，CD10阴性），*H. pylori* 阳性（*H. pylori* 培养阳性）。

普通内镜所见 于胃体上部后壁发现褪色的类圆形隆起性病变（图4a）。在靛胭脂染色后的内镜图像中，表面呈大小深浅不同的微细颗粒状，局部附着透明的黏液（图4b）。

M-NBI所见（GIF-H240Z，浸水观察，最大倍率） 可见与隆起一致的明确DL（图4d，黄色箭头），病变表面被透明的黏液覆盖。关于S，MCE呈圆形至类圆形，形状不均一，呈不规则MS pattern。关于V，每个微小血管呈各种各样开放的环状，形状不均一，分布也不对称性，排列也不规则，判定为不规则MV pattern。另外，VEC pattern阳性。综合以上所见，根据VS分类系统，判定为不规则MV pattern + 不规则MS pattern with DL（VEC pattern +），符合癌的诊断标准（图4c、d）。

ESD切除标本的病理组织学所见 福尔马林固定后的ESD切除标本的大体所见为10mm大小的褐色隆起性病变（图4e）。关于病理组织学所见，病变背景黏膜为伴固有腺萎缩的慢性胃炎黏膜。在弱放大图像中，可见呈乳头状结构的隐窝上皮样的异型上皮增生（图4f）。在高倍放大图像中，发现了丰富的内质网和小型的

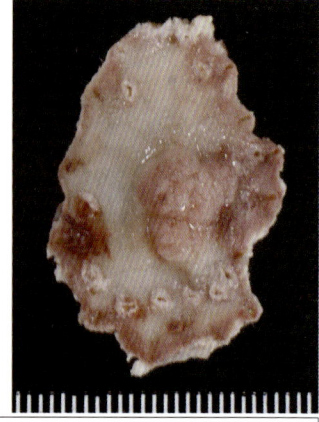

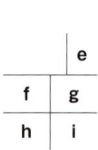

图4 （续）
e 福尔马林固定后的ESD切除标本。
f c的病理组织学图像（弱放大，HE染色）。
g f的高倍放大图像。
h 免疫组织化学染色图像。MUC5AC阳性。
i 免疫组织化学染色图像。MUC2阳性。

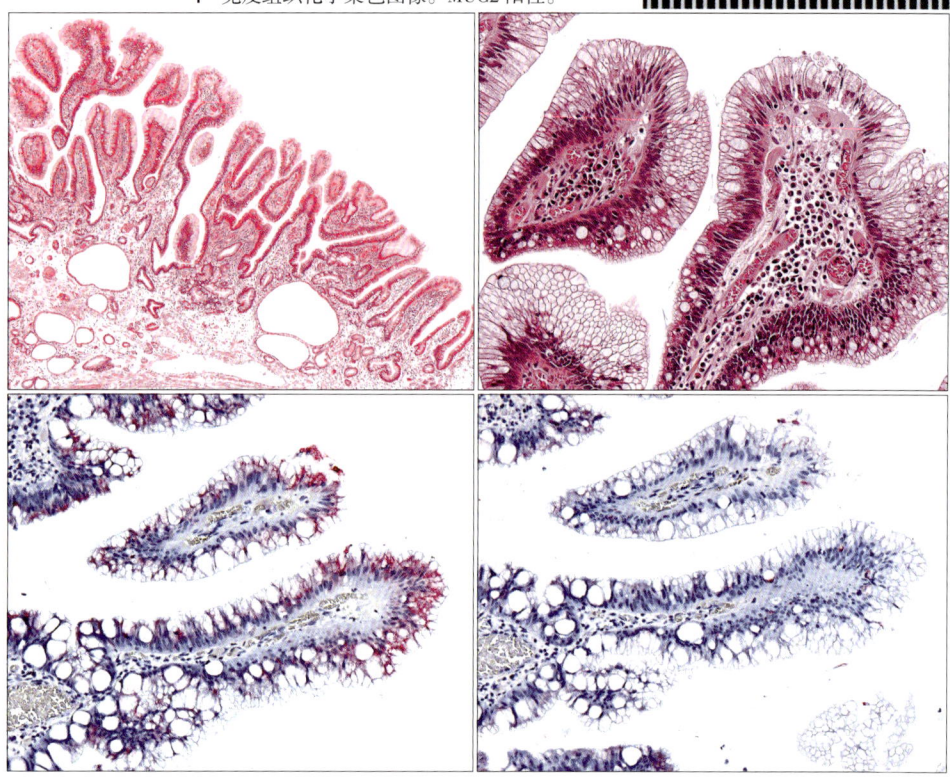

圆形至纺锤形的细胞核，N/C比降低，核排列轻度紊乱（图4g）。通过免疫组织化学染色，MUC5AC强阳性（图4h）、MUC6阴性、MUC2阳性（图4i）、CD10阴性，诊断为胃优势型（混合型）的单纯超高分化腺癌。

[病例4] 90多岁，男性。隐窝上皮增生性息肉。H. pylori 阳性。

普通内镜所见 胃角大弯侧可见一处20mm大小的发红的为山田Ⅲ型的息肉。表面局部附着白苔。

M-NBI所见 由于没有观察病变与背景黏膜间界限的图像，所以无法判断有无DL。关

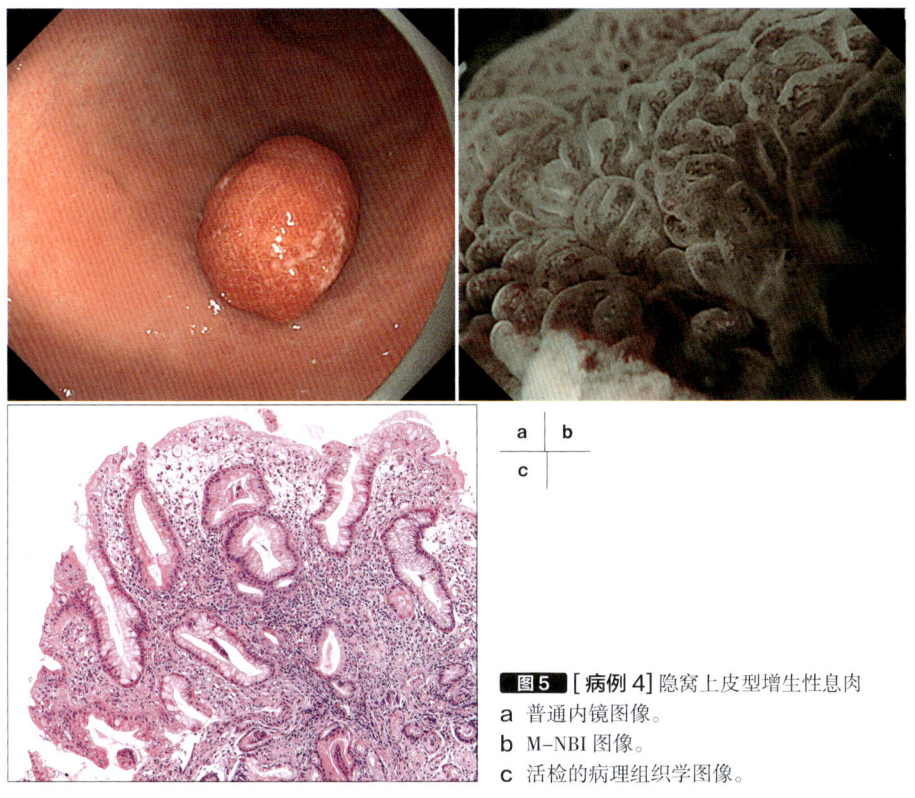

图5 [病例4] 隐窝上皮型增生性息肉
a 普通内镜图像。
b M-NBI 图像。
c 活检的病理组织学图像。

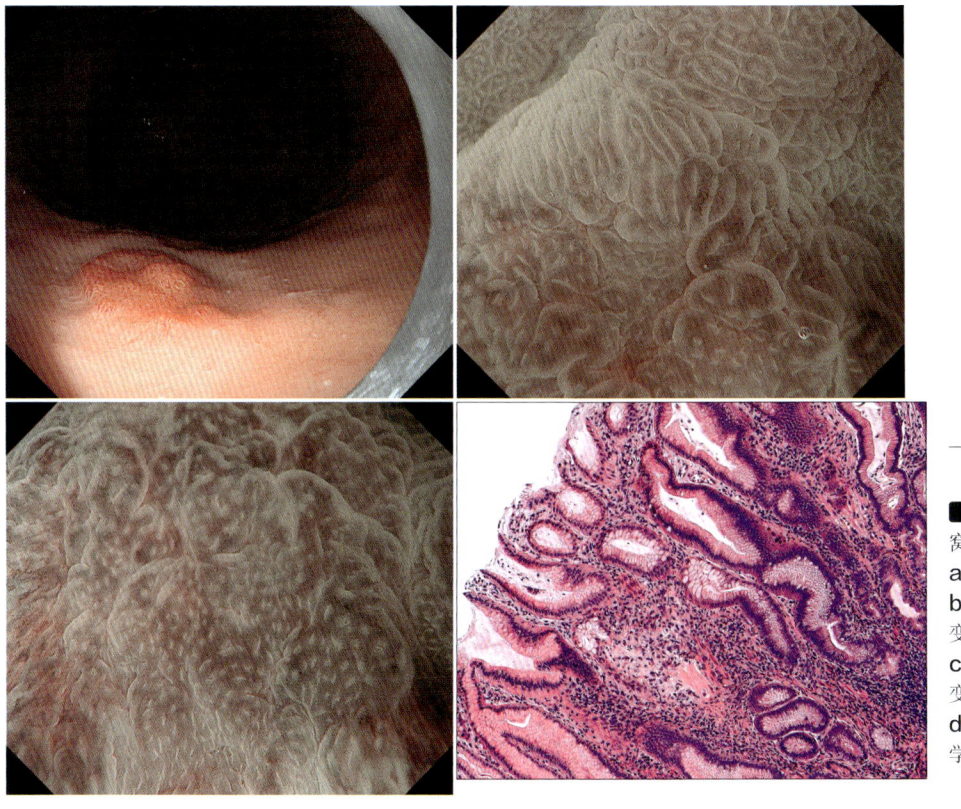

图6 [病例5] 隐窝上皮型增生性息肉
a 普通内镜图像。
b M-NBI 图像（病变边界部）。
c M-NBI 图像（病变中部）。
d 活检的病理组织学图像。

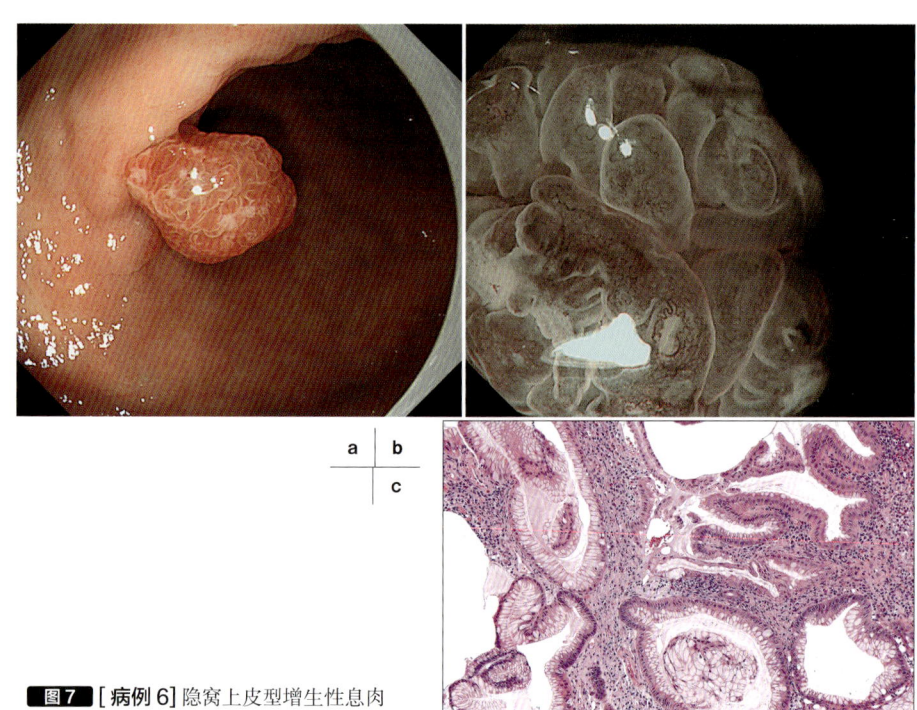

图7 [病例6] 隐窝上皮型增生性息肉
a 普通内镜图像。
b M-NBI 图像。
c 活检的病理组织学图像。

于 S，MCE 呈弧状至线状，幅度增宽，窝间部规整。增大的窝间部呈焦茶色。关于 V，由于全部窝间部呈焦茶色，所以微血管识别起来很困难，多呈开放性至闭锁性的 loop 状，形状均一，排列规整，分部对称。综合以上所见，依据 VS 分类系统，判定为规则 MV pattern + 规则 MS pattern，符合非癌的诊断标准（**图5b**）。

活检的病理组织学所见 隐窝上皮增生及间质内广泛的炎性细胞浸润（**图5c**）。

[**病例5**] 70多岁，女性。隐窝上皮型增生性息肉。*H. pylori* 阳性。

普通内镜所见 于胃体下部小弯侧发现一处 15mm 大小发红的平坦隆起性病变（**图6a**）。

M-NBI 所见 观察病变的边界时，发现病变和背景黏膜 VS 共同缓慢移行，不能识别明确的 DL（**图6b**）。观察病变中央，MCE 呈线

状至弧状，幅度宽，形状均匀，排列规则，分布对称。窝间部开大并呈焦褐色。关于 V，全部窝间部呈焦茶色，无法识别微血管。综合以上，根据 VS 分类系统，判定为 absent MV pattern + 规则 MS pattern without a DL，符合非癌的诊断标准（**图6b、c**）。

活检的病理组织学所见 隐窝上皮增生和在间质中广泛的炎症细胞浸润（**图6d**）。

[**病例6**] 70多岁，男性、隐窝上皮型增生性息肉、*H. pylori* 阳性。

普通内镜所见 胃角前壁可见一处 15 mm 大的、发红的山田Ⅲ型息肉（**图7a**）。

M-NBI 所见 由于没有观察病变和背景黏膜间边界的图像，所以无法判定有无 DL。关于 S，大型的 MCE 呈弧状，形成规则的窝间部。窝间部开大并呈现焦茶色。关于 V，呈开放

性至封闭性loop状，形状均一，排列规则，分布对称。综合以上，依据VS分类系统，判定为规则MV pattern + 规则MS pattern，符合非癌的诊断标准（**图7b**）。

活检的病理组织学所见 隐窝上皮增生和间质内广发微血管增生及炎症细胞浸润（**图7c**）。

讨论

如本研究所示，早期胃癌中仅由单纯超高分化腺癌构成的病变所占比例较低，仅为0.9%[3]，一般情况下，几乎都是超高分化成分与普通的高分化腺癌混合存在。但是，为了明确超高分化腺癌的特异性放大内镜图像，就有必要选取组织学上都为超高分化腺癌的病变，采取与之前同样的方法进行研究[8]。

本研究中发现，胃型或胃优势型单纯超高分化腺癌的普通内镜所见特征，色调呈褪色（白色）改变的病例很多。这点与Yao等[3]、西仓等[15]的报道相同。西仓等[15]的报道称，胃型低异型度胃癌的边界多不明确。本研究中，隆起型病变边界多较明确。可以认为这是由于将本研究的对象限定为单纯超高分化腺癌所致。

其次，胃型或胃优势型单纯超高分化腺癌的M-NBI所见特征，与周围的背景黏膜相比，病变的MCE的幅度增宽（100%），VEC pattern阳性的病例较多（58%），不规则MV pattern（100%）。如本研究的[**病例1**]～[**病例3**]，可以认为，在M-NBI中观察到的增宽的MCE，与具有丰富内质网的类似隐窝上皮的肿瘤上皮相对应。与以往的报道[12]相同，可以认为VEC pattern与肿瘤腺管的乳头状结构相对应。[**病例1**]中央部未见微血管的微小圆形窝间部（micro-circular interveningpart），推测其在组织学上与缺乏间质的微小乳头状结构（micro papillary structure）相对应。另外，对于所有病例中的V均呈现不规则MV pattern这点非常感兴趣。在M-NBI观察中，关于S的讨论很多，但作为本研究对象的超高分化腺癌中，有2例呈现为规则MS pattern，仅凭表面微结构很难诊断为癌。因此，提示捕捉到V的放大内镜图像在高度分化病变的诊断中是必需的。

比较了胃型单纯超高分化腺癌和胃优势型单纯超高分化腺癌，由于为极少数的研究，所以未得到统计学上的显著差异。胃优势型中仅有2例存在WOS。具有WOS的肿瘤至少具有肠型表型，这一结果与笔者等[16]之前的报道是一致的。

最后，将胃型或胃优势型单纯超高分化腺癌与病变直径、存在部位相对应的增生性息肉在内镜所见、临床病理学特征方面进行了比较（**表5，表6**）。这是因为在实际临床中，增生性息肉非常多见，因此有必要与胃型单纯超高分化腺癌进行鉴别。但是，以往的报道指出，增生性息肉M-NBI所见的特征[17, 18]为窝间部增大且呈焦褐色，通过这点很容易与胃型或胃优势型单纯超高分化腺癌进行鉴别。另外，在胃型或胃优势型单纯超高分化腺癌中可见不规则MV pattern、不规则MS pattern、VEC pattern，而增生性息肉没有以上改变，这些所见也有助于鉴别诊断。尽管未将增生性息肉纳入本研究，但对极少数诊断困难的病例，也施行过ESD。希望通过收集多个病例进行研究，以明确还残留的边界的问题。

结语

关于胃型超高分化腺癌的临床病理学特征、内镜所见，以M-NBI所见为中心进行了报道。实际情况是，超高分化腺癌即使在活检标本中也很难诊断为癌，如果这次笔者们报告的M-NBI所见有助于实际临床工作，则实乃幸事。

参考文献
[1] 岩下明德，田邉寛．低異型度分化型胃癌の診断．胃と腸 45：1057-1060，2010
[2] 二村聡，江口浩一，青柳邦彦．低異型度分化型胃癌―その病理学的特徴．胃と腸 45：1073-1085，2010
[3] Yao T, Utsunomiya T, Oya M, et al. Extremely well-differentiated adenocarcinoma of the stomach：clinicopathological and immunohistochemical features. World J Gastroenterol 12：2510-2516, 2006
[4] 加藤穣，上堂文也，濱田健太，他．IIb進展部の範囲診

断が問題となった胃型(腺窩上皮優勢型)の低異型度分化型癌の1例．胃と腸 52：1485-1492, 2017

[5] 下田忠和，二村聡，関根茂樹，他．胃癌の病理学的研究の進歩と臨床との接点．胃と腸 38：43-56, 2003

[6] 小田一郎，後藤田卓志，蓮池典明，他．胃型分化型早期胃癌の内視鏡像．胃と腸 38：684-692, 2003

[7] 八尾建史，岩下明徳，中原束，他．胃型の粘膜内高分化型腺癌の1例．胃と腸 34：555-561, 1999

[8] 八尾建史，田邉寛，長浜孝，他．低異型度分化型胃癌(超高分化腺癌)の拡大内視鏡診断．胃と腸 45：1159-1171, 2010

[9] 田邉寛，岩下明徳，池田圭祐，他．胃底腺型胃癌の病理組織学的特徴．胃と腸 50：1469-1479, 2015

[10] Shiroshita H, Watanabe H, Ajioka Y, et al. Re-evaluation of mucin phenotypes of gastric minute well-differentiated adenocarcinomas using a series of HGM, MUC5AC, MUC6, M-GGMC, MUC2 and CD10 stains. Pathol Int 543：311-321, 2004

[11] Yao K, Anagnostopoulos GK, Ragunath K. Magnifying endoscopy for diagnosing and delineating early gastric cancer. Endoscopy 41：462-467, 2009

[12] Kanemitsu T, Yao K, Nagahama T, et al. The vessels within epithelial circle (VEC) pattern as visualized by magnifying endoscopy with narrow-band imaging (ME-NBI) is useful marker for the diagnosis of papillary adenocarcinoma: a case-controlled study. Gastric Cancer 17：469-477, 2014

[13] Uedo N, Ishihara R, Ishi H, et al. A new method of diagnosing gastric intestinal metaplasia: narrow-band imaging with magnifying endoscopy. Endoscopy 38：819-824, 2006

[14] 金光高雄，八尾建史，長浜孝，他．腫瘍性疾患：低異型度高分化腺癌(純粋超高分化腺癌)．胃と腸 50：739-744, 2015

[15] 西倉健，味岡洋一，渡邊玄，他．低異型度分化型胃癌の病理学的特徴―肉眼像を含めて．胃と腸 45：1061-1072, 2010

[16] Yao K, Iwashita A, Nambu M, et al. Nature of white opaque substance in the gastric epithelial neoplasia as visualized by magnifying endoscopy with narrow-band imaging. Dig Endosc 24：419-425, 2012

[17] 八尾建史．過形成性ポリープ．武藤学，八尾建史，佐野寧(編)．NBI内視鏡アトラス，南江堂，pp130-131, 2011

[18] 大草敏史，堀内洋志，荒川廣志，他．胃ポリープの自然史と malignant potential 腺窩上皮型過形成性ポリープ．胃と腸 47：1216-1226, 2012

Summary

Magnifying Endoscopic Diagnosis of Extremely Well-differentiated Pure Adenocarcinoma of the Gastric Type

TTakao Kanemitsu[1], Kenshi Yao[2],
Haruhiko Takahashi[1], Takashi Nagahama[2],
Kenta Chuman, Toshiki Kojima[1],
Shoko Fujiwara[2], Masaki Miyaoka,
Toshiharu Ueki[1], Rino Yamaoka[2, 3],
Gou Ikezono, Ken Kinjyo[1, 3],
Atsuko Ota[3], Hiroshi Tanabe,

Purpose: The following investigations were conducted to identify the characteristics of extremely well-differentiated adenocarcinomas of the gastric or gastric predominant type using M-NBI (magnifying endoscopy with narrow-band imaging).

Methods: Of the early gastric cancer cases diagnosed at Fukuoka University Chikushi Hospital from January 2006 to July 2017 and treated using surgical resection or ESD, 12 were extremely well-differentiated pure adenocarcinomas of the gastric or gastric predominant-type, whose characteristic findings on M-NBI were then investigated. In addition, M-NBI findings were compared between extremely well-differentiated pure adenocarcinomas of the gastric or gastric predominant type and hyperplastic polyps of the foveolar type.

Results: The M-NBI findings exhibited the following characteristics: 1) MCE (the marginal crypt epithelium) in the lesions was wider than the surrounding mucosa (100%); 2) more cases were positive for VEC (vessels within the epithelial circle) pattern (58%); and 3) an irregular MV (microvascular) pattern was present (100%). Based on the M-NBI findings, significantly higher frequencies of irregular MV, irregular MS, and VEC patterns were observed in the extremely well-differentiated adenocarcinoma group than in the hyperplastic polyp group ($p < 0.01$). Additionally, the hyperplastic polyp group exhibited higher frequencies of dilation and brown-black color changes in the intervening parts than those in the extremely well-differentiated adenocarcinoma group ($p < 0.01$).

Conclusion: The M-NBI findings of the irregular MV pattern were considered to be most important for the correct diagnosis of the gastric-type, extremely well-differentiated adenocarcinoma.

[1] Department of Gastroenterology, Fukuoka University Chikushi Hospital, Chikushino, Japan
[2] Department of Endoscopy, Fukuoka University Chikushi Hospital, Chikushino, Japan
[3] Department of Pathology, Fukuoka University Chikushi Hospital, Chikushino, Japan

主题　胃型低异型度分化型胃癌

胃型低异型度分化型胃癌的恶性度

海崎 泰治[1]
青柳 裕之[2]
波佐谷 兼庆
宫永 太门[3]
奥田 俊之
道传 研司
服部 昌和
原 季衣[1]
小上 瑛也

张惠晶
（日）东立里伟康　译
（HIDASAIKO）

摘要● 为了明确胃型低异型度分化型胃癌的恶性度，对13例胃型低异型度癌成分浸润到黏膜下层以深的病例（低异型度组）及8例黏膜下层以深局部含有低异型度癌成分的病例（部分低异型度组）进行了临床病理学研究。低异型度组的肿瘤直径较小，大部分病例浸润深度停留在黏膜下层，13例中仅有2例为进展期癌病例。但有4例发生了脉管侵袭，细胞增殖能力与普通胃癌相同。在预后方面，低异型度组中有1例死亡病例，复发形式为腹膜转移。部分低异型度组中有2例腹膜转移、1例肝转移的死亡病例。胃型低异型度分化型癌在低异型度的状态下缺乏浸润倾向，大部分病例预后良好，但可以推测，深部浸润的病例可能与普通的进展期癌具有相同的预后。

■**关键词**　低异型度胃癌　胃型表型　分化型胃癌　恶性度

[1] 福井县立医院病理诊断科　〒910-8526 福井市四ツ井2丁目8-1
E-mail：y-kaizaki-4a@pref.fukui.lg.jp
[2] 同　消化器内科
[3] 同　外科

前言

胃的分化型癌缺乏细胞异型，存在非常明显的向胃隐窝上皮、固有腺、肠上皮化生的分化倾向。这种类型的癌近年来被称为低异型度分化型癌[1]。通过活检很难诊断为癌，通过图像也很难对癌的存在及范围做出诊断，因此这种癌的诊断常成为临床病理学上的难题。这些病变中的大部分以前就以极高／超高分化腺癌（extremely/very well differentiated adenocarcinoma）为名称被报道过[2,3]，其中由类似于胃隐窝上皮且缺乏异型性的上皮细胞所构成的胃型表型的病变非常少见，没有掌握其临床病理学特征。

胃的低异型度分化型癌的自然病程发育进展较慢，仅由低异型度癌的成分构成时缺乏向黏膜下层以深的浸润倾向[4]，可以预测胃型低异型度分化型胃癌的恶性度低，预后良好。但也有极少数肿瘤在保持低异型度的同时也发生了深部浸润，其中一部分还发生播种及转移[5,6]。

此次，为了明确胃型低异型度分化型胃癌的恶性度及预后，选取黏膜下层以深发现低异型度癌成分的病例，并对其临床病理学特征及预后进行探讨。

对象和方法

2000—2012年，在本院进行了胃切除术、内镜下黏膜下层剥离术（endoscopic submucosal dissection；ESD）治疗的2181例完整胃癌病例中，选取以分化型癌（pap，tub1，tub2）为主、浸润深度在pT1b（SM）以上的499例病例为研究对象。关于多发癌灶，以发展最重的肿瘤作为研究对象。确认胃癌病灶整体切片的组织图像，选取符合后述所见的低异型度分化型胃癌病例。低异型度分化型癌所见以渡边的定义[7]为基础，将核/浆比（细胞核相对于细胞高度的高度）在50%以下的判定为核贫乏异型性（细胞核呈纺锤形排列在基底侧并保持一定的极性）。将黏膜下层以深的全部病变均由低异型度癌成分所构成的称为低异型度组，将黏膜下层以深伴有低异型度癌成分但至少一部分含有高异型度癌成分的称为部分低异型度组，除此之外的称为高异型度组。然后，对低异型度组以及部分低异型度组，进行MUC5AC、MUC6、CD10、MUC2免疫组化染色，将MUC5AC或MUC6染色阳性、CD10及MUC2染色阴性或阳性在10%以下的病变判定为胃型黏液表型。通过免疫染色结构判定为肠型的或无黏液表型的病例不在研究对象范围之内。

对各个组的临床病理学因素进行了研究。对于低异型度组及部分低异型度组，分析淋巴管侵袭时追加了D2-40染色，分析静脉侵袭时追加了EVG（elastica-van gieson）染色，将肿瘤细胞团占据半周以上脉管壁结构的病变判定为脉管侵袭阳性。为了评估细胞增殖能力，对低异型度组及部分低异型度组进行了ki-67（MIB-1）免疫组化染色。判定方法为计算在黏膜下层以深染色阳性细胞较多的部位（hot spot）的阳性率。

两组间的比较使用Fisher直接概率法或t检验，预后分析采用Logrank检验，判定$P<0.05$为差异有统计学意义。

结果

1. 临床病理学特征

在499例以分化型为主的胃癌病例中，低异型度组13例（2.6%），部分低异型度组8例（1.6%），高异型度组463例（92.7%）（**表1**）。黏膜下层以深具有低异型度癌成分，但经免疫组化染色判定为肠型或无黏液表型的15例（3.0%）病例不在本次研究范围内。

临床病理学为低异型度组的平均年龄为69.1岁，男女比为10：3，病变部位为胃体中部及胃体下部的各5例，与部分低异型度组及高异型度组的特征相同。大体分型和主要组织学分型也没有明显特征，肿瘤直径为30.3mm，比高异型度组略小，但并无显著性差异。浸润深度方面，低异型度组中T1b占大部分（92.3%），仅发现1例T2和1例T4a病例，与部分低异型度组和高异型度组相比，有显著性差异。ki-67根据部位的不同偏差较大，经hot spot测量，低异型度组36%，部分低异型度组34%，无显著性差异。关于脉管侵袭，低异型度组中有3例淋巴管侵袭，2例静脉侵袭（共计4例脉管侵袭阳性），较部分低异型度组、高异型度组的脉管侵袭率无显著差异。关于淋巴结转移，在低异型度组中仅有1例发生转移，淋巴结转移率明显低于部分低异型度组及高异型度组。

2. 预后

手术后的平均观察时间为6.4年。癌特异性的5年生存率方面，低异型度组为91.7%，部分低异型度组为60.0%，高异型度组为78.1%。低异型度组与其他2组虽无显著差异，但有预后良好的趋势（**图1**）。

低异型度组中有1例、部分低异型度组中有3例死亡病例，均是进展期癌病例。复发形式低异型度组为腹膜播种，部分低异型度组中腹膜播种2例，肝转移1例。

病例

[**病例1**]患有浸润至浆膜的胃型低异型度分化型癌，是由于术后播种复发而死亡的病例。

60多岁，男性。48年前因胃溃疡行胃切除（Billroth Ⅱ法重建）术，以反复呕吐为主诉而来院。胃镜检查中，发现吻合部狭窄、残胃癌，施行了残胃吻合部切除术。

切除标本中，在残胃吻合部后壁黏膜面可见边界不明确的3型肿瘤，伴皱襞集中（**图2a**）。切面可见边界不清晰的白色肿瘤扩散到浆膜（**图2b**）。病理组织学上，在黏膜内可见有明亮

■表1 胃型低异型度分化型胃癌病例的临床病理学特征

	低异型度	部分低异型度	P值（vs. 低异型度）	高异型度	P值（vs. 低异型度）
例数	13	8		463	
年龄（岁）	69.1 ± 10.7	66.5 ± 7.7	n.s.	69.1 ± 10.5	n.s.
性别			n.s.		n.s.
男	10 (76.9)	4 (50.0)		358 (77.3)	
女	3 (23.1)	4 (50.0)		105 (22.7)	
病变部位			n.s.		n.s.
U	3 (23.1)	5 (62.5)		131 (28.3)	
M	5 (38.5)	1 (12.5)		140 (30.2)	
L	5 (38.5)	2 (25.0)		192 (41.5)	
大体分型			n.s.		n.s.
隆起（0-Ⅰ，0-Ⅱa）	2 (15.4)	1 (12.5)		92 (19.9)	
平坦（0-Ⅱb）	0 (0)	0 (0)		0 (0)	
凹陷（0-Ⅱc，0-Ⅲ）	9 (69.2)	4 (50.0)		194 (41.9)	
进展期癌	2 (15.4)	3 (37.5)		177 (38.2)	
肿瘤直径（mm）	30.3 ± 23.7	42.0 ± 12.5	n.s.	43.4 ± 25.6	n.s.
主要组织学类型			n.s.		n.s.
pap	3 (23.1)	2 (25.0)		100 (21.6)	
tub1	5 (38.5)	5 (62.5)		184 (39.7)	
tub2	5 (38.5)	1 (12.5)		179 (38.7)	
浸润深度			0.0170		0.0436
pT1b1（SM1）	2 (15.4)	0 (0)		60 (13.0)	
pT1b2（SM2）	9 (69.2)	2 (25.0)		194 (41.9)	
pT2（MP）	1 (7.7)	0 (0)		45 (9.7)	
pT3（SS）	0 (0)	2 (25.0)		79 (17.1)	
pT4（SE，SI）	1 (7.7)	4 (50.0)		85 (18.4)	
ki-67（%）	36 ± 15	34 ± 12	n.s.	N.A.	
淋巴管侵袭			n.s.		n.s.
+	3 (23.1)	1 (12.5)		142 (30.7)	
-	10 (76.9)	7 (87.5)		321 (69.3)	
静脉侵袭			n.s.		n.s.
+	2 (15.4)	5 (62.5)		127 (27.4)	
-	11 (84.6)	3 (37.5)		336 (72.6)	
淋巴结转移			0.0032		0.0375
+	1 (7.7)	6 (75.0)		178 (38.4)	
-	12 (92.3)	2 (25.0)		285 (61.6)	

n.s.：不显著；N.A：不显著

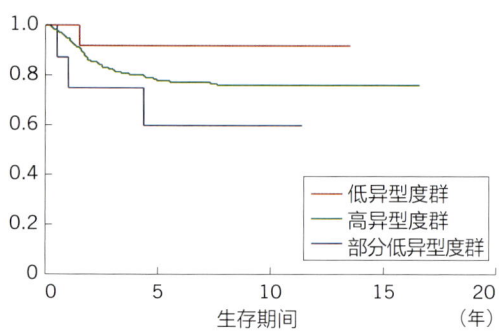

图1 胃型低异型度分化型胃癌病例的生存率曲线（Kaplan-Meier法）

细胞质的类似隐窝上皮且缺乏异型性的高柱状上皮细胞所构成的腺管结构（**图2c**）。即使在黏膜下层以深也发现了与黏膜内病变类似的腺管增生，还发现了由大小不同的管状腺管到囊泡状腺管或复杂的腺结构部分，腺管周围伴有纤维化和炎症（**图2d**）。经免疫组织化学染色，MUC5AC阳性，MUC6阳性。ki-67为50%（**图2e**）。经EVG染色发现轻度静脉侵袭。肿瘤露出于浆膜层。无淋巴结转移。pT4a（SE），N0。术后进行了化学疗法，术后10个月发现上腹部腹腔内播

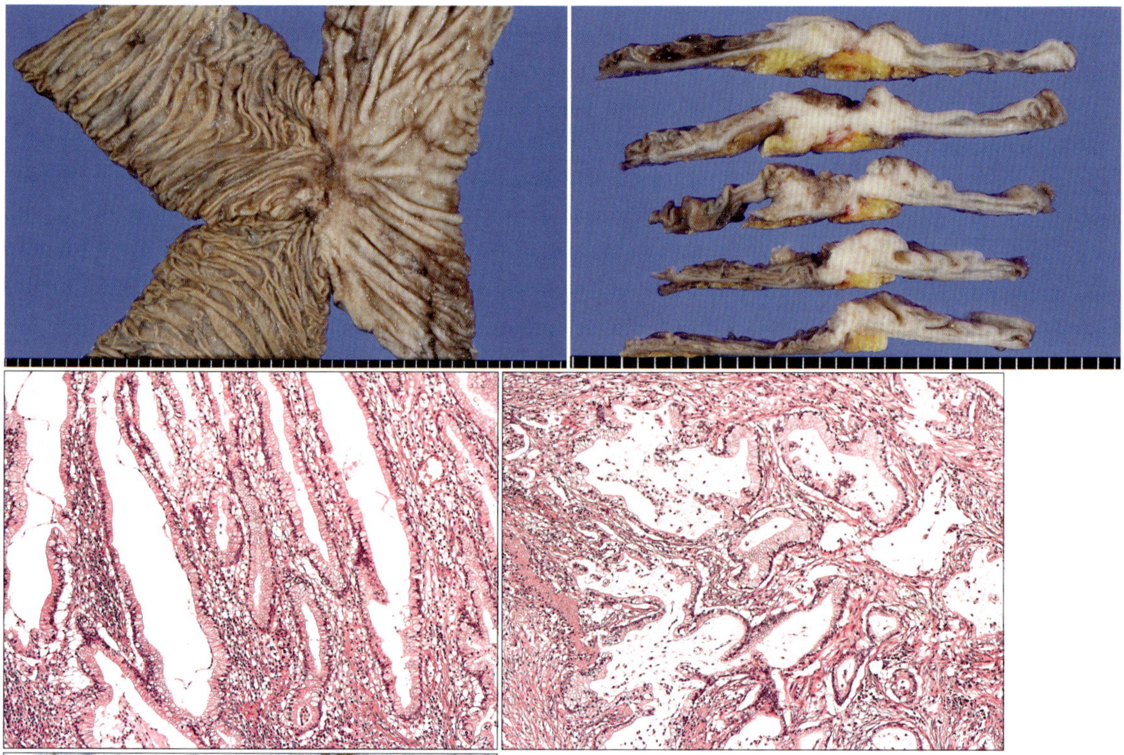

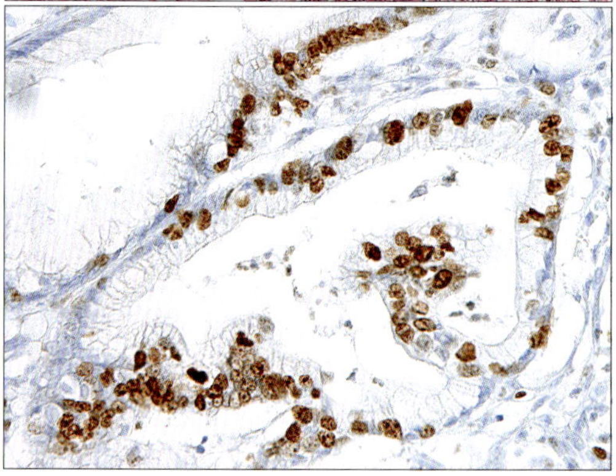

a	b
c	d
e	

图2 [病例1]相关图像

a 于残胃吻合部后壁发现了伴皱襞集中的黏膜面边界不清的3型病变。
b 切面可见边界不清的白色肿瘤扩散到浆膜。
c 黏膜内，可见由具有透明细胞质的类隐窝上皮且缺乏异型性的高柱状上皮细胞构成的腺管结构。
d 黏膜下层以深，可见大小不等的管状腺管到囊泡状腺管或复杂的腺结构部分，腺管周围伴随着纤维化和炎症。
e 肿瘤的ki-67为50%。

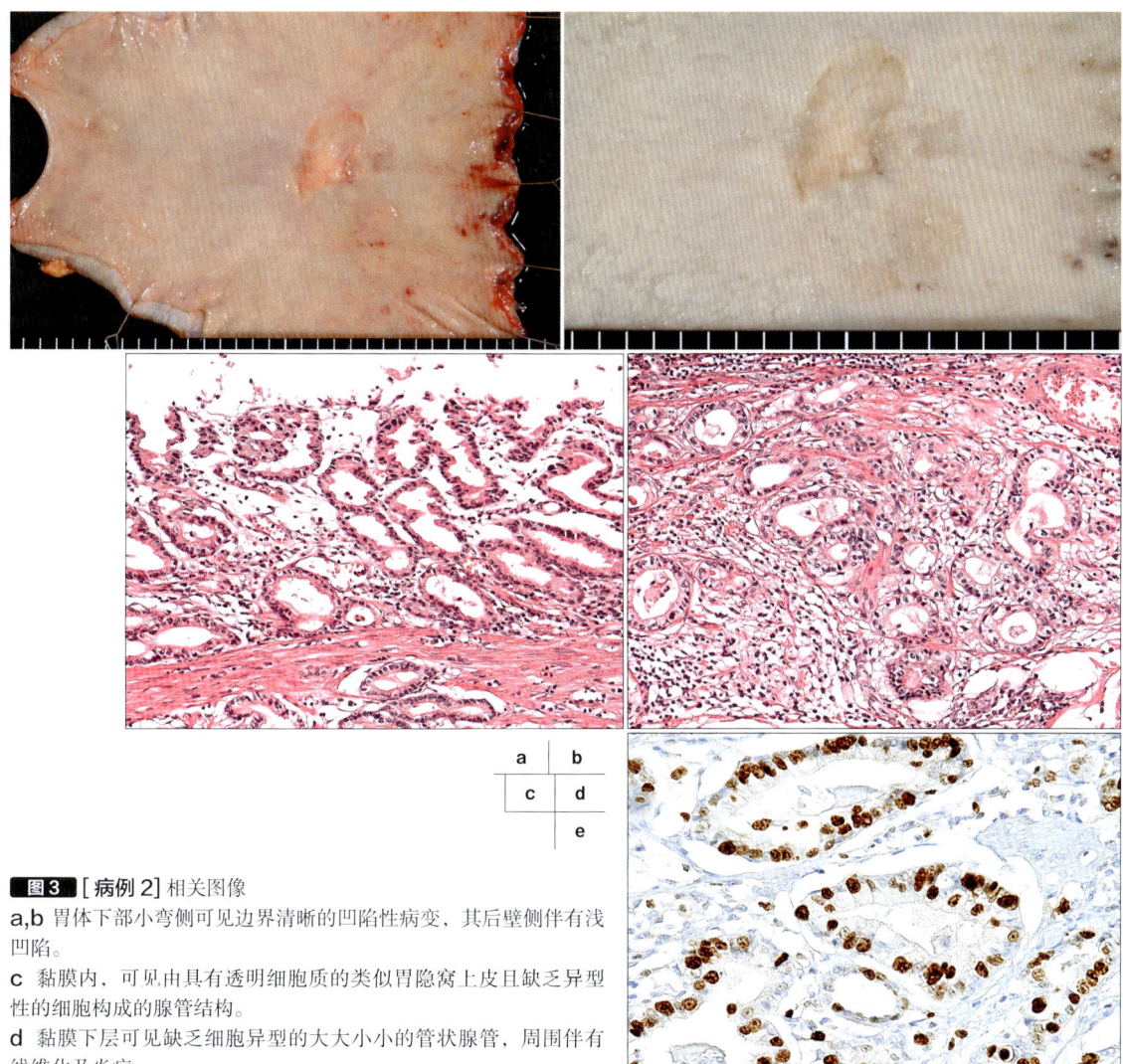

图3 [病例2]相关图像
a,b 胃体下部小弯侧可见边界清晰的凹陷性病变,其后壁侧伴有浅凹陷。
c 黏膜内,可见由具有透明细胞质的类似胃隐窝上皮且缺乏异型性的细胞构成的腺管结构。
d 黏膜下层可见缺乏细胞异型的大大小小的管状腺管,周围伴有纤维化及炎症。
e 肿瘤的ki-67为43%。

种复发,术后18个月死亡。

[病例2] 胃型低异型度癌成分浸润到固有肌层,伴有淋巴结转移的病例。

70多岁,女性。因胆囊炎精查时行内镜筛查,于胃体下部小弯侧发现平坦凹陷性病变,内部发现结节状隆起。活检诊断为低异型度的管状腺癌,施行了幽门侧胃切除术。

在切除标本中,胃体下部小弯侧可见边界明显的凹陷性病变,其后壁侧伴有浅凹陷(图3a)。边界清晰的凹陷性病变内伴黏膜下肿瘤样隆起(图3b)。从病理组织学上看,黏膜内至固有肌层,可见由具有透明细胞质的类似胃隐窝上皮且缺乏异型的细胞构成的腺管结构(图3c、d)。经免疫组织化学染色,MUC5AC阳性,MUC6阳性。肿瘤的ki-67为43%(图3e)。经D2-40染色发现轻度淋巴管侵袭。1个小弯淋巴结(No.3)发现转移。pT2(MP),N1。术后经过11年,无复发,生存中。

讨论

低异型度分化型胃癌在组织学上缺乏细胞异型性，相对保持了腺管结构，是一种与胃隐窝上皮和肠上皮化生难以区别的肿瘤组织。临床上这种病变的特征为即使反复活检也难以诊断为癌。《胃癌处理规约》中将组织学分类根据腺管形成的状态进行了亚分类，这个分类并没有考虑到细胞表型的分化倾向和核异型度。因此，所谓低异型度胃癌相当于没有被纳入《胃癌处理规约》的概念中。

关于胃癌的异型度，渡边[7]试图从恶性度的观点出发对其进行低异型度和高异型度的分类。如此次在对象和方法中所述，低异型度高分化腺癌包含以下特征：核/浆比（细胞核高度相对于细胞高度）为50%以下，核基本为纺锤形，于基底侧排列并保持一定的极性等所见。另一方面，对于保持腺管结构、缺乏细胞异型、难以与非肿瘤性黏膜进行区别的病变，也有习惯性使用极高/超高分化腺癌（extremely/very well differentiated adenocarcinoma）这一名称进行研究的情况[2, 3]。另外，最近也存在低异型度分化型癌这一用语[1]。这个用语只着眼于细胞分化程度的高低和核异型的缺乏而诊断为极低异型度的癌，如按照《胃癌处理规约》的组织学分型，有的病例也可以诊断为中分化型管状腺癌。例如，被称为牵手型（爬行型）的癌即相当于此。如此这般，存在多个关于低异型度胃癌的用语，这次统称为低异型度分化型癌，在日常诊断时可以用于诊断缺乏细胞异型度，组织学诊断特别是活检诊断困难的分化型癌病例。

由于低异型度分化型癌向腺管的分化明显，因此，其特征为显示出与背景的非肿瘤黏膜相类似的组织结构，但胃癌的背景黏膜多种多样，有可能发生类似于胃隐窝上皮和肠上皮化生的情况。这次特别针对具有胃型黏液表型的类似于胃隐窝上皮或幽门腺的分化型癌进行了研究。

这次对胃型低异型度分化型癌病例的恶性度进行了研究，得到了以下结果：低异型度分化型癌成分浸润到黏膜下层以深的胃癌病例非常少，大部分病例即使浸润也仅停留在黏膜下层。但是，对于进展期的病例，从脉管侵袭、细胞增殖能力、转移、预后等方面来看，低异型度分化型癌与普通型胃癌相比，也不能说是恶性程度低的肿瘤。

胃型低异型度分化型胃癌是一种在早期（黏膜内）阶段细胞增殖能力低，黏膜下浸润能力也低的病变[8]，因此可以推断肿瘤的发育速度慢，转移能力低，预后比较良好。但是，由于几乎没有关于其恶性度的研究，在本研究中笔者探讨了确定预后的临床病理学因素。

首先，关于肿瘤的浸润深度，根据本研究的结果，在以分化型为主的胃癌中，即使在黏膜下层以深存在胃型低异型度分化型胃癌成分的病例只有21例（4.2%）。关于胃癌发育进展的研究中，即使是肿瘤直径在5mm以下的微小癌，同时包含低异型度和高异型度的病变在胃隐窝型分化型癌中占18%，显示了低异型度癌向高异型度癌的变化[8]。其他研究指出，早期癌随着肿瘤直径变大，分化型癌逐渐减少，但胃型表型并没有发生变化[9]。在笔者等[4]关于低异型度分化型癌自然史的研究中，在黏液表型不限定于胃型但包含分化型癌成分的肿瘤中，49%的黏膜内癌及5%的黏膜下层癌仅由低异型度癌构成，在固有肌层以深，未发现仅由低异型度癌成分构成的肿瘤。而浸润到黏膜下层以深的胃癌中伴有低异型度癌成分的病变仅占26%。因此，低异型度癌成分浸润到黏膜下层以深是非常罕见的现象，即使浸润到深部，通常也是一部分变化为高异型度或低分化型成分。这是认为其恶性度低的一个原因。

关于低异型度分化型癌的脉管侵袭和转移的研究也非常少。Yao等[2]的研究显示，在5例胃型低异型度分化型癌（T1 2例，T3例）中，淋巴管侵袭2例，静脉侵袭1例，未发现淋巴结转移病例。关于预后也进行了5～66个月的短期随访观察，无1例死亡病例。在Niimi等[3]的研究中，2例胃型低异型度分化型进展期胃癌（T3，T4）中有1例（T3）死亡。在其他病例报告中，也有发生腹膜播种及肺转移[5]、淋巴结转移[6]的病例。本研究结果显示，13例低异型度组中有3例淋巴管侵袭，2例静脉侵袭，1例淋巴结转移，1例因腹膜播种而死亡。由于本研究的病例数较少，包含本研究在内，在目前为止的报告中，胃型低异型度分化型癌一旦发展为进展期癌，引起脉管侵袭或转移、播种而导致预后不良的病例也并不少见。

作为恶性程度的指标，除了临床病理学上指标外，也常通过ki-67来评估肿瘤细胞的增殖能力。目前为止，通过meta分析证明ki-67阳性率高的胃癌一般预后不佳[10, 11]。虽然关于低异型度分化型癌中细胞增殖能力的研究仍少见报道，但有病例报告[6]报道肿瘤的ki-67为21%，也有的报告[3]结果显示低异型度分化型癌的ki-67比周围正常黏膜低。在笔者等的研究中，由于没有与高异型度组进行比较，所以不能进行单纯的对比，但无论是低异型度组还是部分低异型度组，细胞增殖能力都不是特别低。在各个病例中，肿瘤内的细胞增殖能力偏差较大，关于ki-67阳性的hot spot位置也未发现任何变化倾向。

根据本研究结果，可以说在胃型低异型度分化型胃癌病例的临床处理中，有必要考虑肿瘤的发育进展和临床病理学特征及其恶性度。临床上，胃型低异型度分化型胃癌与周围黏膜很难用肉眼进行区分[12, 13]，病理学上无论是结构异型还是细胞异型都很弱，所以活检诊断也很困难。但是，由于胃型低异型度分化型胃癌在黏膜内癌期间缺乏浸润倾向，发育速度也较缓慢，因此停留在黏膜内时间较长，也缺乏大小的变化。浸润到黏膜下层以深是在肿瘤直径达到某种程度大小后所造成的。因此，胃型低异型度分化型胃癌在早期阶段不需要紧急的治疗，得到确切的诊断后再治疗是没有问题的。而对于浸润到黏膜下层以深的病例，由于会变为高异型度癌和未分化型癌，虽然很少见，但也有在低异型度的情况下逐步发展的病例，这些病例的恶性度不亚于普通胃癌。在临床上，达到这个时点的病例可通过内镜所见等进行确认的诊断，从而进行切实的治疗。

结语

在评价胃型低异型度分化型胃癌的恶性度时，虽然预后良好，但深部浸润的病例中也存在淋巴结转移和死亡的病例。低异型度分化型癌之所以给人留下预后良好的印象，是因为在低异型度的状态下很少有深部浸润的病例，可以认为，如果低异型度分化型癌引起深部浸润，那么其有可能转变为低分化或高异型度病变。

参考文献

[1] 九嶋亮治，松原亜季子，谷口浩和，他．低異型度分化型胃癌の病理学の特徴—腺腫との鑑別を含めて．胃と腸 45：1086-1096，2010

[2] Yao T, Utsunomiya T, Oya M, et al. Extremely well-differentiated adenocarcinoma of the stomach: Clinicopathological and immunohistochemical features. World J Gastroenterol 12: 2510-2516, 2006

[3] Niimi C, Goto H, Ohmiya N, et al. Usefulness of p53 and Ki-67 immunohistochemical analysis for preoperative diagnosis of extremely well-differentiated gastric adenocarcinoma. Am J Clin Pathol 118: 683-692, 2002

[4] 海崎泰治，細川治，宮永太門，他．低異型度分化型胃癌の自然史．胃と腸 45：1182-1191，2010

[5] Lee WA. Gastric extremely well differentiated adenocarcinoma of gastric phenotype: as a gastric counterpart of adenoma malignum of the uterine cervix. World J Surg Oncol 3: 28-33, 2005

[6] Nokubi M, Kawanowa K, Kawata H, et al. Extremely well-differentiated adenocarcinoma of the gastric cardia: A unique case with columnar cells and laminated stones. Pathol Int 54: 854-860, 2004

[7] 渡辺英伸．胃癌・大腸癌の悪性度診断とは．病理と臨 23：932-943，2005

[8] 渡辺英伸，加藤法導，渕上忠彦，他．微小胃癌からみた胃癌の発育経過．胃と腸 27：59-67，1992

[9] Saito A, Shimoda T, Nakanishi Y, et al. Histologic heterogeneity and mucin phenotypic expression in early gastric cancer. Pathol Int 51: 165-171, 2001

[10] Liu G, Xiong D, Zeng J, et al. Clinicopathological and prognostic significance of Ki-67 immunohistochemical expression in gastric cancer: a systematic review and meta-analysis. Onco Targets Ther 10: 4321-4328, 2017

[11] Luo G, Hu Y, Zhang Z, et al. Clinicopathologic significance and prognostic value of Ki-67 expression in patients with gastric cancer: a meta-analysis. Oncotarget 8: 50273-50283, 2017

[12] 西倉健，味岡洋一，渡邉玄，他．低異型度分化型胃癌の病理学的特徴—肉眼像を含めて．胃と腸 45：1061-1072，2010

[13] 入口陽介, 小田丈二, 水谷勝, 他. 低異型度分化型胃癌のX線像の検討. 胃と腸 45：1097-1113, 2010

Summary

Biological Behavior of Gastric Low-grade Carcinoma with Gastric Mucin Phenotype

Yasuharu Kaizaki[1], Hiroyuki Aoyagi[2],
Kenkei Hasatani, Tamon Miyanaga[3],
Toshiyuki Okuda, Kenji Dohden,
Masakazu Hattori, Toshie Hara[1],
Akiya Kogami

To clarify the biological behavior of gastric low-grade carcinoma with gastric mucin phenotype, 13 cases with low-grade components infiltrated beyond the mucosa (low-grade group) and 8 cases with both low- and high-grade components infiltrated beyond the mucosa (partial low-grade group) were clinicopathologically examined. In the low-grade group, tumor size was small and tumor depth remained in the submucosal layer in most cases, and only 2 of the 13 cases were advanced carcinoma. However, lymphovascular invasion was observed in four cases, and cell proliferation ability was almost the same as that of an ordinary gastric carcinoma. With respect to prognosis, one patient with peritoneal dissemination in the low-grade group died. In the partial low-grade group, two patients with peritoneal dissemination and one with liver metastasis died. Gastric low-grade carcinoma with gastric mucin phenotype has poor infiltration tendency, and the prognosis in most cases is good. Therefore, we concluded that prognosis in cases with deep invasion is equivalent to that in ordinary advanced carcinoma.

---

[1]Department of Pathology, Fukui Prefectural Hospital, Fukui, Japan
[2]Department of Gastroenterology, Fukui Prefectural Hospital, Fukui, Japan
[3]Department of Surgery, Fukui Prefectural Hospital, Fukui, Japan

主题研究

胃型低异型度分化型胃癌

通过放大内镜观察能否预测病变表型？

小林 正明[1]
桥本 哲[2]
水野 研一
竹内 学[3]
佐藤 明人[4]
安住 里映[1]
青柳 智也
栗田 聪
盐路 和彦
佐佐木 俊哉
成泽 林太郎
横山 纯二[2]
寺井 崇二

张惠晶
（日）东立里伟康 译
（HIDASAIKO）

摘要● 对于确认 H. pylori 感染状态的 265 例早期胃癌病例共 300 处病变，行 NBI 放大内镜观察，探讨将乳头、颗粒状结构的 A type 作为胃型表型，腺管开口结构的 B type 作为肠型表型，白色不透明物质（white opaque substance；WOS）作为 MUC2，LBC 作为 CD10 的诊断指标时的敏感度、特异度及正确诊断率。结果显示，A–B 分类与黏液表型有明显的相关性，但 A type 与 B type 在诊断能力方面，其敏感度及正确诊断率均较低，与 H. pylori 阳性病例相比，在 H. pylori 除菌后胃癌中的诊断能力更低。WOS 和 LBC 分别对 MUC2 和 CD10 有较高的特异度，但敏感度较低，WOS 的敏感度在高异型程度癌和 H.pylori 除菌后胃癌中更低。胃癌具有多样性特征，所以即使黏液表型和 NBI 放大图像之间存在相关性，也有必要理解并运用内镜在预测黏液表型时存在的局限性。

关键词 早期胃癌　黏液性质　图像增强内镜　放大观察　H. pylori

[1] 新潟县立医疗中心新潟医院内科　〒951-8566 新潟市中央区川岸町 2 丁目 15-3
　　E-mail：masakoba19@niigata-cc.jp
[2] 新潟大学医齿学综合研究院消化器内科领域
[3] 长冈红十字医院消化器内科
[4] 长冈中央综合医院消化器内科

前言

胃癌除了组织分化程度和异型程度之外，根据黏液表型的不同，其组织结构也有所不同。当胃型的癌由类似于隐窝上皮的组织构成时，有时会混杂类似胃固有腺（胃底腺、幽门腺）的组织[1]。前者与胃固有隐窝上皮类似，可见向腔内突出的乳头状腺管增生，后者也与非癌黏膜一样形成分层结构，表层上皮多伴有隐窝上皮型的癌腺管。而肠型的癌由类似于肠上皮化生腺管、从黏膜深层直至表层的比较直的腺管所构成，在最表层形成与大肠腺瘤类似的腺管开口结构。

像这样，在胃型胃癌和肠型胃癌之间，由于在最表层部分存在组织结构差异，所以通过内镜下 NBI（narrow band imaging）放大观察可以对两者进行有效的鉴别。笔者等[1, 2]根据表面微结构和微血管像将胃癌分为两型：A type（**图1**）为乳头、颗粒状结构内可见环状血管，B type（**图2**）[3]为类圆形、管状的腺管开口结构和包绕其的网状血管。有报道指出，A type 与胃型或胃肠混合型相关，B type 与肠型相关，随后也有同样研究成果的报道[4, 5]。关于通过 NBI 放大观察诊断黏液表型，

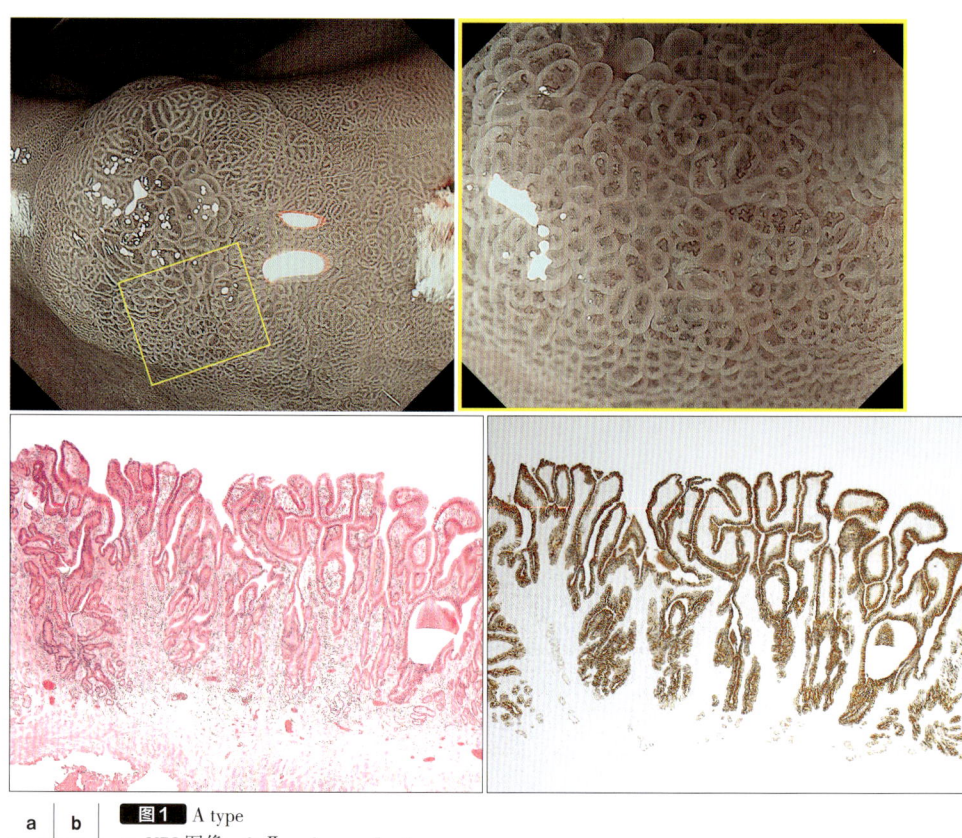

a	b
c	d

图1 A type
a NBI 图像。0-Ⅱa, 8 mm, L, Less。
b a 的黄框部放大图像。乳头、颗粒状结构内可见环状血管（A type）。
c 腺癌（tub1, 级别低异型），pT1a (M)。
d MUC5AC 阳性，完全胃型。

还积累了很多其他的见解，WOS 反映了表层上皮的脂质吸收能力[6]，LBC（light blue crest）为直接捕捉刷状缘的所见[7]，以这些为指标，不仅是非癌黏膜，在胃癌中也可以判定有无肠型表型[8]。

对于此次的"通过放大内镜观察能否预测表型"这一主题，为了正确回答包括预测率在内的"可以预测"，需要考虑两个因素。第一为组织分化程度和异型程度的影响。在各个隐窝上皮和肠上皮化生呈现为相似的组织结构也就是高分化、低异型程度的情况下，A type 和 B type 的 NBI 放大所见与黏液表型的相关性提高。WOS 和 LBC 也是反映癌细胞分化功能的所见，有报道指出 WOS 在腺管腺瘤中呈均一表达，这一点可用来与癌进行鉴别[9]。因此，在高异型程度癌或中至低分化型癌中，NBI 放大观察有可能对黏液表型的预测率降低。第二为 H. pylori 感染状态的影响。近年来，在急剧增加的 H. pylori 除菌后胃癌中，表层部分被覆 / 混杂非肿瘤性上皮[10]，这些有可能被反映在 NBI 放大所见中。另外，有报道指出，除菌治疗后黏液表型本身也可能从肠型转换为胃型[11]，因此可以设想，在癌的发生和发育过程中，黏液表型与组织结构之间可能会产生偏差。

笔者们反复研究了早期胃癌的 NBI 放大所见[2, 10-13]，本文从这些研究病例中选取了确认黏液表型和 H. pylori 感染状态的病例，并探讨了基于放大内镜观察的表型诊断能力，在此进行报告。

对象和方法

1. 研究对象

2007—2014 年，在新潟大学医齿学综合医院

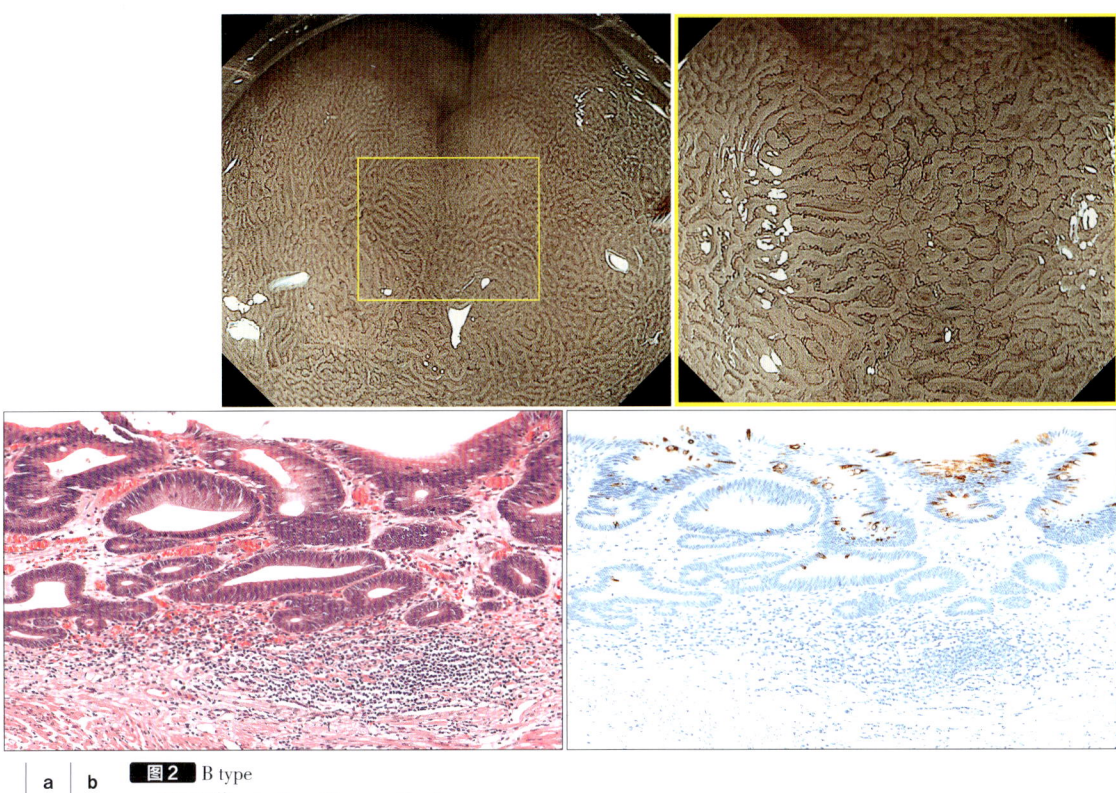

a	b
c	d

图2 B type
a NBI 图像。0-Ⅱa，18 mm，U，Less。
b a 的黄框部放大图像。类圆形、管状的腺管开口结构和网状血管（B type）。
c adenocarcinoma（tub1，low grade atypia），pT1a（M）。
d MUC2 阳性，完全肠型。
〔b：转载自 Kobayashi M，et al.Assessment of gastric phenotypes using magnifying narrow-band imaging for differentiation of gastric carcinomas from adenomas. Gastroenterol Res Pract 2014；274301. doi：10.1155/2014/274301〕

进行 NBI 放大内镜观察后，行 ESD（endoscopic submucosal dissection）切除的早期胃癌病例中，以经免疫组织化学染色分析了黏液表型并确认了 *H. pylori* 感染状态的 265 例病例 300 处病变为研究对象，其详细情况如**表1**所示。另外，*Hp* 培养、血清抗体、尿素呼气试验、便中抗原中任何 1 项检查为阳性即判定 *H. pylori* 阳性，2 个以上检查为阴性即判定为 *H. pylori* 阴性。采用尿素呼气试验或便中抗原来判定除菌是否成功。

2. 内镜图像的拍摄与评价方法

内镜检查中，由 5 名内镜医生在 ESD 之前继普通观察、色素观察之后，行 NBI 放大观察。对病变整体行中倍放大观察后，在重要部位进行高倍放大观察及摄影，作为与病理组织学图像进行对比的特征，原则上采用 2 点标记法[2]。

由 1～3 名内镜医生对 NBI 放大观察图像进行回顾评价。根据表面微结构和微血管像，如前所述分为 A type 和 B type，两者混合或并存时判定为 AB type[2]。另外，由于表面微结构不明确而难以分为 A type 或 B type 时，如发现与结构相独立的微血管像时，判定为 C type。另外，根据既往报道[6-8]，判断有无 WOS 和 LBC 时，如能确定其为病变的一部分，则不管观察结果的强弱如何，都判为阳性。

3. 黏液表型的评价方法

使用胃型标记（MUC5AC，MUC6）以及肠型标记（MUC2，CD10），对与 2 点标记法相对应的代表切片或中心切片进行免疫染色[2]。半定

表1 对象病变的临床病理学所见（*n*=300）

年龄中位数（范围）	71（38～94）岁
性别（男性：女性）	201：64
内镜表现	
大体分型	
0-Ⅱa，Ⅰ	124（41.3%）
0-Ⅱc，Ⅱb，Ⅱa+Ⅱc	176（58.7%）
所在	
U，M	160（53.3%）
L	140（46.7%）
病理学事项	
肿瘤直径中位数（范围）	14（2～87）mm
组织学分型（优势像）	
tub1，pap	259（86.3%）
tub2	34（11.3%）
por，sig	7（2.3%）
组织异型程度（优势像）	
低级别	201（67.0%）
高级别	99（33.0%）
深度	
M	275（91.7%）
SM	25（8.3%）
H. pylori 感染状态	
阳性	116（38.7%）
阴性	73（24.3%）
除菌后	111（37.0%）

量地测定各标记阳性细胞数相对于全部肿瘤细胞的比例，大于5%时判定各表型标记为阳性。分为完全胃型、胃肠混合型和完全肠型，将胃肠混合型又进一步分为胃型优势、胃肠等同和肠型优势。

4. 研究项目

（1）A-B分类与黏液表型的相关性。

（2）将A type作为胃型表型（包括胃型优势胃肠混合型）、将B type作为肠型表型（包括肠型优势胃肠混合型）的诊断指标时，对全部病变按组织分化程度、异型程度及 *H. pylori* 感染状态分别探讨其敏感度、特异度及正确诊断率。

（3）WOS和LBC与黏液表型的相关性。将WOS和LBC分别作为MUC2和CD10的诊断指标时，对全部病变按组织分化程度、异型程度及 *H. pylori* 感染状态分别探讨其敏感度、特异度及正确诊断率。

结果

1. A-B分类与黏液表型的相关性

图3a显示了A type（93病变）、AB type（103

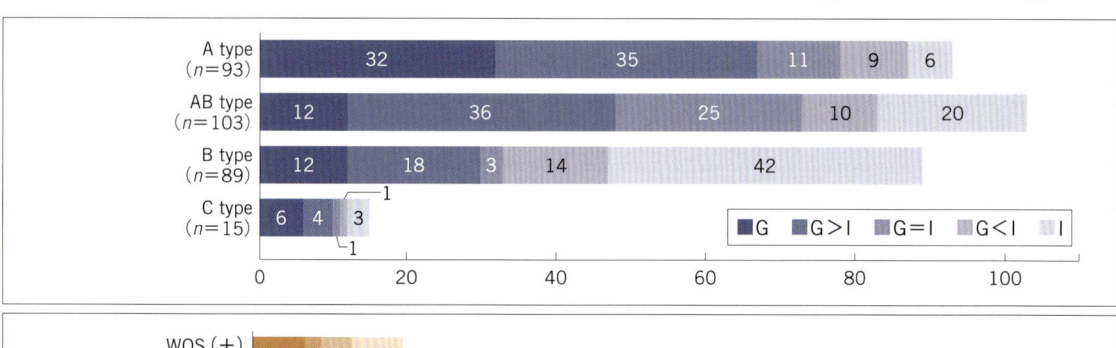

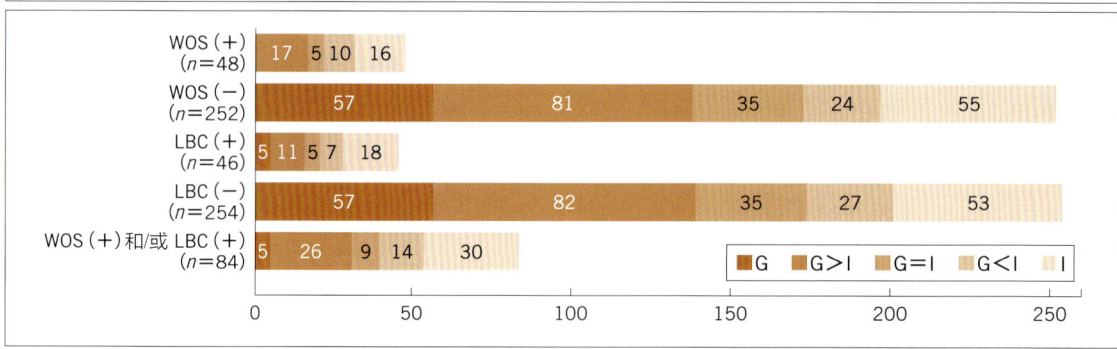

图3 结果
a NBI放大内镜观察的A-B分类和黏液表型的分布。
b NBI放大内镜观察的WOS、LBC及黏液表型的分布。
G：完全胃型；G＞I：胃型优势胃肠混合型；G=I：胃肠等同胃肠混合型；G＜I：肠型优势胃肠混合型；I：完全肠型。

表2 通过NBI放大内镜观察预测黏液表型（A-B分类）

	A type/胃型			B type/肠型		
	敏感度	特异度	正确诊断率	敏感度	特异度	正确诊断率
全体 ($n=300$)	43.2% (38.3~47.5)	82.1% (76.8~86.7)	65.3% (60.2~69.8)	53.3% (46.3~59.8)	83.1% (79.3~86.6)	72.7% (67.7~77.2)
tub1（low） ($n=201$)	44.4% (37.5~56.5)	82.9% (77.3~87.8)	65.7% (59.5~71.1)	51.9% (44.2~58.5)	85.2% (80.2~89.5)	72.1% (66.1~77.4)
tub1（high），tub2，por ($n=99$)	41.5% (34.8~46.5)	79.4% (66.5~89.0)	54.5% (45.7~61.1)	57.9% (41.9~91.6)	79.5% (73.8~84.4)	73.7% (65.5~81.0)
H. pylori 阳性 ($n=116$)	50.0% (41.2~56.8)	85.5% (77.8~91.4)	69.0%* (60.8~75.3)	60.0% (50.6~65.9)	93.0%**,† (87.0~96.7)	80.2%†† (72.9~84.8)
H. pylori 阴性 ($n=73$)	50.0% (38.7~59.8)	73.0% (62.0~82.6)	61.6% (50.5~71.4)	52.0% (37.7~63.1)	87.5%** (80.1~93.3)	75.3% (65.6~82.9)
H. pylori 除菌后 ($n=111$)	33.8% (27.0~38.9)	84.8% (75.1~91.9)	55.0%* (46.9~60.9)	45.7% (32.8~58.5)	71.1%† (65.1~76.9)	63.1%†† (54.9~71.1)

（　）：95%置信度；*：$P<0.05$；**：$P<0.001$；†：$P<0.05$；††：$P<0.005$（χ^2检验）

病变）、B type（89病变）、C type（15病变）中黏液表型的分布情况。A-B分类与黏液表型有明显的相关性（$P<0.001$，χ^2检验）。判定为A type时胃型表型（包括胃型优势胃肠混合型）的阳性命中率为72.0%（67/93）。B type的肠型表型（包括肠型优势胃肠混合型）的阳性命中率为62.9%（56/89）。判定为AB type的病变中胃肠混合型占68.9%（71/103），C type中胃型表型的病变较多。

2. A-B分类的诊断结果

A type和B type分别作为胃型表型（包括胃型优势胃肠混合型）和肠型表型（包括肠型优势胃肠混合型）诊断指标时，对全部病变在不同的组织学分化程度、异型程度及 *H. pylori* 感染状态时的敏感度、特异度及正确诊断率如**表2**所示。在 *H. pylori* 除菌后病例中，A type的正确诊断率为55.0%（61/111），B type的特异度为71.1%（54/76），正确诊断率为63.1%（70/111），与 *H. pylori* 阳性病例相比明显降低。

3. WOS和LBC的诊断结果

图3b中除列出了WOS阳性（48病变）、WOS阴性（252病变）、LBC阳性（46病变）、LBC阴性（254病变）病变之外，还显示了WOS阳性和/或LBC阳性（84病变）病变中黏液表型的分布情况。WOS的肠型表型（包括胃肠混合型）阳性适中率为100%（48/48），LBC为89.1%（41/46），WOS和/或LBC为94.0%（79/84）。WOS和LBC、WOS和/或LBC的完全胃型表型阴性适中率分别为22.6%（57/252）、22.4%（57/254）、24.1%（52/216）。

表3中，将WOS和LBC分别作为MUC2阳性、CD10阳性的诊断指标时的敏感度、特异度及正确诊断率，对全部病变按组织学分化程度、异型程度及 *H. pylori* 感染状态进行分别表示。关于WOS的诊断能力，其对高异型程度癌的敏感度为11.5%（7/61），明显低于低异型程度癌，对 *H. pylori* 除菌后病例的敏感度为10.7%（9/84），正确诊断率为32.4%（36/111），明显低于 *H. pylori* 阳性及阴性病例。

讨论

1. 对黏液表型预测的局限性

本书是作为胃型低异型程度分化型胃癌的特辑而进行策划和编辑的，也对胃型、对肠型表型进行了研究。如其他报告所示，在胃型癌中，尤其是低异型程度分化型腺癌中，对于其很多病变

表3 通过 NBI 放大内镜观察来预测黏液表型（WOS, LBC）

	WOS/MUC2			LBC/CD10		
	敏感度	特异度	正确诊断率	敏感度	特异度	正确诊断率
全体 ($n=300$)	21.2% (19.7～21.2)	100% (95.5～100)	40.7% (38.4～40.7)	21.3% (16.8～25.3)	89.6% (85.9～92.9)	58.7% (54.6～62.3)
tub1（低级别） ($n=201$)	24.8%* (22.9～24.8)	100% (92.2～100)	38.3% (35.1～38.3)	22.5% (17.3～27.1)	86.9% (81.5～91.5)	54.2% (48.9～58.8)
tub1（高级别），tub2，por ($n=99$)	11.5%* (7.6～11.5)	100% (93.8～100)	45.5% (40.7～45.5)	17.6% (9.5～24.3)	93.8% (89.6～973)	67.7% (62.1～72.2)
H. pylori 阳性 ($n=116$)	27.5%** (24.2～27.5)	100% (88.3～100)	43.4% (38.0～43.4)	26.3% (19.2～31.6)	89.8% (82.9～94.9)	58.6% (51.6～63.8)
H. pylori 阴性 ($n=73$)	27.5%† (22.2～27.5)	100% (87.9～100)	49.3%†† (42.0～49.3)	18.8% (10.0～27.5)	85.4% (78.5～92.2)	56.2% (48.5～63.8)
H. pylori 除菌后 ($n=111$)	10.7%**,† (7.7～10.7)	100% (9.7～100)	32.4%†† (27.9～32.4)	17.0% (10.2～22.6)	92.2% (87.2～96.3)	60.4% (54.6～65.1)

（　）：95% 置信度；*：$P<0.05$；**：$P<0.01$；†：$P<0.05$；††：$P<0.05$（χ^2 检验）；WOS：白色不透明物质；LBC：light blue crest

很难做出筛选诊断、范围诊断及深度诊断。因此，如果能通过内镜预测胃型表型的有无，那么将有非常高的诊断价值。本研究中，A type 对胃型性状的诊断能力方面，特异度和适中率较高，但敏感度和正确诊断率较低，因此，如果发现 A type 的 NBI 放大所见，那么胃型表型的可能性很高，所以希望进行更加仔细的内镜观察。图 4、图 5 为局部可见 A type NBI 放大所见的具体病例。在同一部位存在胃型分化型癌，但其邻近组织分化程度降低，呈 IIc 型进展和黏膜全层性浸润。

有报道称，VEC (ves-selswith epithelial circle) pattern 是与 A type 类似的 NBI 放大所见[14]。VEC 是存在于由隐窝边缘上皮所包绕的圆形窝间部上皮下的血管所见，其与乳头状结构相关。正圆形的隐窝边缘上皮对 VEC pattern 的判定是非常必要的，即使仅于病变的局部观察到 VEC，也可判定为阳性。虽然到目前为止，还没有关于 VEC pattern 和黏液表型的研究，但由于呈乳头状结构的病变大多为胃型表型，因此可以将 VEC pattern 作为预测胃型表型的指标。与 A type 的标准相比，由于 VEC pattern 将更加规整的圆形结构判定为阳性，因此，可以预测其对胃型表型的特异度较高，相应的敏感度也会降低。

本研究对黏液表型的判定，以免疫组织学的评价作为"金标准"。但遗憾的是，没有确定的黏液表型判定标准，出现何种程度的阳性细胞才可以判定为染色阳性？所谓的截断值在各研究中也存在差异。另外，虽然也有报道将 CDX2 包含在肠型标志物中，但 CDX2 有时也存在于完全没有 MUC2 和 CD10 表达的完全胃型病变中，如果将这些病变也归在胃肠混合型中，那么胃肠混合型的比例就会变得非常高。

并且在本书中，编辑要求探讨包括胃型优势混合型在内的胃型表型，但在胃肠混合型中的胃型优势以及肠型优势也没有确定的判定标准。本文沿用以前研究中使用的标准（不包括 CDX2，截断值＞5%），按半定量方法求出 4 个表型标记的阳性率，胃肠混合型根据阳性率最高者进行评价。实际上，表型是存在移性行的，多数情况下很难进行严格的划分；如果划分的标准发生了偏移，那么敏感度和特异度都会发生很大的变化。本来胃癌就具有多样性特征，即使表型与组织结构之间存在一定相关性，也不可能完全一致，因此，我们需要理解并运用内镜下预测表型表达的局限性。

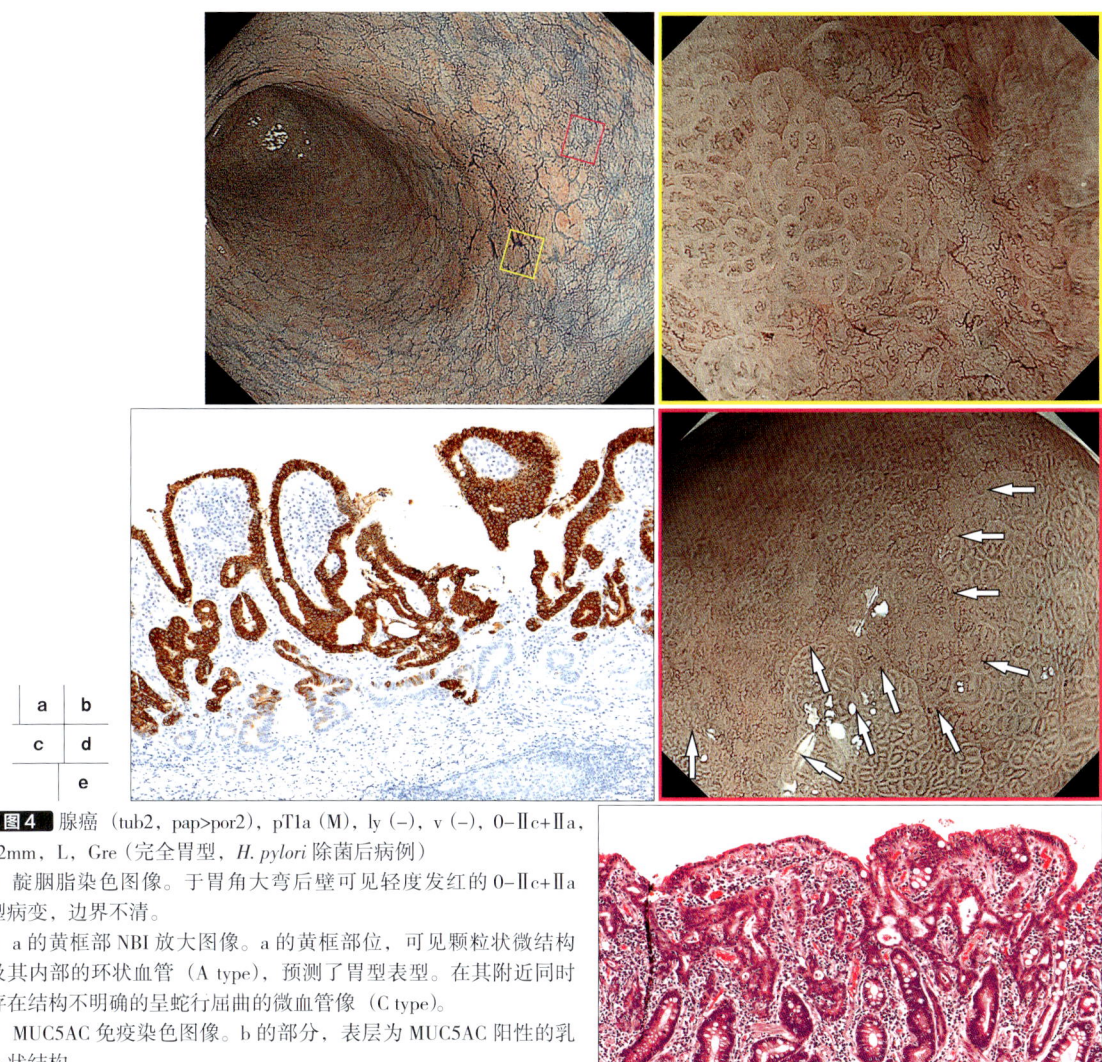

a	b
c	d
	e

图4 腺癌（tub2，pap>por2），pT1a（M），ly（−），v（−），0−Ⅱc+Ⅱa，22mm，L，Gre（完全胃型，H. pylori 除菌后病例）

a 靛胭脂染色图像。于胃角大弯后壁可见轻度发红的 0−Ⅱc+Ⅱa 型病变，边界不清。

b a 的黄框部 NBI 放大图像。a 的黄框部位，可见颗粒状微结构及其内部的环状血管（A type），预测为胃型表型。在其附近同时存在结构不明确的呈蛇行屈曲的微血管像（C type）。

c MUC5AC 免疫染色图像。b 的部分，表层为 MUC5AC 阳性的乳头状结构。

d a 的红框部 NBI 放大图。凹陷部可见不规整的微血管像（C Type），尚混有 LBC 阳性的非肿瘤性上皮。箭头所示为进展范围。

e HE 染色图像。于 d 部分的黏膜中层发现了牵手型浸润的 tub2，最表层覆盖了包含杯状细胞的非肿瘤性肠上皮化生。

2. 影响黏液表型的因素

H. pylori 除菌治疗成功使黏膜内炎症消失后，隐窝边缘上皮（white zone）突出，表面微结构多变得更加清晰。**图1**、**图2** 所示的病变为 H. pylori 除菌后的观察图像，不仅有乳头、颗粒状结构，由于与 white zone 相接，还可以识别出通常情况下很难确认的腺管开口部。

但本研究证实，经 H. pylori 的除菌治疗后 A−B 分类的诊断能力下降。也就是说，在 H. pylori 除菌后胃癌中，最表层的组织结构大多不能反映黏液表型，特别是肠型病变，由于有隆起成分，所以被分类为 AB type（或者 A type），因此导致了 B type 特异度的下降。由于被覆或混有非癌上皮，所以可以看到病变呈混杂颗粒状的结构或者呈小肠绒毛样向内腔侧突出的形态。即使是胃型病变，也可以看到开口结构的病变，这些病变多倾向于 tub1（高级别）和 tub2。对于这些高异型程度癌的诊断能力，全部对象病变

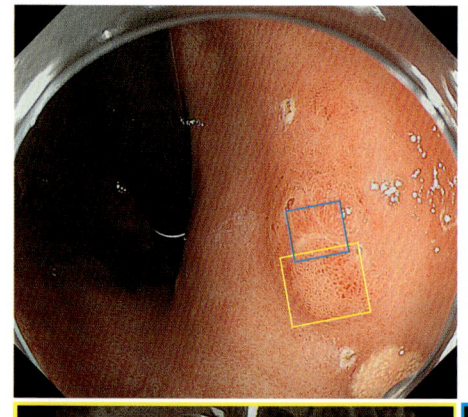

图5 腺癌（pap-tub1，por2-sig），pT1a（M），ly（-），v（-），0-Ⅱa+Ⅱc，12mm，M，Less（完全胃型，*H. pylori* 阳性病例）
a 普通内镜图像。于胃体中部小弯侧发现病变，中央伴有线状凹陷。
b a 的黄框部 NBI 放大图像。可见大小不同的颗粒状结构及内部的环状血管（A type）。
c a 的蓝框部 NBI 放大图像。可见结构消失、呈不规整蛇行屈曲的微血管像（C type）。
d HE 染色图像。b 部分表层乳头状的 tub2，c 部分黏膜全层性的 tub2，por2，sig。
e MUC5AC 免疫染色图像。与分化程度无关的癌腺管呈阳性，为胃型表型。

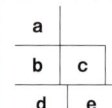

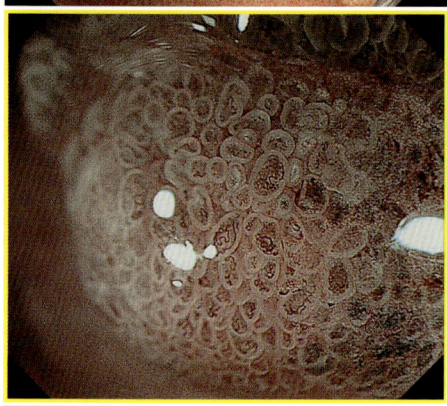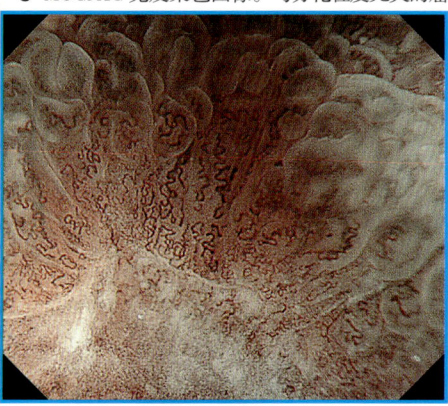

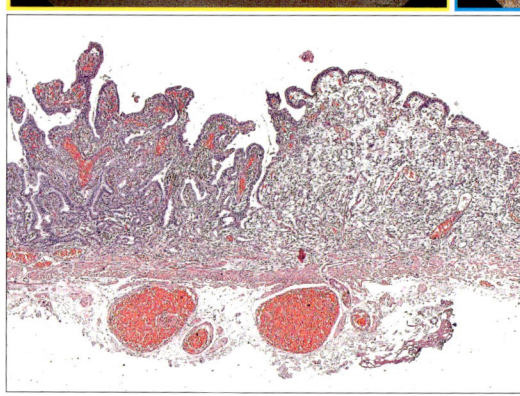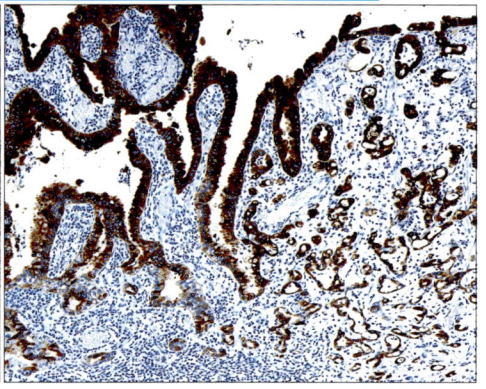

和 *H. pylori* 阳性病变均与低异型程度癌没有差别，因此，也有可能随着 *H. pylori* 除菌治疗肠型表型也逐渐消退，这也将是今后的一项研究课题。

3. WOS 和 LBC 的有用性

WOS 对肠型表型的命中率较高，发现阳性所见时，可以确实地否定完全胃型，但除完全肠型外，也包含相当比例的胃肠混合型。由于 WOS 和 LBC 的发现率较低，因此，对于完全胃型其阴性命中率较低，即使在两者均为阴性时，作为胃型的预测也是不充分的。

由于 WOS 反映脂肪吸收，所以应该与脂肪分化相关蛋白进行比较[8]。本研究发现杯状细胞标志物 MUC2 也具有非常高的特异度（**图6**），但其敏感度仍然很低，受异型程度和 *H. pylori* 除菌的影响后其敏感度更低。因此，根据对象病变的不同，诊断能力也可能发生很大的变化。另外，在某些情况下，可能在疾病过程中消失或出现，关于饮食和使用 PPI（proton pump inhibitor）对 WOS 的影响正在进一步研究中[15, 16]。

在 LBC 中没有发现异型程度和 *H. pylori* 除

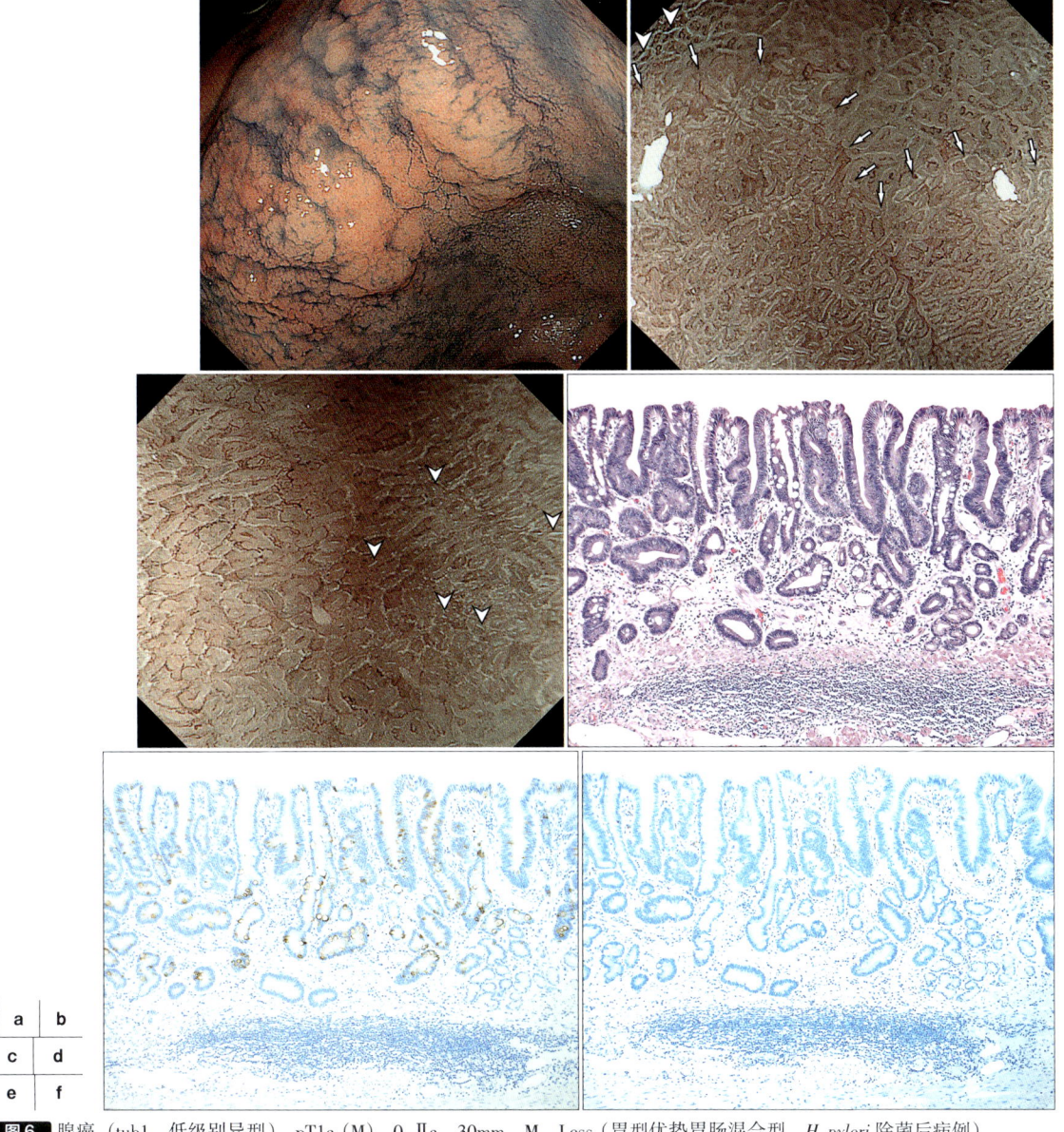

图6 腺癌（tub1，低级别异型），pT1a（M），0-Ⅱa，30mm，M，Less（胃型优势胃肠混合型，*H. pylori* 除菌后病例）
a 靛胭脂染色图像。可见边界不清的平坦隆起性病变。
b NBI 放大图像。隆起边缘部可见管状的腺管开口结构和围绕开口的网格状血管（B type）。箭头处为进展范围。局部可见窝间部的 WOS。
c NBI 放大图像。于血管周围仅见少量 WOS。呈蓝白色的管状至点状的腺管开口部（箭头）与 LBC 很难鉴别，但比非肿瘤性肠上皮化生黏膜的 LBC（b 的箭头）缺乏光亮。
d HE 染色图像。可见 tub1（low grade atypia）的腺管。
e MUC2 免疫染色阳性。
f CD10 免疫染色阴性。

菌的影响。但于非癌黏膜中的 LBC 呈现为蓝白色的光亮，而胃癌病变中，有时呈现为缺乏光亮的白边，容易将其误认为 LBC，因此导致 CD10 的特异度稍低（**图 6**）。tub2 至 por 在黏膜中层横向发展时，由于可以观察到表层覆盖的非肿瘤上皮的 LBC，所以需要注意（**图 4d**）。

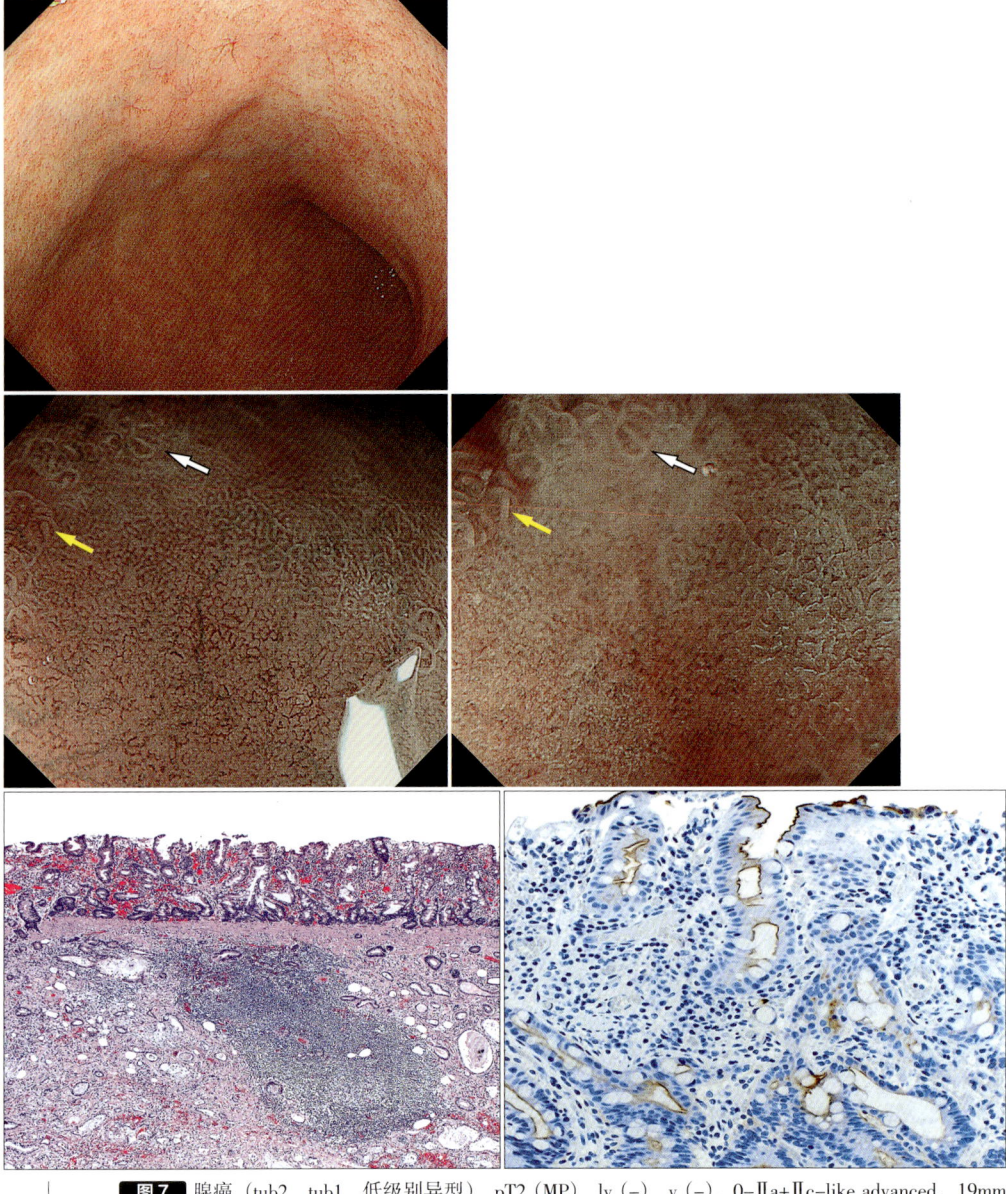

a	
b	c
d	e

图7 腺癌（tub2，tub1，低级别异型），pT2（MP），ly（-），v（-），0-Ⅱa+Ⅱc-like advanced，19mm，M，Ant（完全肠型，*H. pylori* 阳性病例）

a 普通内镜图像。于胃体中部前壁可见类似于黏膜下肿瘤的隆起性病变，肿瘤表面的血管扩张像具有特征性。
b NBI 放大图像。可见细小的网格状血管（B type）。白色、黄色箭头与 c 对应。
c NBI 放大图像。局部可见 LBC。白色、黄色箭头与 b 对应。
d HE 染色图像。黏膜层和黏膜肌层未破坏情况下，于黏膜下层可见 tub2 的浸润。
e CD10 免疫染色阳性。

4. NBI 放大观察的价值

通过 NBI 放大观察进行病变表型预测，其弱点为不论对胃型还是肠型病变，敏感度都比特异度低，即使将 A-B 分类与 WOS 和 LBC 联合起来，也不能提高诊断能力。因此，NBI 放大观察时，与其严格地去判定胃型表型，倒不如直接判断胃

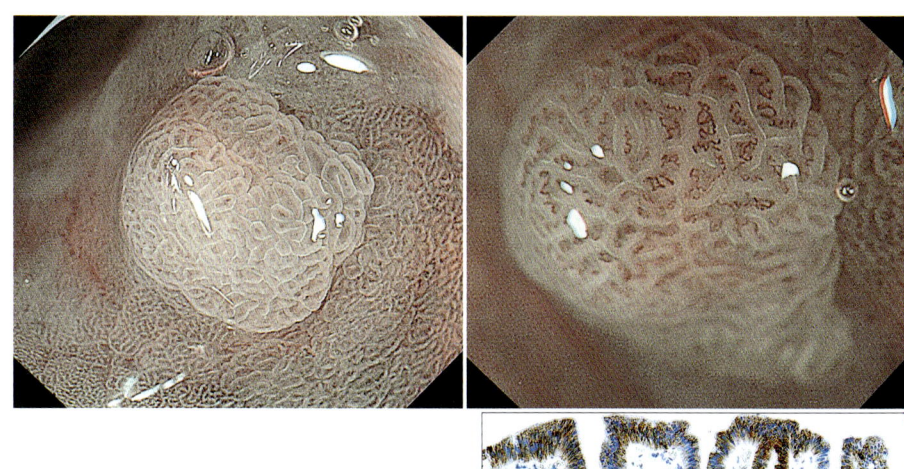

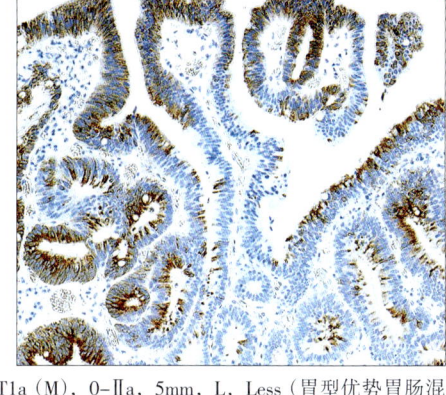

图8 腺癌（tub1，低级别异型），pT1a（M），0-Ⅱa，5mm，L，Less（胃型优势胃肠混合型，*H. pylori* 阳性病例）

a｜b
　c

a NBI 放大图像。表面可见颗粒状结构。术前的活检为 Group3。
b NBI 放大图像。颗粒状结构内可见环状血管（A type），具有胃型表达，判断适宜切除。
c MUC5AC 免疫染色阳性。
〔b,c：转载自 Kobayashi M, et al. Assessment of gastric phenotypes using magnifying narrow-band imaging for differentiation of gastric carcinomas from adenomas. Gastroenterol Res Pract 2014；274301. doi：10.1155/2014/274301〕

型低异型度癌中的边界诊断问题或是否合并低分化型癌来得更容易些。另外，不仅是胃型表型，即使是肠型的低异型度癌，也有难以进行性质诊断和判断黏膜下层是否浸润的病变（**图7**）。对于这样的病变，诊断时不要先从预测表型开始，而是应先从病变的进展、浸润等方面进行读片，然后再对病变表型方面进行读片，确认所预测的表型是否能够很好地符合其易出现的进展、浸润方式，从而可以进一步提高诊断的整体可信度。

同样，作为包括预测病变表型在内的 NBI 放大观察的应用篇，对于肠型腺瘤和低异型度癌的鉴别，WOS 的表现形式是非常有价值的[6]。笔者等[3]认为，NBI 放大观察下适宜用 A-B 分类，如发现 A type 或 AB type 的表面结构，则可以判断为伴有胃型表达的病变，因此，即使通过活检病理诊断为腺瘤时，也有必要考虑切除（**图8**）。

结语

近年来，在放大内镜诊断领域也尝试着人工智能的导入。选择哪个所见？舍弃哪个所见？基于人类经验得到的判断，人工智能也可以掌握的时代到来了吗？利用放大内镜进行的病变表型判断，敏感度和正诊率均较低，对将其作为单独指标的普遍有效性方面，可能还留有疑问，但有时也会给予我们很有价值的提示，有时也会让我们对诊断更加确信。对于所见复杂的胃癌的诊断来说，不要固执于黏液表型，而希望将其作为一个着眼点来灵活运用。

致谢

对在病理学诊断、免疫组织学检索等方面给予我们指导的新潟大学大学院医齿学综合研究科分子·诊断病理学领域渡边玄先生、味冈洋一先生以及济生会新潟第二医院病理诊断科西仓健先生深表谢意。

参考文献

[1] 西仓健，小林正明，八木一芳，他．胃上皮性肿瘤の拡大観察像と病理学的所見．胃と腸 46：825-840，2011

[2] Kobayashi M, Takeuchi M, Ajioka Y, et al. Mucin phenotype and narrow-band imaging with magnifying endoscopy for differentiated-type mucosal gastric cancer. J Gastroenterol 46：1064-1070，2011

[3] Kobayashi M, Hashimoto S, Nishikura K, et al. Assessment of gastric phenotypes using magnifying narrow-band imaging for differentiation of gastric carcinomas from adenomas. Gastroenterol Res Pract 2014：274301. doi：10.1155/2014/274301

[4] Kang HM, Kim GH, Park DY, et al. Magnifying endoscopy of gastric epithelial dysplasia based on the morphologic characteristics. World J Gastroenterol 20：15771-15779，2014

[5] Ok KS, Kim GH, Park do Y, et al. Magnifying endoscopy with narrow band imaging of early gastric cancer：correlation with histopathology and mucin phenotype. Gut Liver 10：532-541，2016

[6] Yao K, Iwashita A, Nambu M, et al. Nature of white opaque substance in gastric epithelial neoplasia as visualized by magnifying endoscopy with narrow-band imaging. Dig Endosc 24：419-425，2012

[7] Uedo N, Ishihara R, Iishi H, et al. A new method of diagnosing gastric intestinal metaplasia：narrow-band imaging with magnifying endoscopy. Endoscopy 38：819-824，2006

[8] Ueo T, Yonemasu H, Yao K, et al. Histologic differentiation and mucin phenotype in white opaque substance-positive gastric neoplasias. Endosc Int Open 3：E597-604，2015

[9] Yao K, Iwashita A, Tanabe H, et al. White opaque substance within superficial elevated gastric neoplasia as visualized by magnification endoscopy with narrow-band imaging：a new optical sign for differentiating between adenoma and carcinoma. Gastrointest Endosc 68：574-580，2008

[10] Saka A, Yagi K, Nimura S. Endoscopic and histological features of gastric cancers after successful *Helicobacter pylori* eradication therapy. Gastric Cancer 19：524-530，2016

[11] 加藤元嗣，小野尚子，森康明，他．*Helicobacter pylori* 除菌後の胃癌の特徴—臨床医の立場から．胃と腸 47：1640-1648：2012

[12] Kobayashi M, Hashimoto S, Nishikura K, et al. Magnifying narrow-band imaging of surface maturation in early differentiated-type gastric cancers after *Helicobacter pylori* eradication. J Gastroenterol 48：1332-1342，2013

[13] Kobayashi M, Hashimoto S, Mizuno K, et al. Therapeutic or spontaneous Helicobacter pylori eradication can obscure magnifying narrow-band imaging of gastric tumors. Endosc Int Open 4：E665-672，2016

[14] Kanemitsu T, Yao K, Nagahama T, et al. The vessels within epithelial circle (VEC) pattern as visualized by magnifying endoscopy with narrow-band imaging (ME-NBI) is a useful marker for the diagnosis of papillary adenocarcinoma：a case-controlled study. Gastric Cancer 17：469-477，2014

[15] Ohtsu K, Yao K, Matsunaga K, et al. Lipid is absorbed in the stomach by epithelial neoplasms (adenomas and early cancers)：a novel functional endoscopy technique. Endosc Int Open 3：E318-322，2015

[16] 上尾哲也，米増博俊，石田哲也，他．*H. pylori* 除菌後腺腫に対するPPI投与による質的診断向上の試み．日消誌 114(Suppl)：A252，2017

Summary

Magnifying Narrow Band Imaging may Predict Mucin Phenotype of Early Gastric Carcinomas

Masaaki Kobayashi[1], Satoru Hashimoto[2],
Ken-ichi Mizuno, Manabu Takeuchi[3],
Akito Sato[4], Rie Azumi[1],
Tomoya Aoyagi, So Kurita,
Kazuhiko Shioji, Shunya Sasaki,
Rintaro Narisawa, Junji Yokoyama[2],
Shuji Terai

We evaluated 300 samples of early gastric carcinomas detected in 265 patients with confirmed *Helicobacter pylori* status. NBI-ME (Narrow-band imaging with magnifying endoscopy) findings for early gastric carcinomas were classified into two types based on surface microstructure：papillae and pits. The mucin phenotype and NBI-ME results were significantly correlated ($p < 0.001$). WOS (white opaque substance) and LBC (light blue crest) revealed a high specificity for immunohistologically positive MUC2 and CD10, respectively. However, when we predict mucin phenotype using NBI-ME, the sensitivity and accuracy of the two types of microstructure, WOS, and LBC were not satisfied, especially after *H. pylori* eradication. We should recognize the limitations of NBI-ME findings in accurately estimating mucin phenotype.

---

[1] Division of Internal Medicine, Niigata Cancer Center Hospital, Niigata, Japan
[2] Division of Gastroenterology and Hepatology, Niigata University Graduate School of Medical and Dental Sciences, Niigata, Japan
[3] Division of Gastroenterology, Nagaoka Red Cross Hospital, Nagaoka, Japan
[4] Division of Gastroenterology, Nagaoka Chuo General Hospital, Nagaoka, Japan

主题病例

发生于 H. pylori 阴性胃中以黏液腺分化为主体的胃型低异型度分化型胃癌 1 例

小野田 圭佑[1]
仲程 纯[1, 2]
永山 竜士[1]
川合 耕治[1]
北村 创[3]

张惠晶
（日）东立里伟康 译
（HIDASAIKO）

摘要●患者为 60 多岁男性。体检行上消化管内镜检查时，于胃体下部大弯侧发现 18mm 大小、周围伴低平隆起的白色凹陷性病变。背景黏膜无萎缩性胃炎内镜所见，尿素呼气试验和血清 H. pylori 抗体也为阴性，属于 H. pylori 未感染胃。活检可见从黏膜固有层深部至黏膜肌层内不规则的腺管增生。细胞缺乏异型性，诊断为 Group 4。0-Ⅱc+Ⅱa 型胃癌，即使是 SM 癌，也属于黏膜下层浅层浸润，遂施行了 ESD。病理组织学所见，HE 染色图像中，从黏膜固有层深部到浅层，可见伴轻度核异型的肿瘤腺管呈水平方向增生浸润，与胃底腺和幽门腺细胞缺乏相似性，为高分化管状腺癌。虽然病变中央凹陷处局部伴糜烂，但病变整体表层覆盖非肿瘤性的黏膜上皮，无癌灶露出。另外，黏膜下层可见多灶性浸润。免疫染色图像中，MUC6 阳性，MUC5AC 部分阳性，MUC2 和 CD10 均阴性，提示为胃型表型，pepsinogen I 和 H^+/K^+-ATPase 为阴性，肿瘤无胃底腺分化，提示为黏液腺分化伴局部隐窝上皮分化。从这些病理组织学特征考虑，这是 1 例与以往报道类型不同的胃型分化型胃癌，也是 1 例胃癌细胞分化和肿瘤发生阶段呈多样性的有特点的病例。

关键词 胃型 低异型度分化型胃癌 黏液腺 Helicobacter pylori 未感染

[1] 伊东市民医院内科・消化内科　〒414-0055 伊东市冈 196-1
[2] 顺天堂大学医学部人体病理生理学
[3] 伊东市民医院病理科

前言

胃癌大多发生于 H. pylori（Helicobacter pylori）感染或既往感染的胃中。从细胞表型来看，胃型分化型胃癌绝大多数以隐窝上皮分化为主，但近年也有以胃底腺分化为主体的胃底腺型胃癌的报道[1]，并介绍这些类型胃癌的内镜及病理组织学特征。另外，也报道了缺乏细胞异型性、组织学诊断困难的低异型度分化型胃癌这一概念[2, 3]。

本研究中，笔者等报告 1 例发生于 H. pylori 未感染胃中的以黏液腺分化为主的胃型低异型度分化型胃癌病例。

病例

患者：60 多岁，男性。

主诉：全面体检行上消化道内镜检查（esophagogastroduodenoscopy；EGD）时发现胃部病变。

家族史：母亲患食管癌，大哥患胃癌、前列腺癌，二哥患胃癌、前列腺癌，大姐患大肠癌。

生活史：饮酒，日本酒180mL/天，无吸烟史。

既往史：心尖部肥厚型心肌病，输尿管结石。

现病史：201X年4月，全面体检行EGD时于胃体下部大弯侧发现胃部病变。

入院时体征：身高160cm，体重58kg，血压120/80mmHg（1mmHg=133.32Pa），脉搏71次/min，体温36.5℃。睑结膜无贫血，胸腹部无异常，下肢无水肿，浅表淋巴结未触及。

住院时检查结果：Hb 14.0g/dL，CEA 1.6ng/mL，CA19-9 < 2.0U/mL，尿素呼气试验 0.4‰，H. pylori 抗体 < 0.3U/mL。

EGD所见（全面体检时，图1） 于胃体小弯侧可见明显的RAC（regular arrangement of collecting venules），内镜下无提示萎缩的褪色区域，考虑为 H. pylori 未感染胃（图1a）。胃体下部大弯侧可见一处白色不规整的浅凹陷，其旁伴黏膜略发红的低平隆起性病变（图1b、c）。病变口侧可见5mm大小的扁平息肉（图1b）。靛胭脂染色图像中可见上述不规整的浅凹陷，其周围黏膜与背景胃黏膜相比，胃小区变粗大（图1d）。NBI（narrow band imaging）放大内镜图像中，可见凹陷面不规整，局部腺管结构肿大，局部无法确认腺管结构但可见呈细小蛇行的及loop状的微血管（图1e）。凹陷处近旁的低平隆起黏膜，局部呈肿大的或排列混乱的腺管结构（图1e），周围黏膜为与正常胃黏膜相同的规整且细小的腺管结构（图1f）。

活检病理组织学所见（图2） 通过以上所见，怀疑为发生于 H. pylori 未感染胃的0-Ⅱc+Ⅱa型早期胃癌，于凹陷部取活检2块（图2a）。活检标本的病理组织学所见中，从黏膜固有层深部到黏膜肌层内均可见呈不规则管状结构的异型腺管，细胞缺乏异型性，诊断为Group 4（图2b、c）。

胃X线造影所见（全面体检3周后，图3） 俯卧位前壁的双重造影图像中，可见整个胃的胃小区（area）均规整，于胃体下部大弯前壁附近可见一处大小约5mm的隆起性病变，其肛侧不到20mm处可见黏膜凹凸不整，中央伴地图状不规则凹陷，与内镜所见一致。

第2次EGD所见（全面体检6周后，ESD时，图4） 与体检时一样，于胃体下部大弯侧发现病变（图4a、b）。靛胭脂染色图像中，由于体检时取活检的影响，凹陷面的形态发生了变化（图4c）。NBI放大内镜所见中，虽然有活检的影响，但凹陷面与周围黏膜基本上与体检时的所见一样（图4d、e）。

0-Ⅱc+Ⅱa型早期胃癌，由于表面覆盖正常黏膜且伴周围黏膜隆起，因此据浸润深度考虑为SM癌，但隆起比较低平，所以即使为SM癌，也可能是黏膜下层浅层浸润，遂施行了内镜下黏膜下层剥离术（endoscopic submucosal dissection；ESD）（图5）。

病理组织学所见（图6） 病理组织学所见（图6a～d）中，病变的背景黏膜为无萎缩的胃底腺黏膜。病变整体的表层被非肿瘤性的上皮覆盖，从黏膜固有层深部到黏膜下层浅层可见由轻度核异型的小型细胞构成的不规则分支和扩张的肿瘤腺管呈水平方向增生浸润（图6e、f）。组织结构为与胃底腺和幽门腺缺乏相似性的高分化管状腺癌。在病变中央的浅凹陷处固有腺体减少，从黏膜固有层深层至中层均可见肿瘤腺管的增生。即使局部形成糜烂，表层也覆盖着呈非肿瘤性增生性变化的隐窝上皮，未见癌的露出灶（图6g～i）。与周围存在高低差的凹陷性变化可能是伴随固有腺减少而引起的。病变内黏膜下层可见多灶性浸润，最大浸润距离为250μm（图6j）。

免疫染色图像中，MUC6为阳性，MUC5AC为部分阳性，MUC2和CD10为阴性，提示为胃型表型，胃蛋白酶原Ⅰ和H$^+$/K$^+$-ATPase为阴性，肿瘤无胃底腺分化，显示为黏液腺分化并局部隐窝上皮分化（图7）。

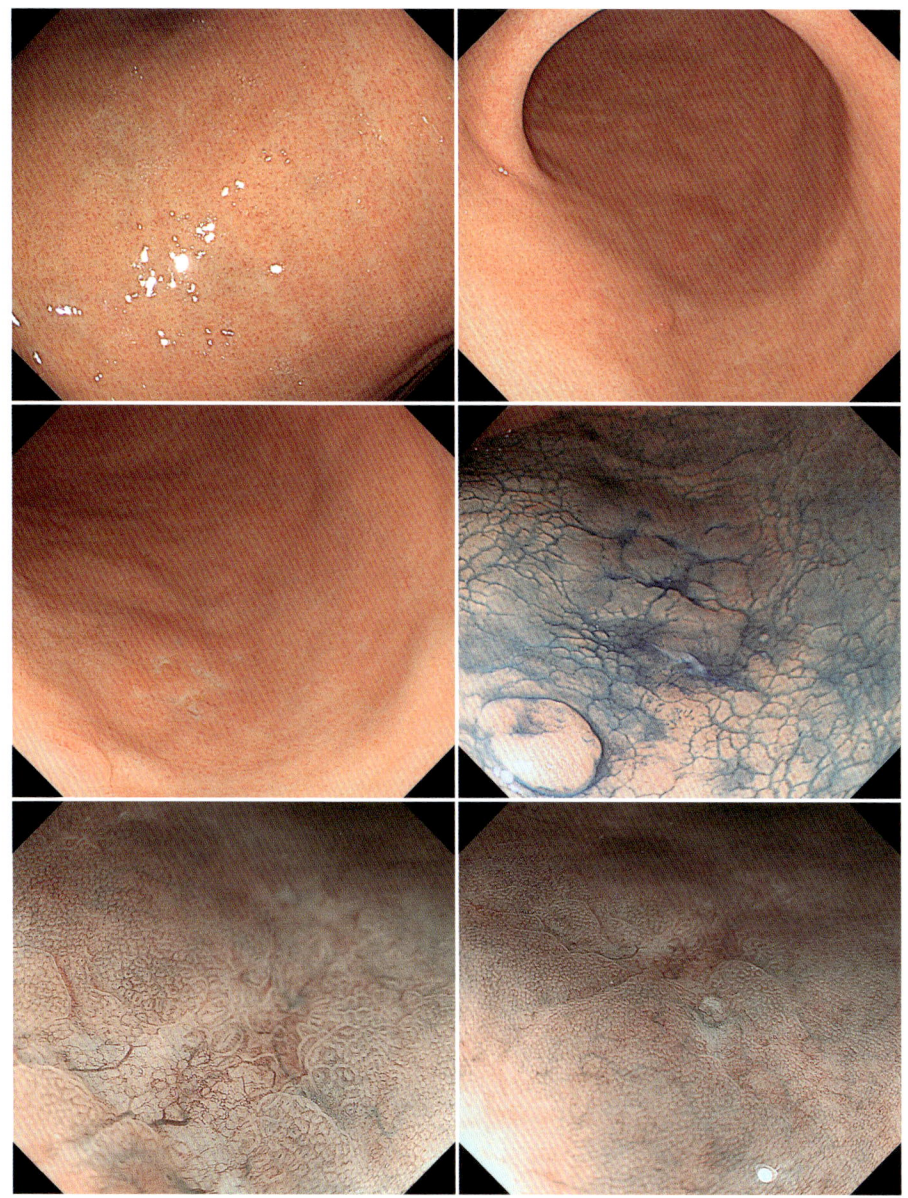

a	b
c	d
e	f

图1 全面体检时的 EGD 图像

a 胃体部小弯侧可见明显的 RAC，提示 *H. pylori* 未感染胃。

b 于胃体下部大弯侧发现病变。病变口侧可见标志性的胃底腺息肉。

c 病变呈白色不规整的浅凹陷，周围黏膜呈发红的低缓隆起。

d 靛胭脂染色图像。通过不规整的凹陷及其周围黏膜隆起粗大的胃小区，可以识别病变的范围。

e NBI 放大图像。凹陷面不规则，可见肿大的腺管结构和细小蛇行的或 loop 状微血管。

f NBI 放大图像。周围黏膜可见与正常胃黏膜同样的、规整的细小腺管结构。

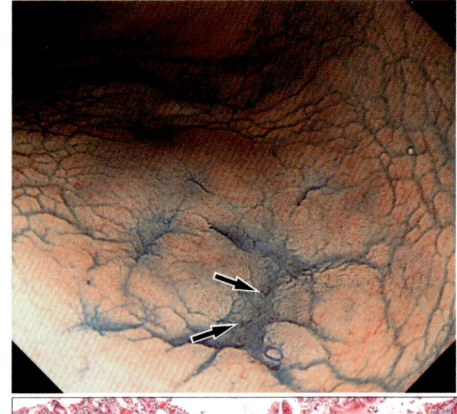
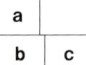

图2 活检图像
a 活检部位。于凹陷处取活检 2 块（箭头所示）。
b,c 活检病理组织学图像。从黏膜固有层深部到黏膜肌层内均可见不规则管状结构的腺管，但缺乏细胞异型性。

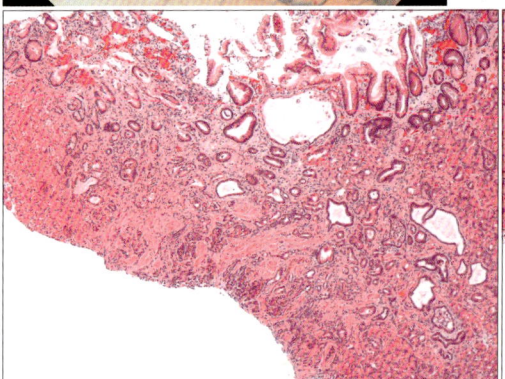
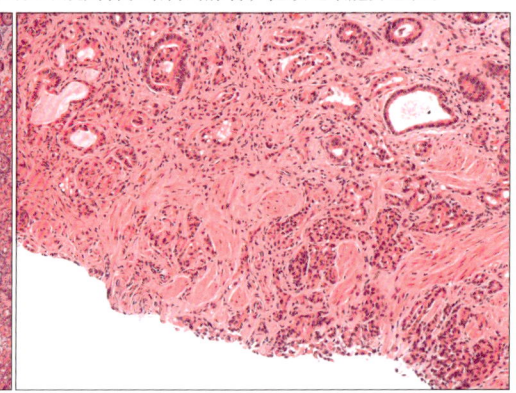

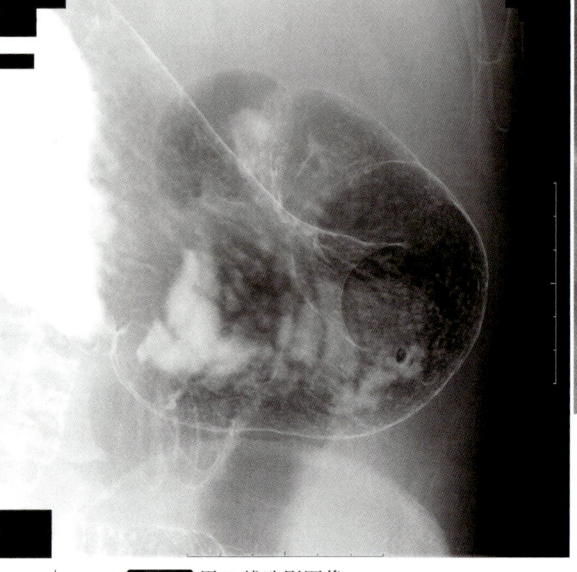
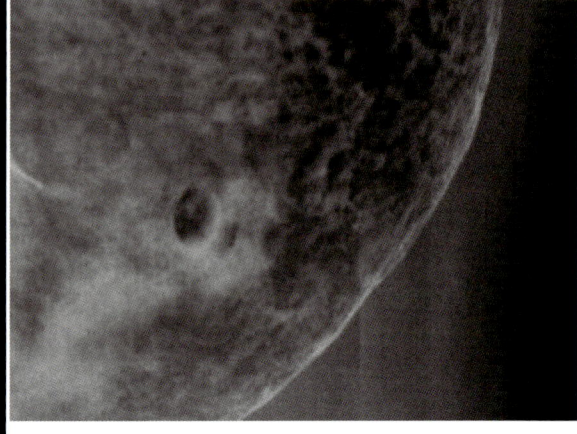

图3 胃 X 线造影图像
a 俯卧位前壁的双重造影图像。可见整体的胃小区规整，可见标记性的 5mm 左右的隆起性病变，于其肛侧发现凹凸不整的病变。
b 病变的放大图像。可见不到 20mm 的凹凸不整的病变，其中央呈地图状的不规则凹陷。

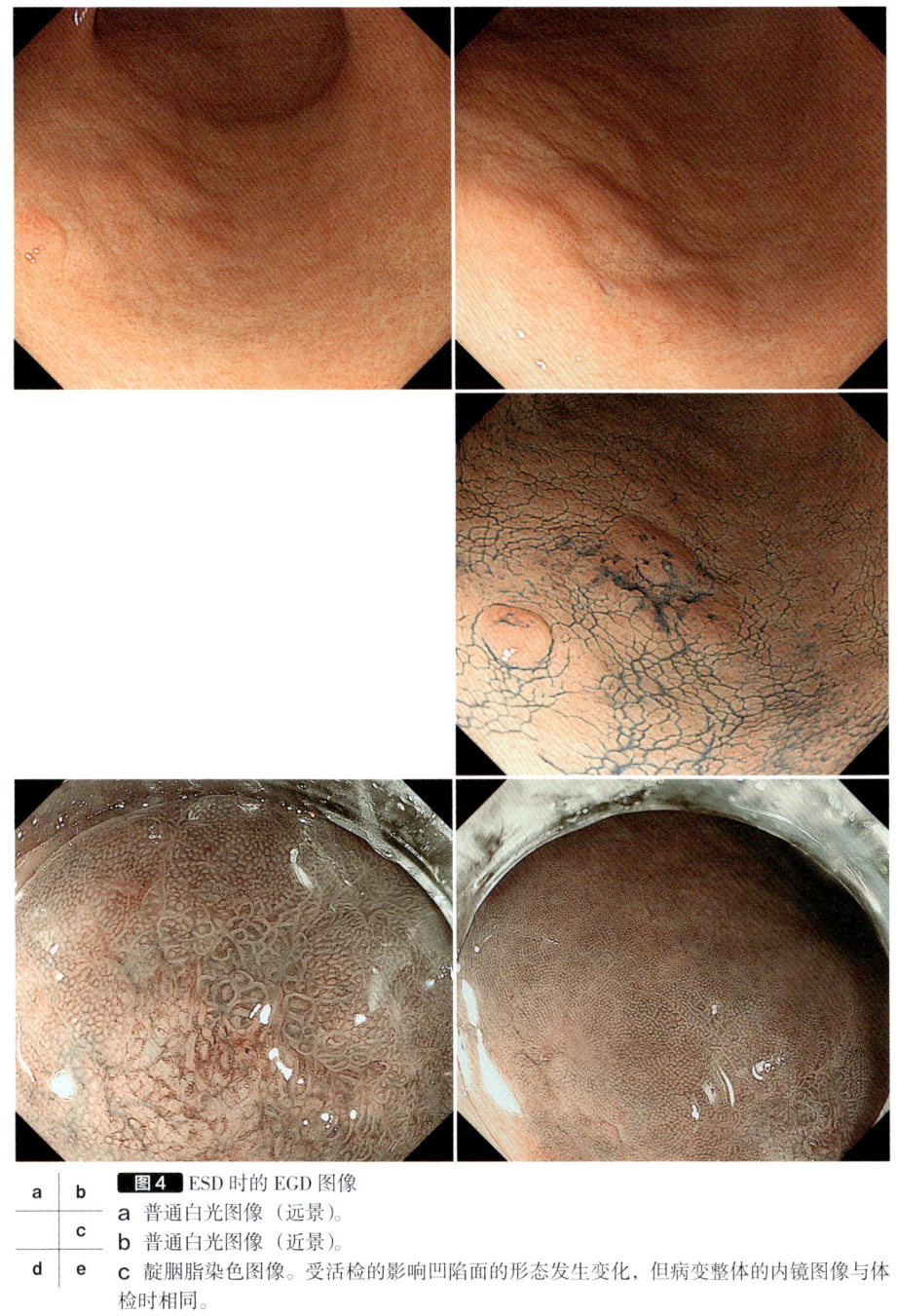

a	b
c	
d	e

图4 ESD 时的 EGD 图像
a 普通白光图像（远景）。
b 普通白光图像（近景）。
c 靛胭脂染色图像。受活检的影响凹陷面的形态发生变化，但病变整体的内镜图像与体检时相同。
d NBI 放大图像（凹陷部）。与体检时基本相同的内镜所见。
e NBI 放大图像（周围黏膜）。与体检时基本相同的内镜所见。

最终病理诊断：L、Gc、pType0-Ⅱc+Ⅱa、17mm×18mm、well-differentiated tubular adenocarcinoma（tub1）、pT1b（SM）（250μm）、Ul（−）、ly（−）、v（−）、pHM0、pVM0。黏膜表层无肿瘤露出部分，以黏膜固有层深部为主体向黏膜下层增生浸润，与已报道[1, 4]的胃底腺型胃癌相类似，呈增生浸润模式，但细胞未见相似性。胃底腺型胃癌与近年来零星报道的胃底腺黏膜型

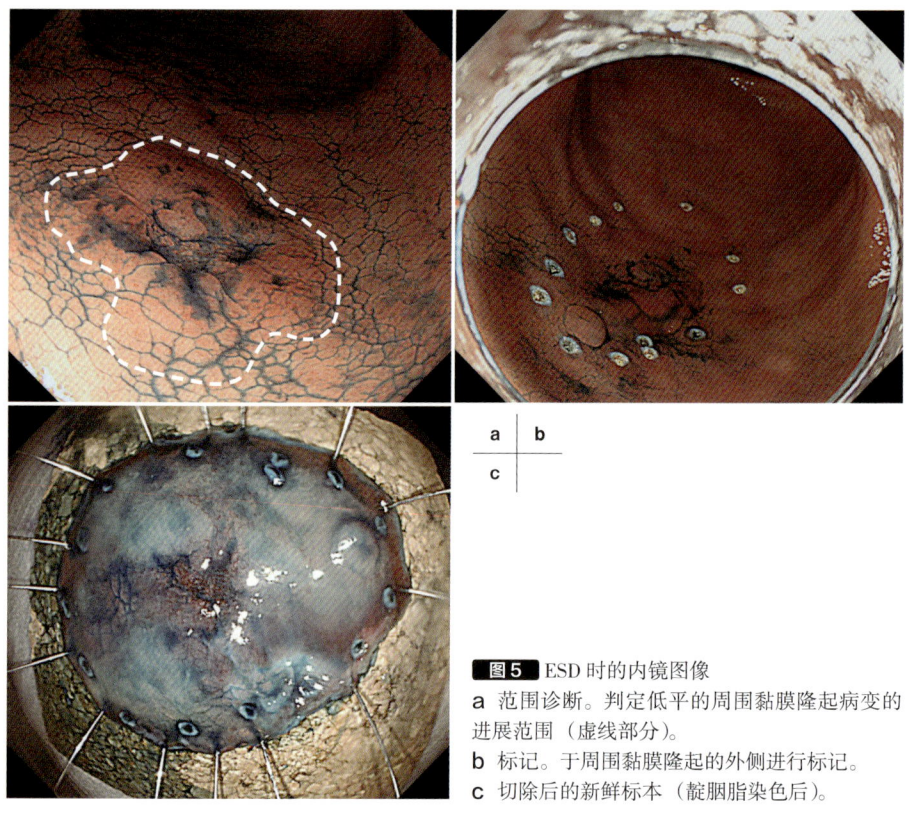

图5 ESD 时的内镜图像
a 范围诊断。判定低平的周围黏膜隆起病变的进展范围（虚线部分）。
b 标记。于周围黏膜隆起的外侧进行标记。
c 切除后的新鲜标本（靛胭脂染色后）。

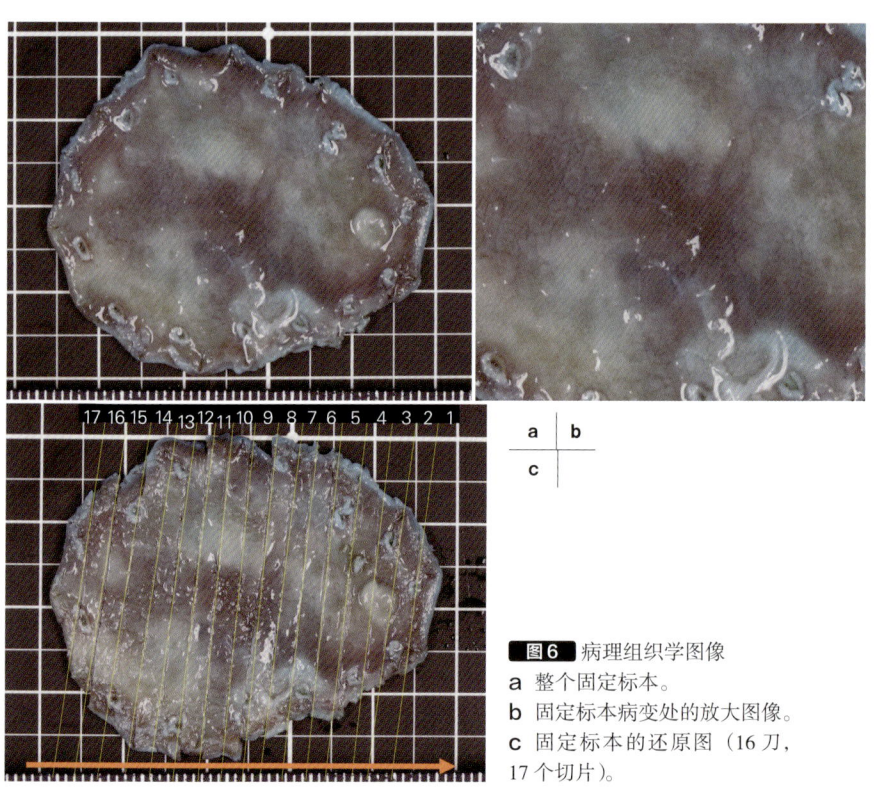

图6 病理组织学图像
a 整个固定标本。
b 固定标本病变处的放大图像。
c 固定标本的还原图（16 刀，17 个切片）。

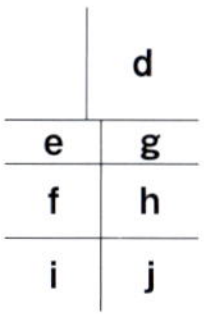

	d
e	g
f	h
i	j

图6（续）

d 切片标本。蓝色箭头为病变的范围，红线为凹陷部，黄线为向黏膜下层的浸润部分。

e 0-Ⅱa部分。切片7的弱放大图像。整个病变的表层覆盖非肿瘤黏膜。

f 切片7的强放大图像。黏膜固有层深部可见轻度扩张的肿瘤腺管。

g 0-Ⅱc部分。切片9的弱放大图像。凹陷部的表层也可见非肿瘤性的隐窝上皮，无癌灶露出。

h 切片9的强放大图像。病变中央凹陷部的黏膜固有层深层至中层均可见增生的肿瘤腺管。

i h的放大图像。

j 切片9内可见向黏膜下层浸润部位的组织像。

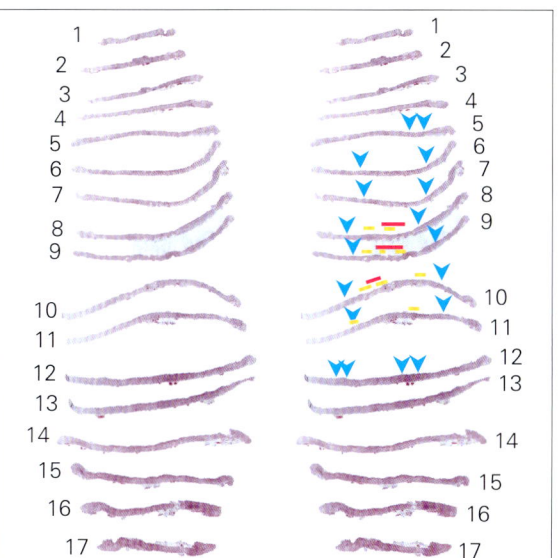

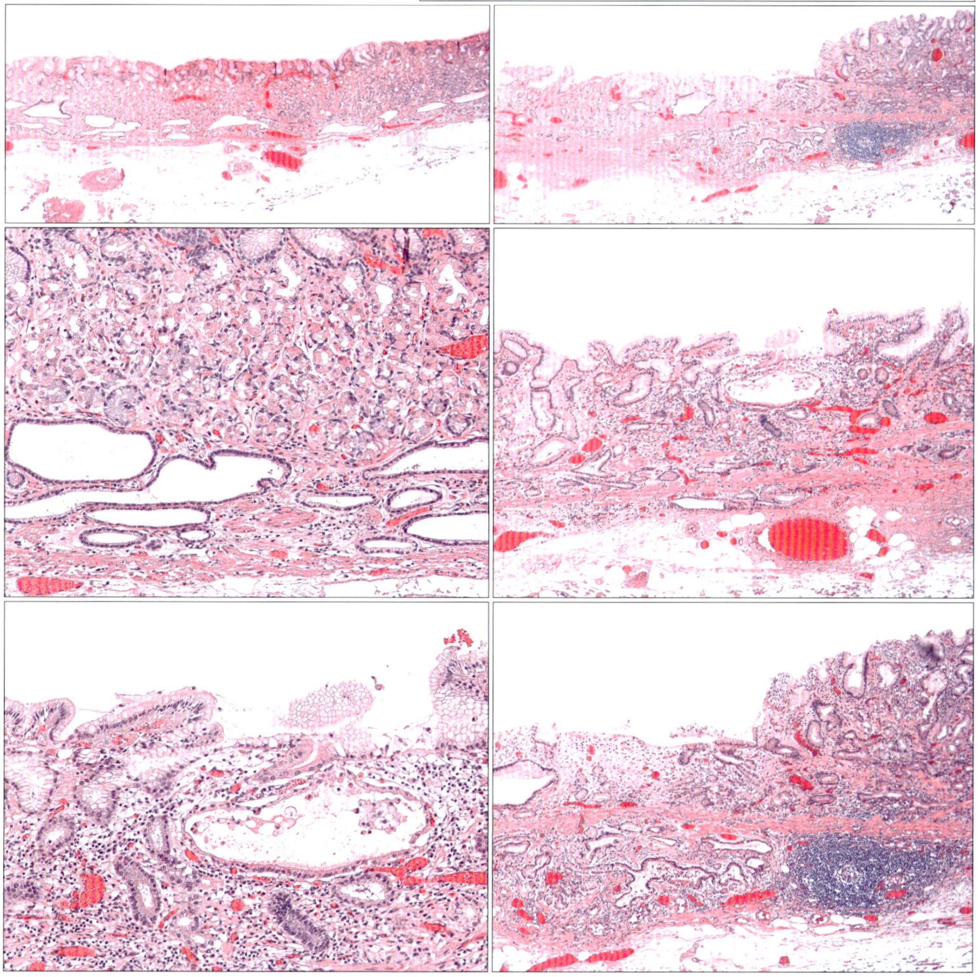

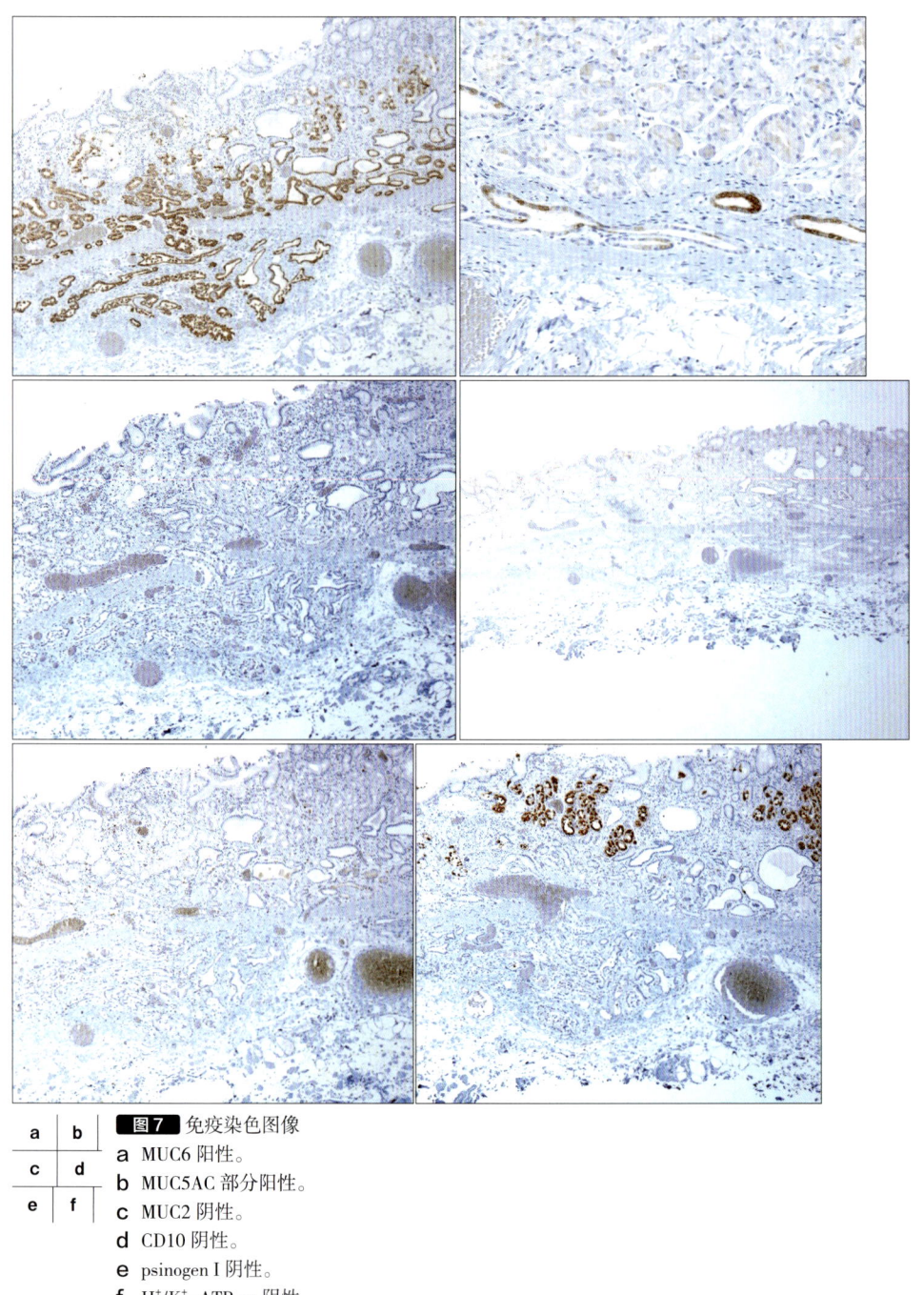

图7 免疫染色图像
a MUC6 阳性。
b MUC5AC 部分阳性。
c MUC2 阴性。
d CD10 阴性。
e psinogen I 阴性。
f H^+/K^+-ATPase 阴性。

胃癌和隐窝上皮型的胃型分化型胃癌具有不同的病理组织学特征。

病变范围与术前推测的呈粗大胃小区的周围黏膜的外缘一致（**图8**）。

讨论

胃癌的病理组织学分类，从 20 世纪 60 年代组织发生的观点来看，在日本大致分为分化型癌

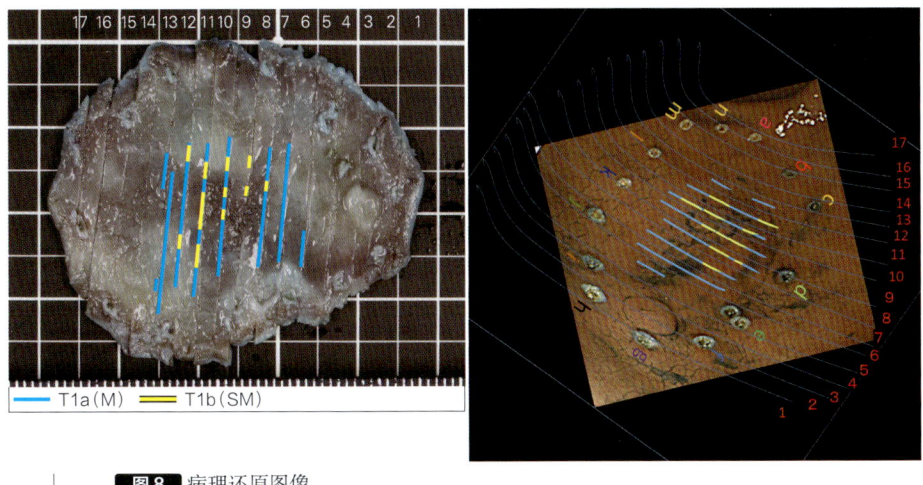

图8 病理还原图像
a 固定标本的还原图。
b 内镜图像的还原图。

和未分化型癌[5]，在欧美大致分为 intestinal type 和 diffuse type[6]，临床病理学上的差异和特征为：发生于有肠上皮化生的萎缩性胃黏膜的分化型癌为肠型表型；发生于无肠上皮化生的非萎缩性胃黏膜（胃固有黏膜）的未分化癌为胃型表型。

随着 20 世纪 80 年代以后免疫染色技术的发展，可以通过观察细胞的分化和细胞表型表达来区分胃型、肠型和混合型。有报道指出，分化型癌中也存在显示胃型表型的病变（胃型分化型胃癌）[7-10]。

另外，从恶性度的观点来看，根据异型度，可将胃癌分为低异型度癌和高异型度癌[11, 12]。

并且，一般认为胃癌大多发生于有 H. pylori 胃炎背景的胃黏膜[13]，也有 H. pylori 阴性胃癌或未感染胃癌的相关报道[14-16]。

在其历史中，为了明确各种分型肉眼的、内镜的、病理组织学的、生物学的特征，以及临床处理中遇到的问题等，《胃与肠》也推出了一系列特辑：《胃底腺区域的分化型癌（1994年）》、《胃型分化型胃癌——病理诊断及其特征（1999年）》、《胃型早期胃癌的病理学特征和临床表现——以分化型癌为中心（2003年）》、《低异型度分化型胃癌的诊断（2010年）》、《H. pylori 和胃癌（2007年）》、《H. pylori 阴性胃癌（2014年）》。

其中，胃型低异型度分化型胃癌，以类似于隐窝上皮及幽门腺的肿瘤腺管为特征[17, 18]，2010年报道了以胃底腺分化为特征的胃型低异型度分化型胃癌——胃底腺型胃癌[19]，2014—2015年，报道[4, 20, 21]了胃底腺型胃癌的亚型——胃底腺黏膜型胃癌，这种胃癌不仅有胃底腺分化，还有隐窝上皮和黏液腺的多种分化形式。

如上所述，对于多种多样的胃型低异型度分化型胃癌，九嶋[22]提倡将细胞表型考虑在内的胃的低异型度分化型肿瘤的组织学分类中，根据实际情况进行分类。

总结本病例的病理组织学特征：① H. pylori 未感染胃；②肿瘤的主要部位和增生浸润模式与胃底腺型胃癌、胃底腺黏膜型胃癌相同，都为黏膜固有层深部至浅层浸润；③免疫染色显示 pepsinogen I 和 H^+/K^+-ATPase 均阴性，无胃底腺分化；④ MUC6 阳性，以黏液腺分化为主体，MUC5AC 也部分阳性，提示隐窝上皮分化，所以为多方向分化的肿瘤。这是与已往报道[1, 23]

的胃型低异型度分化型胃癌不同的特征。

在内镜的图像诊断中，能够反映上述病理组织学特征的，无论是存在诊断、范围诊断还是浸润深度诊断，都比隐窝上皮型困难。尤其是范围诊断，由于病变表层被覆正常黏膜，所以仅靠最近的 NBI 放大内镜所见是不足以诊断的，需要通过普通白光观察和靛胭脂染色图像等从远处捕捉病变，然后再仔细观察细微的凹凸变化及与背景黏膜不同的胃小区变化，这种传统的内镜所见的读片是非常重要的[24, 25]。

结语

本文报告了发生于 *H. pylori* 未感染胃中、黏膜固有层深部以黏液腺分化为主体的胃型低异型度分化型胃癌 1 例。与已往报道[1, 4, 23]的病例相比，本病例具有不同的病理组织学特征，胃癌病理组织学呈多样性。今后，通过不断积累与本病例同样特征的病例，希望能够明确内镜诊断时的要点，以及基于浸润、脉管侵袭、转移等生物学恶性度的临床处理方法。

致谢

在本稿结尾，对在病理组织学所见方面给予指导的顺天堂大学研究生医学研究科人体病理病态学教授八尾隆史先生深表谢意。

参考文献

[1] 八尾隆史，上山浩也，九嶋亮治，他．新しいタイプの胃癌—胃底腺型胃癌：臨床病理学的特徴と発育進展様式および悪性度．胃と腸 45：1192-1202，2010

[2] 岩下明德，田邊寬．低異型度分化型胃癌の診断．胃と腸 45：1057-1060，2010

[3] 九嶋亮治，松原亜季子，谷口浩和，他．低異型度分化型胃癌の病理学的特徵—腺腫との鑑別を含めて．胃と腸 45：1086-1096，2010

[4] 田邊寬，岩下明德，池田圭祐，他．胃底腺型胃癌の病理組織学的特徵．胃と腸 50：1469-1479，2015

[5] Nakamura K, Sugano H, Takagi K. Carcinoma of the stomach in incipient phase: its histogenesis and histological appearances. Gan 59: 251-258, 1968

[6] Lauren P. The two histological main types of gastric carcinoma: diffuse and so-called intestinal-type carcinoma. An attempt at a histo-clinical classification. Acta Pathol Microbiol Scand 64: 31-49, 1965

[7] Hattori T. Morphological range of hyperplastic polyps and carcinomas arising in hyperplastic polyps of the stomach. J Clin Pathol 38: 622-630, 1985

[8] Tatematsu M, Ichinose M, Miki K, et al. Gastric and intestinal phenotypic expression of human stomach cancers as revealed by pepsinogen immunohistochemistry and mucin histochemistry. Acta Pathol Jpn 40: 494-504, 1990

[9] Kushima R, Hattori T. Histogenesis and characteristics of gastric-type adenocarcinomas in the stomach. J Cancer Res Clin Oncol 120: 103-111, 1993

[10] 石黒信吾．胃腺窩上皮型癌の意義—その組織発生と未分化癌との関係．阪大医誌 39：507-515，1987

[11] 渡辺英伸，味岡洋一．大腸良悪性境界病変の病理．病理と臨 6：1280-1292，1988

[12] 渡辺英伸，加藤法導，渕上忠彦，他．微小胃癌からみた胃癌の発育経過—病理形態学的解析．胃と腸 27：56-67，1992

[13] Parconnet J, Friedman GD, Vandersteen DP, et al. *Helicobacter pylori* infection and risk of gastric carcinoma. N Engl J Med 325: 1127-1131, 1991

[14] 伊藤貴史，上堂文也，石原立，他．*Helicobacter pylori* 陰性分化型早期胃癌の 1 例．胃と腸 49：903-907，2014

[15] 丸山保彦，池谷賢太郎，景岡正信，他．*Helicobacter pylori* 陰性の胃に発生した胃型の低異型度分化型胃癌．胃と腸 49：908-913，2014

[16] 鶴田史，川合耕治，天野与捻，他．*Helicobacter pylori* 未感染胃粘膜の前庭部に発生した腸型優位の形質を発現する高分化管状腺癌の 1 例．胃と腸 51：949-958，2016

[17] 遠藤泰志，渡辺英伸，本山悌一，他．胃型・腸型腺癌の特性．胃と腸 38：57-65，2003

[18] 八尾建史，岩下明德，中原束，他．胃型の粘膜内高分化型腺癌の 1 例．胃と腸 34：555-561，1999

[19] Ueyama H, Yao T, Nakashima Y, et al. Gastric adenocarcinoma of fundic gland type (chief cell predominant type): proposal for a new entity of gastric adenocarcinoma. Am J Surg Pathol 34: 609-619, 2010

[20] Ueo T, Yonemasu H, Ishida T. Gastric adenocarcinoma of fundic gland type with unusual behavior. Dig Endosc 26: 293-294, 2014

[21] 矢田智之，池上友梨佳，福永高之，他．腺窩上皮や粘液腺への分化が目立った胃底腺型胃癌の 1 例．胃と腸 50：1573-1580，2015

[22] 九嶋亮治．胃癌—病理学的分類：日本における実践的な分類．胃と腸 52：15-26，2017

[23] 八尾建史，田邊寬，長浜孝，他．低異型度分化型胃癌（超高分化腺癌）の拡大内視鏡診断．胃と腸 45：1159-1171，2010

[24] 吉野孝之，下田忠和，斎藤敦，他．早期胃癌における胃型分化型腺癌の肉眼的特徴とその臨床治療．胃と腸 34：513-525，1999

[25] 今井健一郎，小野裕之，角嶋直美，他．低異型度分化型胃癌の内視鏡診断—通常内視鏡の立場から．胃と腸 45：1131-1144，2010

Summary

Differentiated Gastric Cancer with Gastric-type, Low-grade Atypia (Submucosa and Deeper), Report of a Case

Keisuke Onoda[1], Jun Nakahodo[1, 2],
Ryuji Nagayama[1], Koji Kawai,
Sou Kitamura[3]

The subject was a 67-year-old man whose upper gastrointestinal endoscopy result during a health check-up revealed a white depressed lesion that was 18mm in size with a surrounding undulating longitudinal low protrusion in the lower portion of the greater curvature of the stomach. The background mucosa revealed no endoscopic findings of atrophic gastritis, while urea breath test and serum test results were negative for *Helicobacter pylori* antibodies; thus, the stomach was considered to be uninfected by *H. pylori*. Biopsy revealed an irregular glandular duct growth extending from deep in the lamina propria mucosae to within the muscularis mucosae. Cellular atypia was poor and grade 4. Even if the lesion was diagnosed as 0-IIc+IIa-type gastric cancer and submucosal cancer, we considered that the invasion was up to the superficial layer of the submucosa; thus, endoscopic submucosal dissection was performed. Histopathological findings by HE (hematoxylin eosin) staining revealed proliferative invasion of the glandular tumor in the horizontal direction, with mild nuclear atypia extending deep within the lamina propria mucosae to the superficial layer, and a highly differentiated tubular adenocarcinoma with poor cellular similarity to the fundus and pyloric glands. In the depressed portion in the center of the lesion, some ulceration was present; however, the superficial layer of the lesion was covered by non-neoplastic mucosal epithelium, and the cancer was not exposed. Multifocal infiltration into the submucosa was observed. Immunostaining results were positive for MUC6, partially positive for MUC5AC, and negative for MUC2 and CD10 as well as pepsinogen-I and H^+/K^+-ATPase; there was no tumor differentiation in the fundus gland. However, differentiation in the mucous gland and some differentiation in the crypt epithelium were suggested. Our case of gastric-type differentiated gastric cancer had histopathological characteristics that differed from those present in existing reports. We believe that this is an extremely interesting case demonstrating cellular differentiation of gastric cancer and a high level of diversity in tumor growth stages.

[1] Department of Internal Medicine, Ito Municipal Hospital, Ito, Japan
[2] Department of Human Pathology, Juntendo University Graduate School of Medicine, Tokyo
[3] Department of Pathology, Ito Municipal Hospital, Ito, Japan

主题病例　　　　　　　　　　　　　　　　　　　　　胃型低异型度分化型胃癌

发生于非萎缩性胃底腺黏膜的胃型低异型度分化型胃癌1例

细谷 和也[1]
会泽 大介[2]
下田 忠和
小野 裕之[1]
滝沢 耕平
角嶋 直美
田中 雅树
川田 登
吉田 将雄
伊藤 纱代
今井 健一郎
堀田 欣一
石渡 裕俊
松林 宏行

张惠晶
（日）东立里伟康　译
（HIDASAIKO）

摘要●患者为70多岁女性。上部消化道内镜检查中，于胃穹隆部发现1处50mm大小的较低隆起性病变。于周边确认了7点阴性活检，在此基础施行了ESD。病理组织学方面，为发生于缺乏萎缩的胃底腺背景黏膜的，由类似隐窝上皮的低异型度腺管所构成的高分化型管状腺癌。可见黏膜下层浸润，淋巴管侵袭阳性。通过免疫染色，肿瘤腺管为MUC5AC阳性、MUC6阳性、MUC2阴性，诊断为胃型低异型度高分化型腺癌。追加了手术，并发现了肿瘤的残留。在怀疑胃型低异型度分化型腺癌时，需要注意其范围诊断的难度及黏膜下层浸润和脉管侵袭的可能性，从而采取更加慎重的处理方案。

■**关键词**　早期胃癌　胃型表型　低异型度分化型腺癌　ESD　内镜诊断

[1] 静冈县立静冈医疗中心内镜科　〒411-8777 静冈县骏东郡长泉町下长窪1007
　　E-mail: k.hosotani@scchr.jp
[2] 静冈县立静冈医疗中心病理诊断科

前言

随着ESD（Endoscopic submucosal dissection）的普及，早期胃癌进入了微创治疗时代[1]。为了达到治愈性切除，正确的术前诊断是非常重要的。但有时存在诊断困难的病变[2-4]，其中多为低异型度高分化型腺癌，通过色素放大内镜和NBI（narrow band imaging）所见可以发现病变的界限（demarcation line）。然而，即使应用这些方法，也存在病变界限诊断不明确的癌症。尤其是胃型低异型度腺癌，很难对其进行性质及范围的诊断，有时会伴低分化腺癌的移行，并且即使病变位于黏膜内也会引起淋巴管侵袭。因此，不仅内镜诊断，病理诊断也需要谨慎仔细地进行。

在本文中，笔者们报告1例发生于 *H. pylori*（*Helicobacter pylori*）阴性的非萎缩性胃底腺黏膜

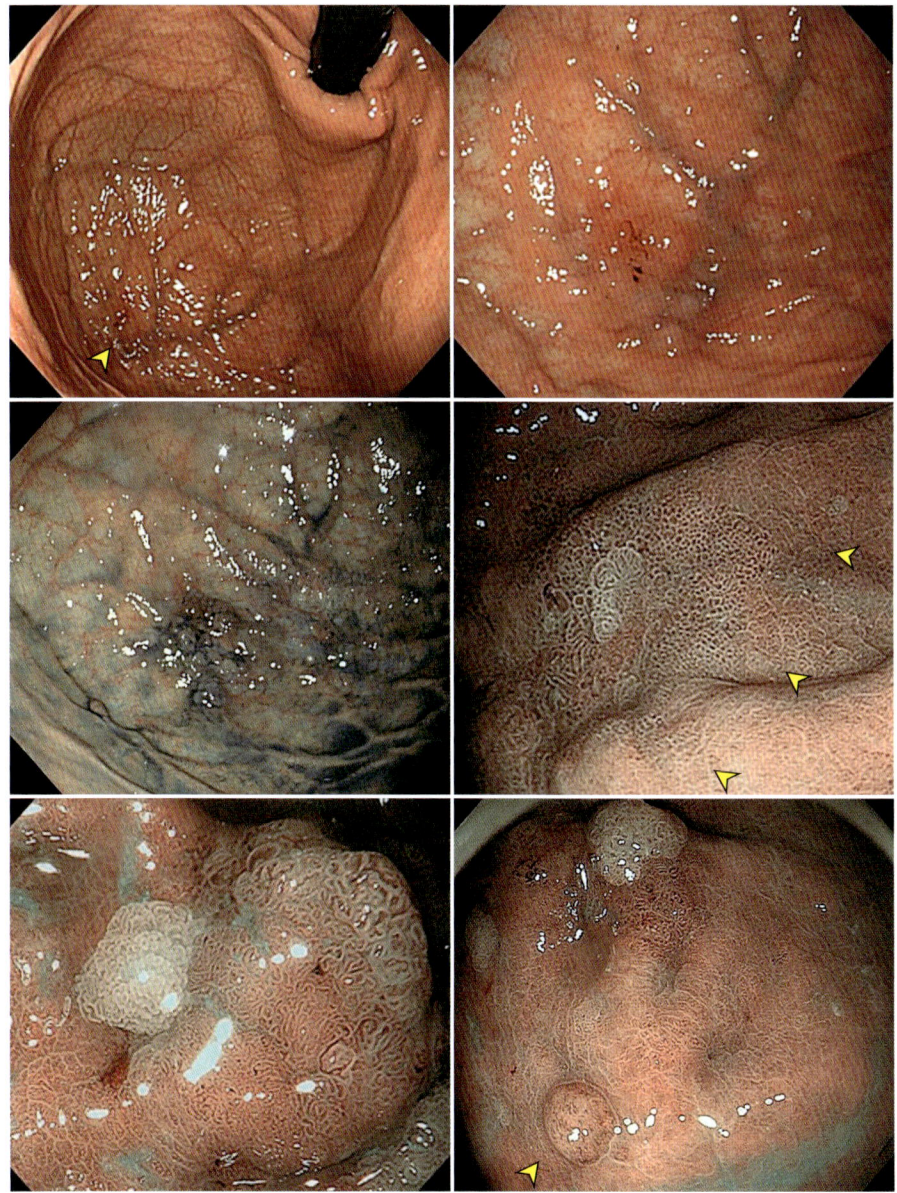

a	b
c	d
e	f

图1 内镜所见

a 胃穹隆部大弯侧可见稍发红的较低隆起（箭头所示）。

b 白光图像。隆起周围可见血管透见降低的粗糙黏膜。

c 靛胭脂染色图像。可见大小结节的集簇样病变，但范围不明确。

d 肛侧 NBI 观察图像。可见呈颗粒状/乳头状的不规整的表面微结构，可识别 demarcation line（箭头所示）。

e 隆起部 NBI 观察图像。可见不规整的微血管及表面微结构。

f 后壁侧 NBI 观察图像。周围可见胃底腺息肉（箭头所示）。

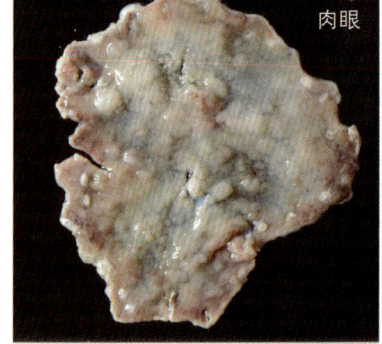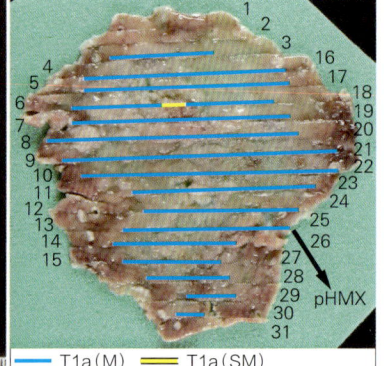

图2 活检病理组织学图像
a HE染色弱放大图像。
b a的强放大图像。具有小型细胞核和透明胞体的类隐窝上皮的异型腺管呈不规整分支状密集增生。

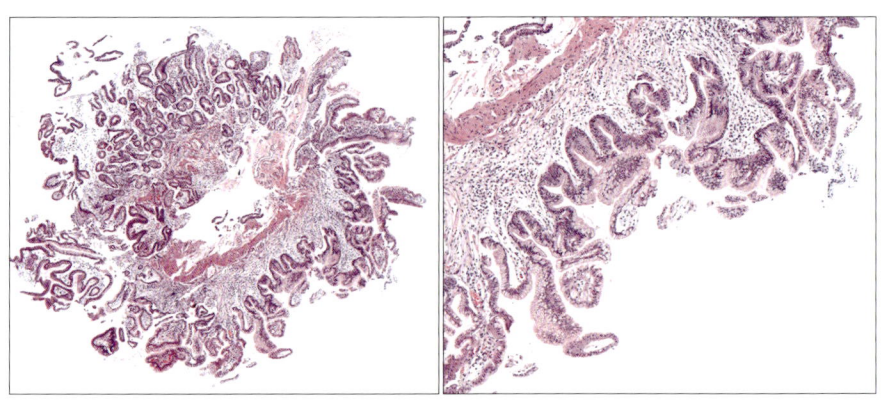

图3 ESD切除标本
a 肉眼图像。
b 病理还原图像。蓝线为黏膜内进展范围，黄线为黏膜下层浸润部。

的胃型低异型度分化型腺癌，病理结果为口侧断端局部阳性，并且存在SM浸润和淋巴管侵袭。

病例

患者：70多岁，女性。

主诉：无特殊。

既往史：40多岁时患子宫癌，60多岁时患盲肠癌，70多岁时患直肠癌。

现病史：直肠癌术前以筛查为目的行上消化道内镜检查（esophagogastroduodenoscopy；EGD），于胃穹隆部发现病变。

初诊时体征：无特殊记录。

初诊时检查所见：血常规、血生化、凝血系统、肿瘤标志物均未发现异常。抗H. pylori IgG抗体不足3 IU/mL。

EGD所见 于胃穹隆部大弯侧可见淡红色的较低隆起（图1a）。近距离观察时，周围可见血管透见下降的粗糙黏膜扩散生长（图1b）。喷洒靛胭脂后的色素观察图像中，约50mm范围内可见明显的结节集簇样结构，病变边界稍显不清（图1c）。NBI放大观察，边缘可见大小不同的颗粒状/乳头状的表面微结构，与周围的胃底腺黏膜之间可见demarcation line（图1d）。隆起部可见不规整的表面微结构及微血管，诊断为早期胃癌（图1e）。另外，病变附近散在胃底腺息肉（图1f）。背景胃黏膜无萎缩，胃体部可观察到RAC（regular arrangement of collecting venules）。诊断为早期胃癌、Type 0–Ⅱa、T1a（M）、50mm，考虑为ESD扩大适应证，在病变处取活检并在其周围取7点阴性活检。

活检病理组织学所见 可见具有小型细胞核和透明胞体的类隐窝上皮的异型腺管增生。异型腺管呈不规整分支状密集增生，诊断为低异型度高分化型腺癌（图2）。阴性活检全部为非肿瘤性黏膜。

诊治过程 联合应用NBI放大观察，参照阴性活检瘢痕进行标记，施行了ESD完整切除。

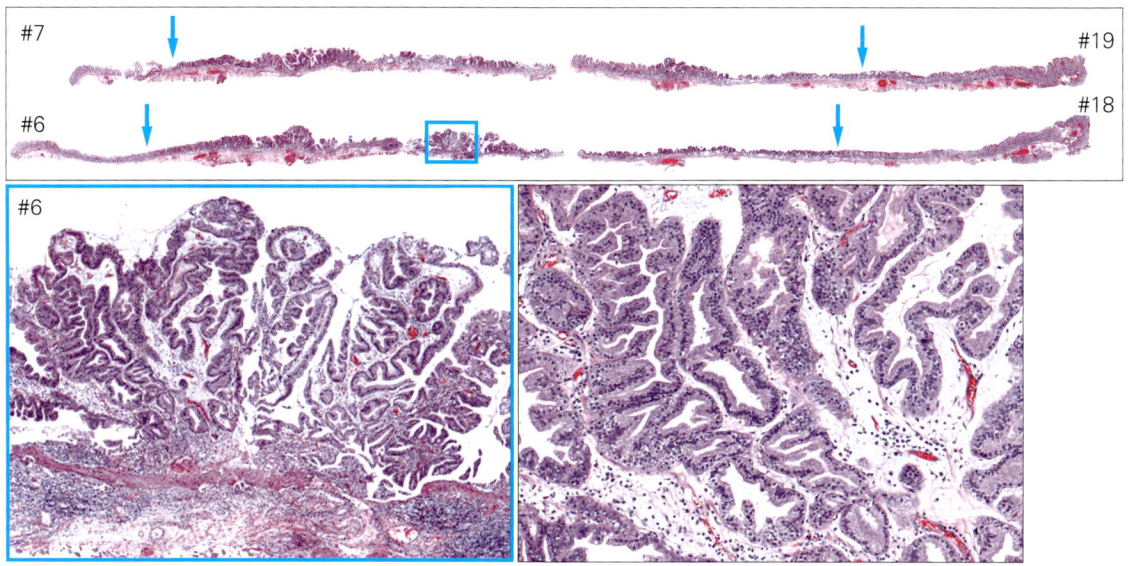

图4 ESD切除标本的病理组织学图像
a 放大图像（切片6、7、18、19）。箭头所示为肿瘤的边界。
b a的蓝色框部放大图像（切片6，HE染色）。SM，ly1。
c b的强放大图像。边缘与非肿瘤性黏膜无高低差，中央部可见不规整的异型腺管密集增生。由具有明亮细胞质的柱状上皮细胞构成，细胞核呈小圆形，缺乏异型性，整齐地排列于腺管基底侧。为低异型度高分化型腺癌的图像。

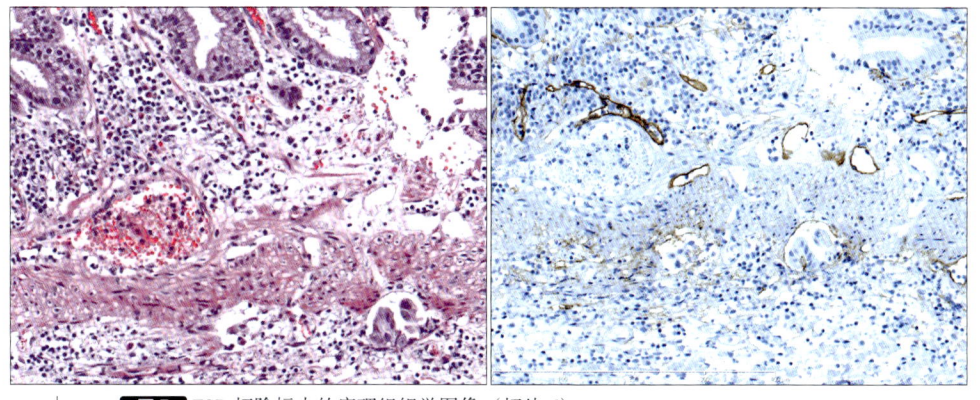

图5 ESD切除标本的病理组织学图像（切片6）
a HE染色图像。SM，ly（+）。
b D2-40染色图像。隆起部分可见黏膜下层浸润及淋巴管侵袭。

ESD切除标本 福尔马林固定后的ESD标本大小为78mm×71mm。由大小结节及颗粒状的黏膜构成低缓隆起，其周围黏膜呈褪色改变。隆起局部结节融合，表面发红。虽然褪色黏膜与其周围黏膜没有高低差，但仍可以辨别其界限（图3a）。

病理组织学检查结果，癌的范围为61mm×54mm（图3b）。癌的黏膜内进展范围为蓝线所指的范围，与褪色黏膜基本一致。发红的隆起部可见黏膜下层浸润（图3b，黄线所示）。

病理组织学所见 背景黏膜为缺乏萎缩的胃底腺黏膜，黏膜内全层可见类隐窝上皮的异型腺管增生。放大图像中，边缘与非肿瘤性黏膜没有高低差（图4a），中央部可见形态不规则的异型腺管密集增生。该腺管由具有明亮细胞质的柱状上皮细胞构成，类似于隐窝上皮。另外，细胞核呈小圆形，缺乏异型性，并且规整地排列在腺管基底侧，诊断为低异型度高分化型腺癌（图4b、c）。于该隆起部可见黏膜下层微小浸润

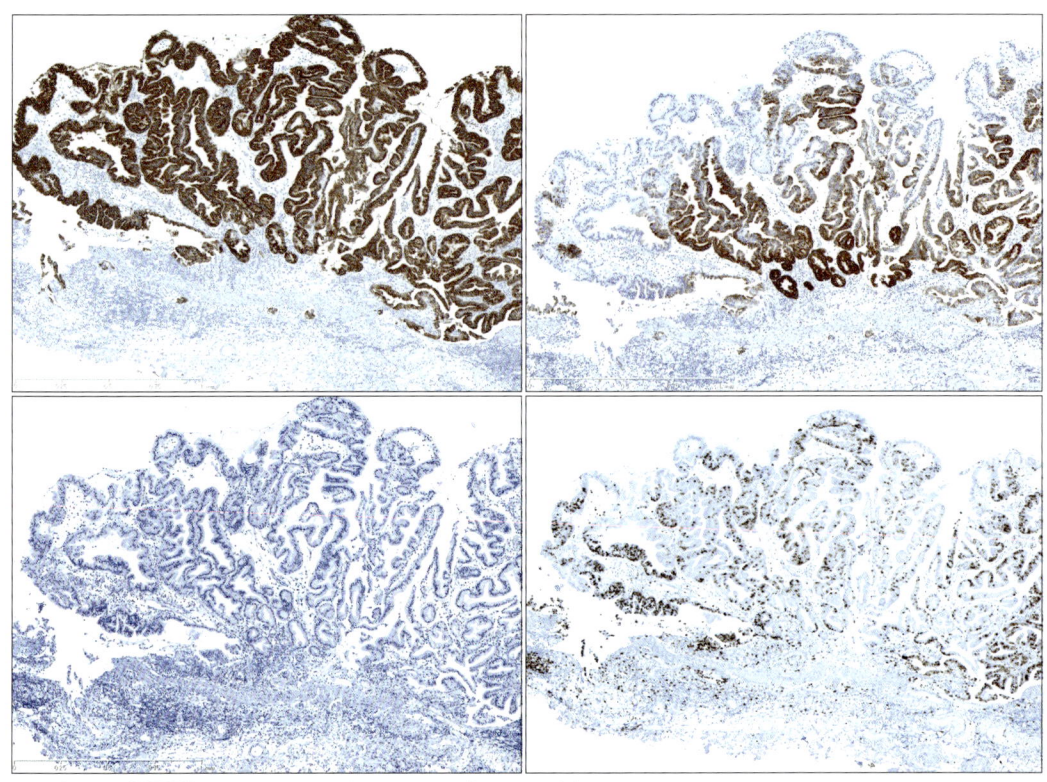

图6 ESD切除标本的病理组织学图像（免疫染色）
a：MUC5AC染色；b：MUC6染色；c：MUC2染色；d：ki-67染色。MUC5AC及MUC6为阳性，MUC2为阴性，考虑为胃型表型。ki-67阳性细胞为散在性分布，未发现局灶性分布。

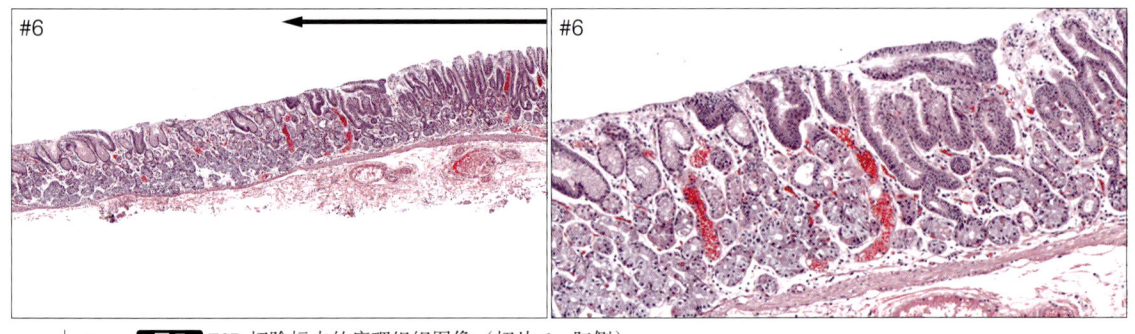

图7 ESD切除标本的病理组织图像（切片6，肛侧）
a HE染色图像。箭头所示为肿瘤的范围。
b a的放大图像。可见与非肿瘤腺管类似的、缺乏异型性、保持分化的肿瘤腺管。

（150μm）及淋巴管侵袭（**图5**）。

免疫染色（**图6a～c**）结果，肿瘤全层为MUC5AC阳性，MUC6以肿瘤深部为中心呈阳性改变，局部两者均为阳性。MUC2为阴性，考虑为胃型表型的癌。ki-67阳性细胞散在分布，未见局灶性分布（**图6d**）。肿瘤局部p53为阳性。通过以上诊断为胃型低异型度高分化型腺癌。

肿瘤边缘的肛侧及口侧都为与非肿瘤腺管相类似的、缺乏异型性且保持分化程度的肿瘤腺管。其形态、分布密度与周围非肿瘤黏膜部相同（**图7，图8**）。另外，ki-67阳性的增殖细胞核很少，但其分布向腺管表层移动，呈不规则性（**图8c**）。周围黏膜为无萎缩的胃底腺黏膜。病变前壁侧的一部分水平断端不明确（**图9**）。

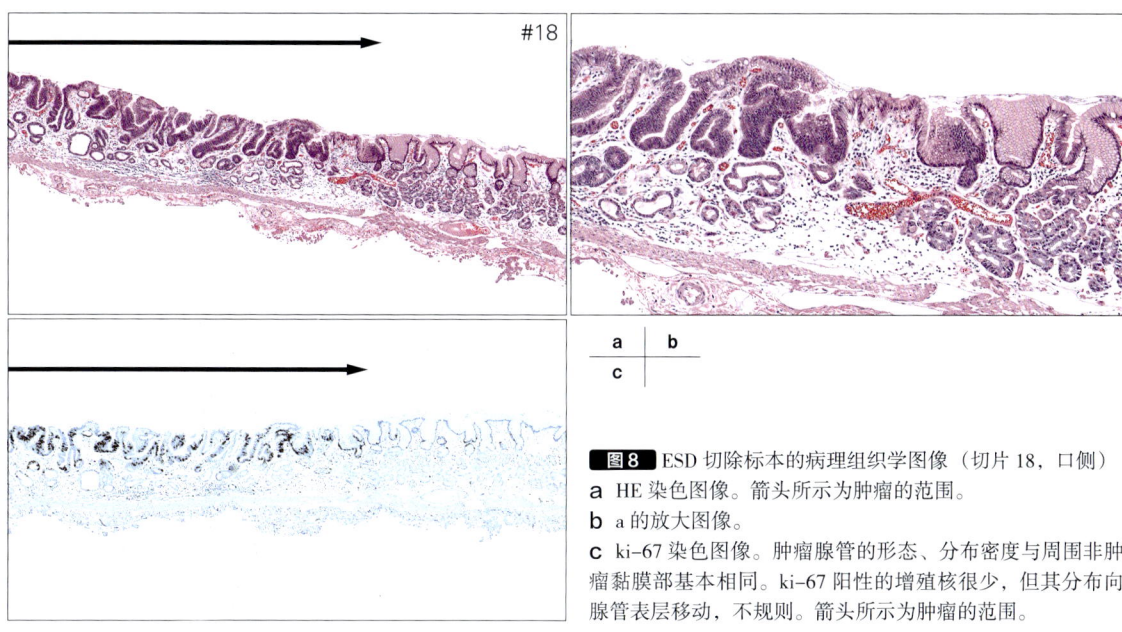

图8 ESD 切除标本的病理组织学图像（切片18，口侧）
a HE 染色图像。箭头所示为肿瘤的范围。
b a 的放大图像。
c ki-67 染色图像。肿瘤腺管的形态、分布密度与周围非肿瘤黏膜部基本相同。ki-67 阳性的增殖核很少，但其分布向腺管表层移动，不规则。箭头所示为肿瘤的范围。

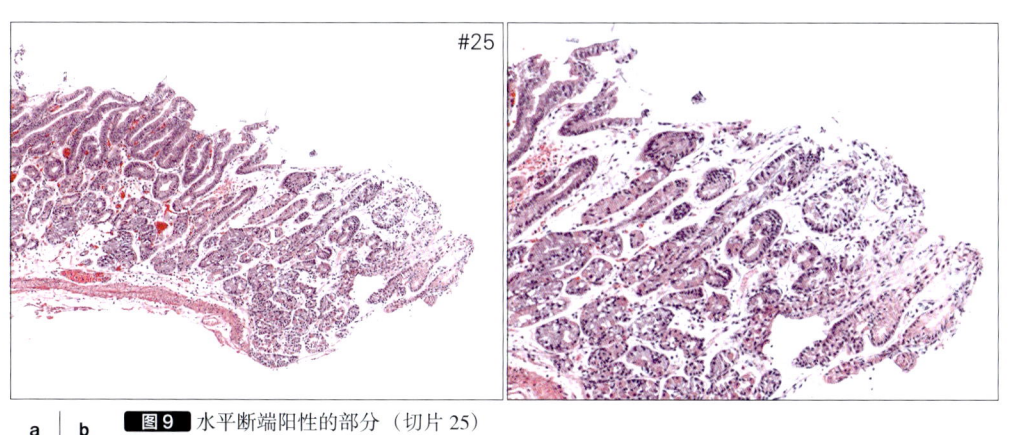

图9 水平断端阳性的部分（切片 25）
a HE 染色图像。
b a 的放大图像。前壁侧切除断端可见被烧灼的肿瘤腺管，水平断端不明确。

最终病理诊断为早期胃癌，Type 0-Ⅱa，腺癌（tub1>pap），pT1b1（SM1：150μm），ly1，v0，pHMX，pVMX，属于非治愈性切除。

手术切除标本 ESD 2 个月后追加手术的福尔马林固定标本中，肉眼下未发现残留癌组织（**图 10a**）。但病理组织学上，接近瘢痕处的黏膜内发现了与 ESD 切除病变相同组织像的低异型度高分化型腺癌，考虑为残留（**图 10b、c**）。

残留部位与水平断端不明确的区域一致。未发现所属淋巴结转移。与内镜图像对比，考虑残留肿瘤发生于阴性活检之间区域。

讨论

胃癌的组织学分型按 Nakamura 等[5] 的分类方法分可为分化型和未分化型，按 Lauren[6] 分型可分为 intestinal type 和 diffuse type，分化型根据核异型和结构异型的程度，可以进一步分为高异型度和低异型度[7]。另外，通过免疫组织化学染色，推进了胃癌表型的相关研究，将胃癌又分为胃型和肠型两种表型[8-10]。

低异型度腺癌的特征为内镜和肉眼图像中病变的界限不明确。另外，病理组织学方面，特

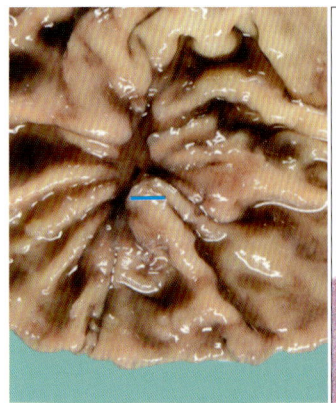
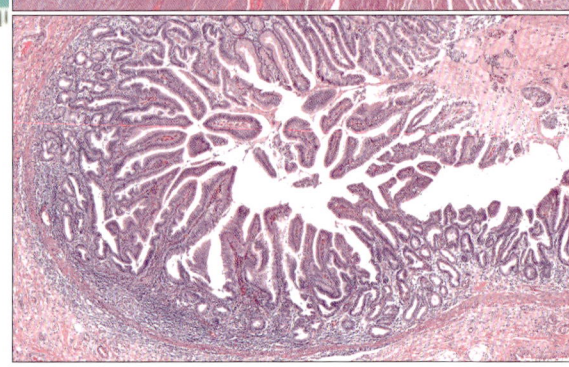

图10 手术切除标本。蓝线的范围内发现了癌的残留
a 肉眼图像。
b HE 染色图像。
c b 的放大图像。

别是通过活检病理有时很难对低异型度腺癌做出诊断。低异型度腺癌中，肠型低异型度腺癌需要与肠型腺瘤进行鉴别，胃型低异型度分化型腺癌在活检中很难与再生异型腺管或增生腺管等非肿瘤进行鉴别[2-4]，有时被诊断为 indefinite for neoplasia。也有报道指出[11-13] 胃型腺癌与黏膜下浸润、未分化倾向及淋巴管侵袭相关，恶性程度较高。因此，其诊断对于治疗选择来说是极其重要的，要求做出正确且精准度高的活检诊断。

另一方面，内镜下低异型度腺癌的边缘呈弥散状，有时很难辨识出作为界限的 demarcation line。其主要原因是，在病理组织学上，肿瘤腺管呈置换性于表层扩展，异型腺管的形态与隐窝上皮类似，特别是在边缘，腺管密度与非肿瘤黏膜部没有太大的差别。在这种情况下，即使使用色素放大内镜、NBI 观察，也呈现出与正常结构相似的所见。本病例的肿瘤内部，腺管密度较高，腺管形态也不规整，很容易做出癌的诊断，但是由于其边缘腺管密度低，而且腺管形态也规整，所以很难判定肿瘤边界。

不仅胃型，包括肠型在内的低异型度腺癌的共同特征为呈平坦扩散性生长或形成轻度的隆起。而高异型度腺癌大多形成凹陷，这一点在诊断上也有必要了解。

本病例在内镜下缺乏萎缩黏膜所见，抗 *H. pylori* IgG 抗体阴性，无除菌史，因此可以认为是发生于自然除菌后或未感染的 *H. pylori* 阴性胃黏膜的肿瘤。发生于 *H. pylori* 阴性胃中的胃型低异型度分化型腺癌的报道很少见[14]。胃型肿瘤与 *H. pylori* 的相关性目前尚不明确，九嶋等[15]指出，发生于 *H. pylori* 阴性/非萎缩性胃黏膜的胃癌可能为发生于胃底腺黏膜的胃型表型胃癌。

另外，在 NBI 所见中发现的大小不同的乳头状、颗粒状结构，多为胃型或胃肠混合型的肿瘤[16]，应该仔细进行范围的诊断[17]。

本病例联合使用阴性活检和 NBI 放大观察，确保了大部分的水平断端阴性，但结果在阴性活检之间发现了残留的肿瘤部分，从而再次认识到胃型低异型度分化型腺癌的范围诊断的难度。即使回顾内镜所见，对伴淋巴管侵袭的黏膜下层浸润部分的内镜诊断也是很困难的。对胃型低异型度分化型腺癌进行内镜治疗时，确保完整切除和正确的病理诊断是非常重要的。

结语

本文报告了1例发生于非萎缩性胃底腺黏膜上的胃型低异型度分化型腺癌。经内镜诊断和活检诊断怀疑为胃型低异型度分化型腺癌时，要考虑到范围诊断困难的可能性，以及黏膜下层浸润和脉管侵袭的可能性，从而采取更加慎重的处理方案。

参考文献

[1] Ono H, Kondo H, Gotoda T, et al. Endoscopic mucosal resection for treatment of early gastric cancer. Gut 48：225-229，2001

[2] 吉野孝之，下田忠和，斎藤敦，他．早期胃癌における胃型分化型腺癌の肉眼的特徴とその臨床治療．胃と腸 34：513-525，1999

[3] 田邊寛，岩下明徳，原岡誠司，他．病理学的にみた早期胃癌に対するESD切除成績と範囲診断困難例の特徴——一括完全切除例と分割切除例の対比を含めて．胃と腸 41：53-66，2006

[4] 井健一郎，小野裕之，角嶋直美，他．低異型度分化型胃癌の内視鏡診断—通常内視鏡の立場から．胃と腸 45：1131-1144，2010

[5] Nakamura K, Sugano H, Takagi K. Carcinoma of the stomach in incipient phase：its histogenesis and histological appearances. Gan 59：251-258，1968

[6] Lauren P. The two histological main types of gastric carcinoma：diffuse and so-called intestinal-type carcinoma. An attempt at a histo-clinical classification. Acta Pathol Microbiol Scand 64：31-49，1965

[7] 渡辺英伸．胃癌・大腸癌の悪性度診断とは．病理と臨 23：932-943，2005

[8] Tatematsu M, Ichinose M, Miki K, et al. Gastric and intestinal phenotypic expression of human stomach cancers as revealed by pepsinogen immunohistochemistry and mucin histochemistry. Acta Pathol Jpn 40：494-504，1990

[9] Egashira Y, Shimoda T, Ikegami M. Mucin histochemical analysis of minute gastric differentiated adenocarcinoma. Pathol Int 49：55-61，1999

[10] Saito A, Shimoda T, Nakanishi Y, et al. Histologic heterogeneity and mucin phenotypic expression in early gastric cancer. Pathol Int 51：165-171，2001

[11] 下田忠和，藤崎順子，樫村弘隆，他．胃癌の組織型と胃壁内進展形式．胃と腸 26：1125-1134，1991

[12] 下田忠和，池上雅博，江頭由太郎，他．胃型分化型腺癌の浸潤，発育形式の特徴．病理と臨 13：37-44，1995

[13] Koseki K, Takizawa T, Koike M, et al. Distinction of differentiated type early gastric carcinoma with gastric type mucin expression. Cancer 89：724-732，2000

[14] 丸山保彦，池谷賢太郎，景岡正信，他．Helicobacter pylori 陰性の胃に発生した胃型の低異型度分化型癌．胃と腸 49：908-913，2014

[15] 九嶋亮治，松原亜季子，柿木里枝，他．Helicobacter pylori 陽性胃癌と陰性胃癌の比較—病理の立場から：H. pylori 陰性胃癌・非萎縮性粘膜に通常型胃癌は発生するか．胃と腸 42：967-980，2007

[16] Kobayashi M, Takeuchi M, Ajioka Y, et al. Mucin phenotype and narrow-band imaging with magnifying endoscopy for differentiated-type mucosal gastric cancer. J Gastroenterol 46：1064-1070，2011

[17] 橋本哲，小林正明，水野研一，他．NBI拡大観察下にESDを行い，断端陽性となった分化型腺癌の1例．胃と腸 50：332-337，2015

Summary

Low-grade Gastric-Type Adenocarcinoma Arising in Non-atrophic Mucosa, Report of a Case

Kazuya Hosotani[1], Daisuke Aizawa[2], Tadakazu Shimoda, Hiroyuki Ono[1], Kohei Takizawa, Naomi Kakushima, Masaki Tanaka, Noboru Kawata, Masao Yoshida, Sayo Ito, Kenichiro Imai, Kinichi Hotta, Hirotoshi Ishiwatari, Hiroyuki Matsubayashi

A 70-year-old female underwent screening esophagogastroduodenoscopy, which revealed a 0-IIa type superficial cancer of 50mm in size on the greater curvature of the gastric fundus. Following a diagnosis of intramucosal carcinoma by white light endoscopy, endoscopic submucosal dissection was performed. The tumor margin was determined by narrow-band imaging and multiple biopsies surrounding the tumor. The pathological diagnosis was low-grade adenocarcinoma invading into the submucosal layer [tub1 > pap, pT1b1 (SM, 150μm), ly1, v0, pHMX, pVMX]. The tumor had a gastric-predominant mucin phenotype. Additional surgery revealed residual intramucosal tumor in the surgically resected specimen.

Low-grade gastric-type adenocarcinoma may have a higher risk of submucosal invasion or lymphovascular invasion than high-grade or intestinal-type adenocarcinoma, and it may be more difficult to decide the margin of the lesion. Therefore, we must be careful before performing endoscopic resection for such lesions.

---

[1] Division of Endoscopy, Shizuoka Cancer Center, Shizuoka, Japan
[2] Division of Pathology, Shizuoka Cancer Center, Shizuoka, Japan

主题病例　　　　　　　　　　　　　　　　　　　　　胃型低异型度分化型胃癌

发生于 *H. pylori* 阴性胃底腺黏膜的源于胃型腺瘤的低异型度高分化腺癌1例

堀江 义政[1]
藤崎 顺子[1]
河内 洋[2]
乾山 光子[1]
赤泽 直树
城间 翔
中野 薰
山崎 明
山本 安则
吉水 祥一
堀内 裕介
由雄 敏之
平泽 俊明
石山 晃世志
土田 知宏

张惠晶
（日）东立里伟康　译
（HIDASAIKO）

摘要●患者为60多岁男性。未感染 *H. pylori*，在外院行上消化道内镜检查（EGD）怀疑患有胃癌，为求进一步明确诊治收入笔者所在科室。治疗前的 EGD 中于胃穹隆处发现平坦隆起性病灶。白光观察，可见该病灶由浅红色、深红色和白色3个区域组成。放大观察，于深红色区域可见微血管的直径不同，怀疑为高分化腺癌，采用内镜治疗。切除标本的组织学检查显示，淡红色区域主要由 MUC6 阳性细胞的胃型（幽门腺）腺瘤组成。深红色区域 MUC6 和 MUC5AC 阳性细胞共存为胃型低异型度高分化腺癌成分。白色区域以 MUC5AC 阳性细胞为主体，但因轻微的结构异型和细胞异型而诊断为胃型（隐窝上皮型）腺瘤。

■**关键词**　胃型表型　低异型度分化型胃癌　*H. pylori* 阴性胃癌

[1] 癌研有明医院消化器内科 内视镜诊疗部
〒135-8550 东京都江东区有明3丁目8-31　E-mail: yoshimasa.horie@jfcr.or.jp
[2] 同 病理部

前言

对胃癌和胃腺瘤黏液表型的分析已有很长的历史了，自20世纪90年代以来，随着 MUC6 和 MUC5AC 等免疫组织化学研究的盛行，胃型腺瘤和腺癌也逐渐得到了广泛认识。根据2010年 WHO 的分类，胃腺瘤分为胃型和肠型，胃型又进一步分为隐窝上皮型和幽门腺型。其中隐窝上皮型腺瘤在日本往往被认为是低异型度高分化腺癌，《胃癌处理规约》（第14版）[1] 将幽门型腺瘤记为胃型腺瘤。胃型腺瘤（幽门腺型腺瘤）的发生与胃底黏膜的假幽门腺化生相关，是一种比肠型腺瘤癌变率（或担癌率）高的肿瘤[2,3]。

笔者结合相关文献报告了1例发生于 *H. pylori*（*Helicobacter pylori*）阴性且无萎缩的胃底腺黏膜的源于胃型腺瘤的低异型度高分化腺癌。

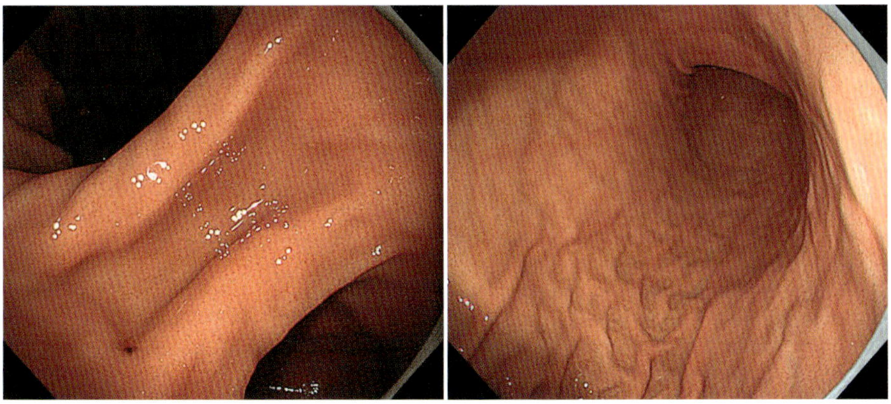

a	b

图1 普通内镜图像。背景黏膜无萎缩

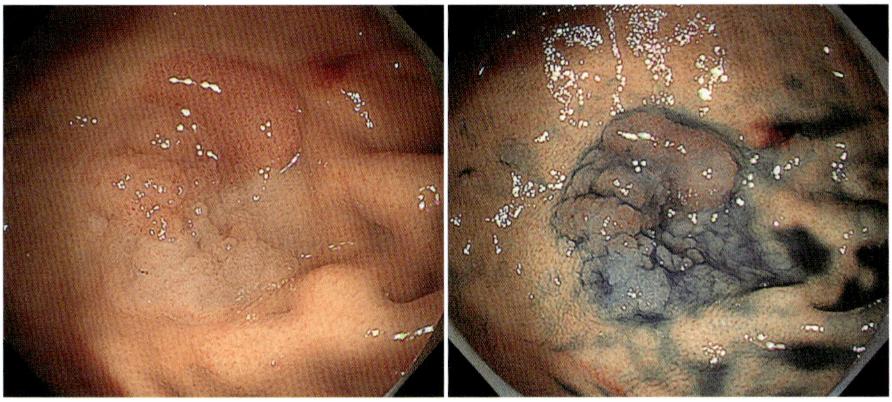

a	b

图2 普通内镜图像和靛胭脂染色图像
a 普通内镜图像。病变分为红色和白色区域。
b 靛胭脂染色图像。病灶界限清晰。

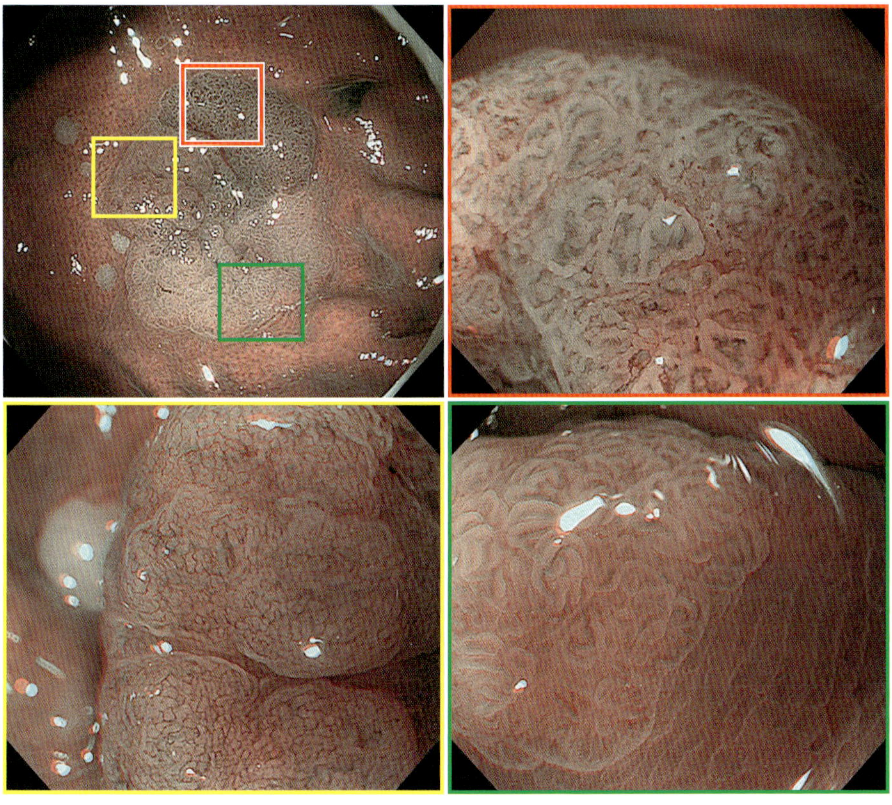

a	b
c	d

图3 NBI像
a NBI放大观察图像。红色框为区域A，黄色框为区域B，绿色框为区域C。
b a的红色框放大图像。white zone 大小不同，并且内部走行的微血管直径不同。
c a的黄色框放大图像。微血管呈 fine network 样，但血管本身无明显直径不等。
d a的绿色框放大图像。white zone 较均一，内部血管不明显。

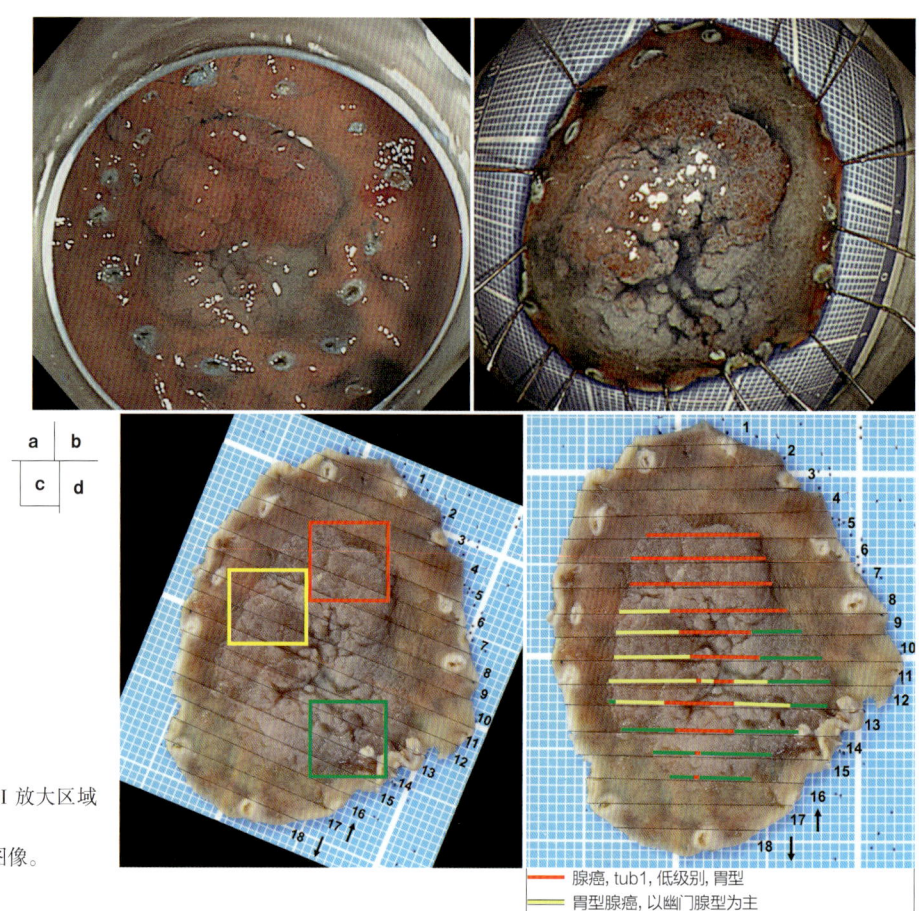

图4 切除标本
a ESD 标记。
b ESD 切除标本。
c ESD 切除标本与 NBI 放大区域（图3a）的对比。
d ESD 切除标本重建图像。

病例

患者：60多岁，男性。

主诉：无特殊。

既往史：支气管哮喘，无 H. pylori 除菌史。

现病史：于外院定期行上消化道内镜检查（esophagogastroduodenoscopy；EGD）对胃底腺息肉进行随访观察。本次 EGD 中于胃穹隆部发现一处平坦隆起性病变。活检怀疑高分化为进一步仔细检查和治疗而被转诊到笔者所在科室。

现有症状：未见明显异常。

血液检查结果：H. pylori 抗体 <3.0 U/mL，尿素呼气试验 0.5‰，其他结果未见异常。

EGD 所见 背景为 RAC（regular arrangement of collecting venules）[4] 阳性且无萎缩的黏膜（图1），散在胃底腺息肉。于胃穹隆部大弯侧发现一处平坦隆起性病变，呈分叶状，大小约为20mm。病变分为红色和白色区域。红色区域隆起明显，分为深红色区域和淡红色区域（图2a）。通过观察与周围区域色泽的变化，病灶边界清晰可见（图2b）。NBI 放大观察（图3a）中，深红色区域（区域A：图3a，红色框）whtie zone 大小不同，内部走行的微血管直径也不同（图3b）。

淡红色区域（B 区域：图3a，黄色框）中，微血管呈 fine network 样，血管直径无明显不同（图3c）。白色区域（区域C：图3a，绿色框）中，white zone 均匀一致，内部血管不明显（图3d）。内镜图像上，区域 B 难以区分为低异性度腺癌或腺瘤，但区域 A 经放大观察后可诊断为高分化腺癌。病变内无深凹陷或隆起中的隆起等黏膜下层浸润所见，施行了内镜下黏膜下层剥离术（endoscopic submucosal dissection；ESD）。

切除标本肉眼所见（图4） 病变是由发红区域和白色区域构成的分叶状扁平突起，大小

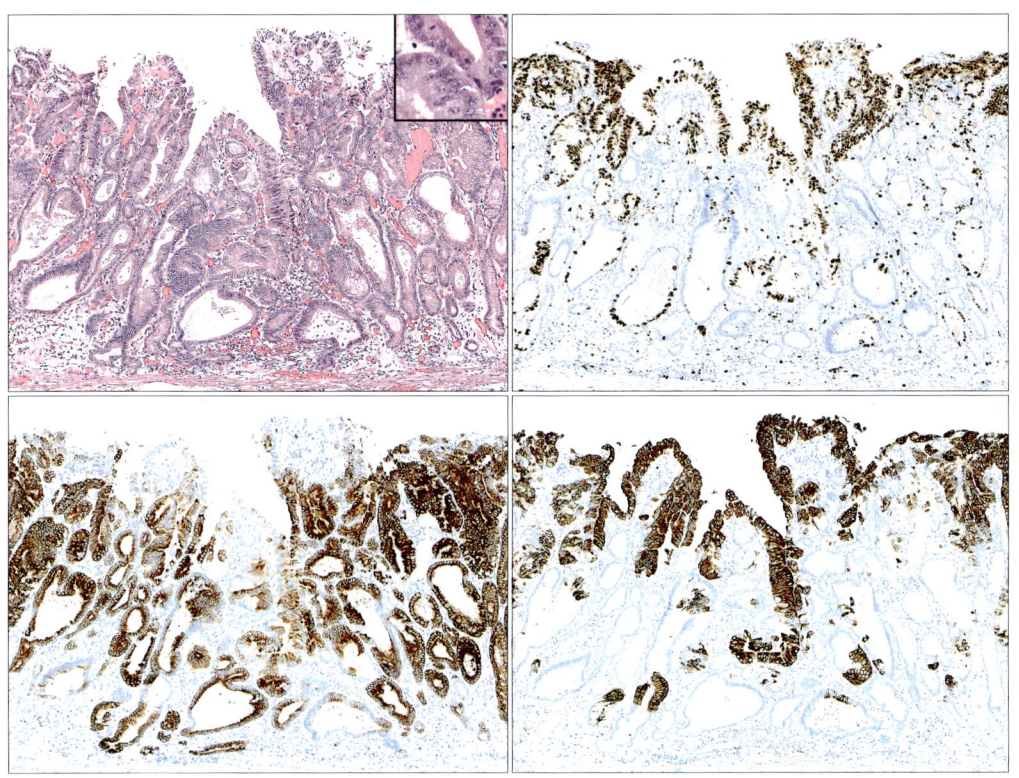

a	b
c	d

图5 区域 A 的病理组织学图像
a 细胞核呈类圆形，但形状略不规整且染色质粗糙，呈透明或浅嗜酸性细胞质的细胞排列不规则，且形成密集的管状及管状乳头状结构。右上角的小图为肿瘤细胞的高倍放大图像。
b ki-67 阳性细胞不规则且广泛分布。
c,d MUC6（c）和 MUC5AC（d）之一或二者均为阳性的细胞混合存在。

约 29mm×25mm。内镜下的深红色、淡红色、白色区域分别与区域 A、B、C 的对比图如**图 4c**所示。

组织病理学所见 与内镜所见相似病变在组织学上也由 3 个部分组成（**图 4d**）。对应于区域 A 的部位，细胞核为类圆形，但形状略不规整，染色质粗糙，细胞质呈透明的或淡嗜酸性，细胞排列不规则且呈密集的管状和管状乳头状结构（**图 5a**）。异型度不是很高，但与腺瘤所见有所不同，诊断为低异型度高分化腺癌。免疫染色显示 ki-67（MIB-1）阳性细胞不规则且广泛分布（**图 5b**），未发现 p53 的过表达或 MLH1 的缺失。肿瘤细胞呈 MUC5AC 阳性或 MUC6 阳性抑或两者均阳性（**图 5c、d**），而 MUC2 和 CD10 阴性，为胃型表型。

区域 B 中，主要为肿瘤细胞组成的小而密集的腺管样结构，肿瘤细胞核呈类圆形，形状均一，细胞质呈淡嗜酸性（**图 6a**），相当于典型的胃型腺瘤（幽门腺型腺瘤）。免疫染色显示 ki-67 阳性细胞呈带状分布于表层（**图 6b**）。肿瘤细胞 MUC6 及 MUC5AC 阳性，表层部分仅 MUC5AC 呈阳性（**图 6c、d**）。

区域 C 中，由形状均一的卵圆形至椭圆形细胞核的细胞构成类似于胃隐窝上皮的乳头状结构（**图 7a**）。免疫染色显示 ki-67 于腺颈部狭窄的范围内呈阳性（**图 7b**）。肿瘤细胞 MUC5AC 呈阳性，于腺颈部附近仅发现少量 MUC6 阳性细胞（**图 7c、d**）。这是隐窝上皮分化的肿瘤所见，应诊断为低异型度腺癌还是应看作胃型腺瘤的范畴，还有待商榷，但根据细胞异型及 ki-67 阳性细胞的分布，更接近于区域 B 的所见，诊断为胃型腺瘤（隐窝上皮型）成分。

基于以上所见，最终病理诊断为胃型腺癌局灶腺癌 tub1, pT1a, ly0, v0, HM0, VM0。

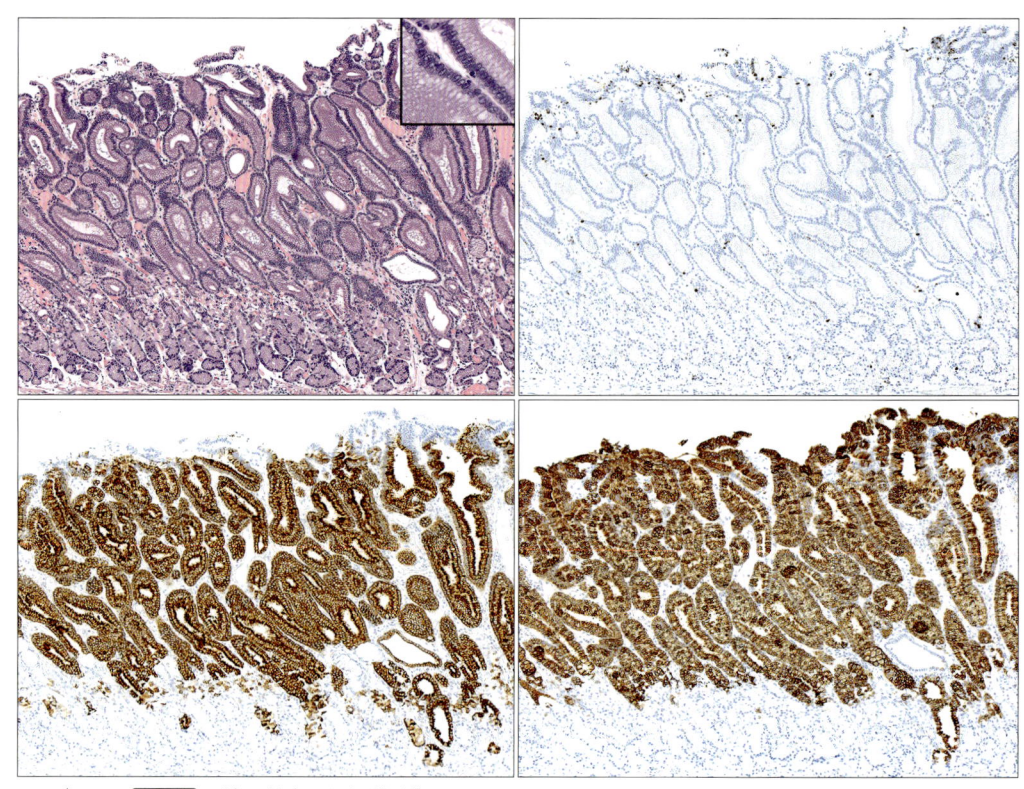

a	b
c	d

图6 区域 B 的病理组织学图像

a 由形状均一的类圆形细胞核和淡嗜酸性细胞质构成的肿瘤细胞呈密集的小型腺管样结构。右上角的小图为肿瘤细胞的高倍放大图像。

b ki-67 阳性细胞于两者之间的边界处呈带状分布。

c,d MUC6（c）及 MUC5AC（d）为阳性，表层仅 MUC5AC 阳性。

讨论

本文报告了 1 例来源于胃型腺瘤的低异型度高分化腺癌的早期胃癌病例。内镜下呈 3 个色调不同的区域，分别对应不同的组织成分，而放大内镜所见中也能够捕捉到每个区域的特征，从这一点看，这是 1 例富有启发性的病例。在白光基础上进行放大观察，可以推断出像本病例这样呈胃型表型的肿瘤性病变的组织结构。

区域 A（深红色区域）white zone 的大小不同，内部走行的血管直径不同，内镜下诊断为高分化腺癌，组织学上呈不规则的管状、乳头状结构，可以认为内镜下的图像反映出了诊断为癌的结构异型。区域 B（淡红色区域）为颗粒状结构，血管呈 fine network 样，无明显口径不同，内镜下很难区别是低异型度腺癌还是腺瘤，组织学上为轻微结构异型的胃型腺瘤像，无恶性所见。比较区域 A 和区域 B，组织病理学上可明显观察到腺管密度和大小不同等结构的异型，可以认为内镜图像的差异主要反映了结构的异型。区域 B，内镜下之所以很难诊断为癌还是腺瘤，是因为如果细胞核异型度很高，即使结构异型很轻微，也有可能在病理上诊断为癌，而内镜下无法确定这一点，因此与腺瘤很难鉴别。对于本病例，与区域 B（胃型腺瘤）相比，区域 A（低异型度高分化腺癌）的细胞核异型性相对较高，ki-67 阳性细胞数量也较多。在区域 A 中，局部混杂了相当于胃型腺瘤的成分，与源自胃型腺瘤的高分化腺癌所见相一致。

关于区域 C（白色区域），存在的问题是如何解释内镜所见与病理组织学所见的对应。该区域的放大观察图像中可见由结构均一且规整的

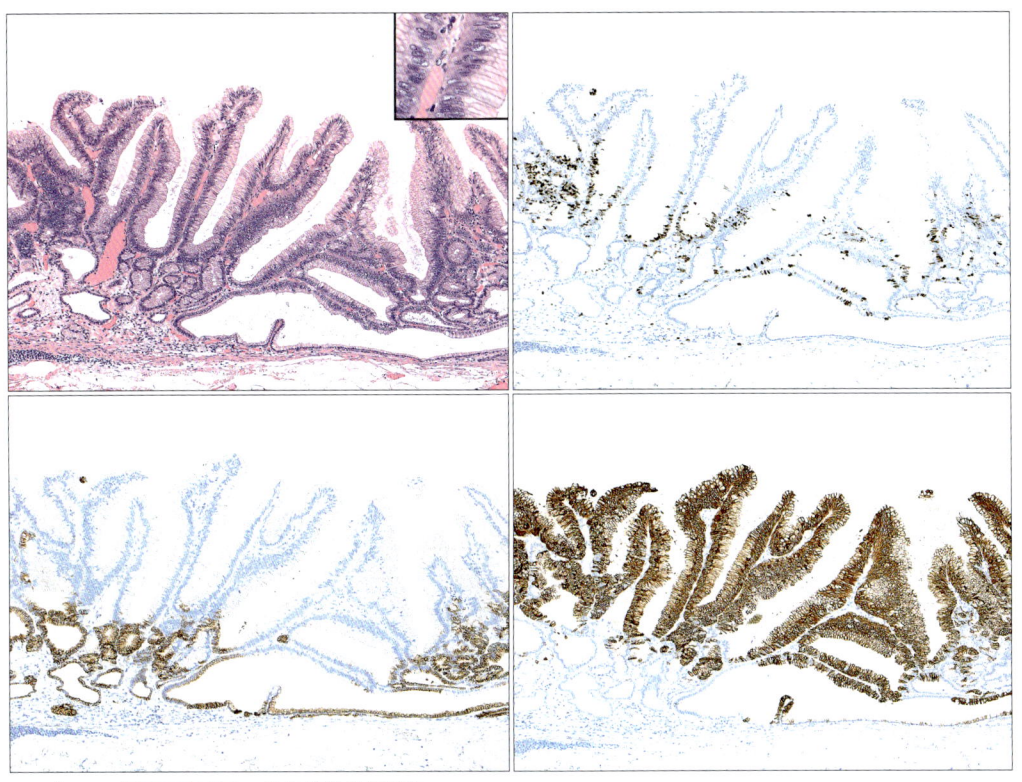

a	b
c	d

图7 区域 C 的病理组织学图像
a 由形状均一的类圆形至椭圆形细胞核的细胞构成类似于胃隐窝上皮的乳头状结构，并规则排列。右上的小图为肿瘤细胞的高倍放大图像。
b ki-67 阳性细胞分布于腺颈部狭窄区域。
c,d MUC5AC（d）为阳性，而仅在黏膜深部发现少量 MUC6（c）阳性细胞。

white zone 构成，具有均匀结构的白色区域组成，内部血管不明显。也就是说，该区域的组织学异型度肯定低于区域 A，即使与区域 B 相比，也是异型度较低的病变。组织学上是由轻度细胞异型的高柱状上皮组成的乳头状结构，为隐窝上皮分化的肿瘤成分。在日本，隐窝上皮分化的肿瘤常被诊断为胃型低异型度癌。但在本区域中，类似隐窝上皮的乳头状结构规则分布，结构轻度异型，细胞核所见近似区域 B，即胃型腺瘤的所见，并且 ki-67 阳性细胞局限于腺颈部附近等，因此将其判断为腺瘤是合适的。本区域内，局部也含有 MUC6 阳性细胞成分，可以理解为在胃型腺瘤内捕捉到的组织学多样性。

在胃底腺黏膜中，存在于腺颈部的未分化细胞可以分化为表层的隐窝上皮、深部的颈黏液细胞、壁细胞、主细胞和内分泌细胞。因此，胃底腺黏膜存在各种细胞的分化，有可能发生组织学

上极其类似的低异型度肿瘤[5]。本病例发红区域和白色区域的组织结构不同，分别为以颈黏液细胞/幽门腺分化为主体和以隐窝上皮细胞分化为主体，但应根据二者（颈黏液细胞/幽门腺细胞分化、隐窝上皮细胞分化）的主导地位来规定表型。

但是，区域 C 的病理组织诊断，可能根据病理医生的立场得到不同的结果，也可以诊断为隐窝上皮型低异型度腺癌。因此，按现状来看，区域 C 的内镜所见为腺瘤所见这一结论还为时过早，有必要进一步对胃型腺瘤的组织学多样性进行分析，并对隐窝上皮型肿瘤的组织学良恶性诊断标准及依据等进行病理学方面的研究。九嶋[6] 认为，由于一部分低异型度分化型癌常与腺瘤很难进行鉴别诊断，所以把低异型度分化型肿瘤作为"实用的"称呼来使用，由此看来，区域 C 的病理诊断一般来说是很困难的。

胃型腺瘤的临床特点：胃上部多见，肉眼

所见分为4种隆起类型[2, 3]：①高耸的绒毛状隆起；②表面相对光滑且有狭窄的隆起；③伴有中央凹陷的低缓隆起（内翻性生长）；④结节集簇样、呈大肠的LST-G型（laterally spreading tumor granular type）外观。本例对应的是呈LST-G型外观的隆起。关于背景黏膜，Abraham等[7]报告显示，与肠型腺瘤相比，胃型腺瘤中几乎没有发现*H. pylori*感染和肠上皮化生，但九嶋等[3]在28例胃型腺瘤病例中发现了25例活动性胃炎或萎缩型胃炎，并且讨论了幽门腺型腺瘤的发生是否与*H. pylori*感染性胃炎引起的胃底腺黏膜的假幽门腺化生相关，可见不同报告得出了不同的结论。本病例无*H. pylori*除菌史，血清*H. pylori*抗体和尿素呼气试验为阴性，血清胃蛋白酶原未检测，内镜下未发现胃黏膜萎缩，因此诊断为*H. pylori*未感染。由于诊断标准尚未确定，所以*H. pylori*阴性胃癌的发生率根据报道的不同而不同，但在日本非常少见，不足1%[8]。发生于*H. pylori*未感染的胃底腺黏膜的胃型腺瘤癌变病例仅见几例报道[9-11]，来源于胃型腺瘤的癌是否可以说是一种*H. pylori*阴性胃癌，还期待今后收集更多的病例来证实。

结语

笔者介绍了1例发生于无*H. pylori*感染胃底腺黏膜的胃型腺瘤来源的低异型度胃型腺癌。这是1例经放大内镜观察了病灶的不同部分，并与病理组织学所见进行了对比的珍贵病例，特此报告。

参考文献

[1] 日本胃癌学会（編）. 胃癌取扱い規約, 第14版. 金原出版, pp 33-34, 2010
[2] 九嶋亮治, 向所賢一, 馬場正道, 他. 胃腺腫の病理診断—特に胃型（幽門腺型）腺腫について. 胃と腸 38: 1377-1387, 2003
[3] 九嶋亮治, 松原亜季子, 吉永繁高, 他. 胃型腺腫の臨床病理学的特徴—内視鏡像, 組織発生, 遺伝子変異と癌化. 胃と腸 49: 1838-1849, 2014
[4] 八木一芳, 中村厚夫, 関根厚雄, 他. *Helicobacter pylori* 陰性・正常胃粘膜内視鏡像の検討. Gastroenterol Endosc 42: 1977-1987, 2000
[5] 九嶋亮治, 葛原正樹, 馬場正道, 他. 胃底腺型胃癌の病理組織学的理解と鑑別診断. 胃と腸 50: 1481-1491, 2015
[6] 九嶋亮治. 胃癌—病理学的分類：日本における実践的な分類. 胃と腸 52: 15-26, 2017
[7] Abraham SC, Montgomery EA, Singh VK, et al. Gastric adenomas: intestinal-type and gastric-type adenomas differ in the risk of adenocarcinoma and presence of background mucosal pathology. Am J Surg Pathol 26: 1276-1285, 2002
[8] 伊藤公訓, 松尾泰治, 保田智之, 他. *Helicobacter pylori* 陰性胃癌の定義と判定. 胃と腸 49: 835-839, 2014
[9] 大澤武, 浅田康行, 木村成里, 他. *Helicobacter pylori* 未感染と考えられる幽門腺腺腫から発生した胃癌の1例. 日消がん検診誌 55: 45-51, 2017
[10] 飽本哲兵, 岩男泰, 下田将之, 他. 高分化管状腺癌を伴った胃型腺腫, いわゆる幽門腺腺腫の1例. 胃と腸 52: 1121-1124, 2017
[11] 野中敬, 結束貴臣, 小川祐二, 他. *Helicobacter pylori* 陰性胃粘膜に発生した胃型腺腫内癌の1例. Gastroenterol Endosc 54: 2006-2013, 2012

Summary

Low-grade, Well-differentiated Adenocarcinoma Arising in Gastric-type Adenoma in a *Helicobacter pylori*-Negative Patient, Report of a Case

Yoshimasa Horie[1], Junko Fujisaki, Hiroshi Kawachi[2], Mituko Inuyama[1], Naoki Akazawa, Syou Shiroma, Kaoru Nakano, Akira Yamasaki, Yasunori Yamamoto, Syouichi Yoshimizu, Yusuke Horiuchi, Toshiyuki Yoshio, Toshiaki Hirasawa, Akiyoshi Ishiyama, Tomohiro Tuchida

A 60-year-old male with suspected early gastric cancer during a previous hospital visit was presented to our hospital. The patient tested negative for *Helicobacter pylori* and had no history of eradication therapy. Endoscopic examination revealed a flat-elevated lesion at the fornix of the stomach. White light endoscopy revealed a lesion consisting of strongly-reddish, slightly-reddish, and whitish areas. The strongly-reddish area showed irregular microvessel patterns using magnified narrow-band imaging. Endoscopic findings suggested a well differentiated adenocarcinoma and endoscopic submucosal dissection was performed. The strongly-reddish area corresponded to low-grade well-differentiated adenocarcinoma with irregularly mixture of MUC6 and MUC5AC positive tumor cells. The slightly-reddish area was identified as typical gastric-type adenoma with MUC6 and MUC5AC expression. Meanwhile, the whitish area was diagnosed as gastric-type adenoma as well mainly consisting of foveolar-epithelial type tumor cells with MUC5AC expression.

[1]Department of Gastroenterology, Cancer Institute Hospital of JFCR, Tokyo
[2]Department of Pathology, Cancer Institute Hospital of JFCR, Tokyo

| 主题病例 | 胃型低异型度分化型胃癌 |

经EMR诊断的4型低异型度分化型胃癌1例

荒尾 真道[1]
上堂 文也
大森 正泰
北村 昌纪[2]
中川 健太郎[1]
岩坪 太郎
岩上 裕吉
松野 健司
松浦 伦子
中平 博子
金坂 卓
山本 幸子
竹内 洋司
东野 晃治
石原 立
东口 隆一[3]

张惠晶
（日）东立里伟康 译
（HIDASAIKO）

摘要●患者为60多岁男性。201X年12月因早期胃癌接受了内镜下黏膜下层剥离术（ESD）。在先前医生进行ESD治疗后，201（X+1）年8月，外院ESD术后行内镜下随访观察时，于胃体下部前壁发现一处大小约为1cm的褪色凹陷性病变，活检病理诊断为Group 1，采取随访观察。随访方案为每半年行一次上消化道内镜检查（EGD），每一年行一次CT检查。201（X+6）年12月发现病灶有明显增大倾向，遂转诊至笔者所在医院。在笔者所在医院行EGD检查显示从胃体下部前壁至大弯可见范围为7cm的4型病变。病变处黏膜发红，表面凹凸不整，周围可见肿大、融合的皱襞。经NBI放大内镜观察于发红的不规则黏膜处可见不规整的微血管和表面微结构，与周围黏膜界限不明确。笔者对该患者进行了腹腔镜下幽门侧胃切除术。切除标本的病理学检查诊断为低度异型度分化型腺癌，癌腺管缺乏细胞及结构异型性，但已浸润至浆膜下层。

关键词 低异型度分化型胃癌　胃型表型　4型胃癌

[1] 大阪国际医疗中心消化管内科　〒541-8567 大阪市中央区大手前3丁目1-69
　　E-mail: masamichi-arao@outlook.jp
[2] 同　病理・细胞诊断科
[3] 济生会中和医院内科

前言

由于低异型度高分化型腺癌缺乏细胞和结构的异型性，因此有时很难对活检病理做出诊断。本文报告1例经过6年不断活检进行长期随访观察并最终诊断为低异型度高分化型腺癌的病例。

病例

患者：60多岁，男性。
主诉：无。
既往史：高血压，血脂异常。201X年12月，诊断为早期胃癌并接受了内镜下黏膜下层剥离术（ESD）。
现病史：早期胃癌ESD术后内镜随访观察

过程中，于201（X+1）年8月在胃体下部前壁发现一处大小约1cm的褪色凹陷面，遂行病理活检。病理诊断为Group 1，对该患者进行随访观察，随访方案为每半年一次上消化道内镜检查（EGD），每一年一次CT检查。此后，褪色凹陷区周围逐渐隆起，CT检查也发现同一部位胃壁明显增厚，为行进一步检查及诊治，该患者于201（X+6）年12月转至笔者所在医院。

口服药物史：雷贝拉唑，阿伐他汀，阿折地平，双环胺。

体格检查：身高163.0cm，体重67.8kg，无特殊说明。

血液检查结果：未见明显异常。*H. pylori* 抗

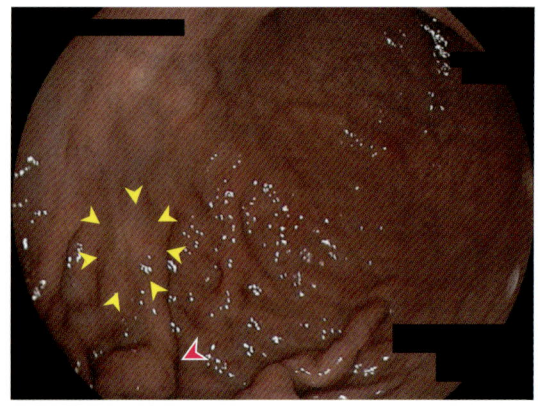

图1 201X年12月的EGD所见。胃体下部前壁可见约1cm的褪色区域（黄色箭头）。褪色区域附近可观察到黏膜下肿瘤样隆起，没有随时间发生变化（红色箭头所示）

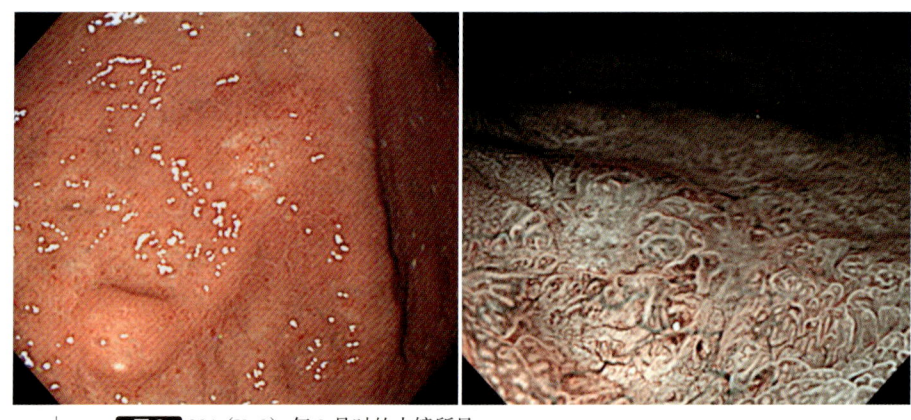

图2 201（X+2）年9月时的内镜所见
a 白光图像。病变无明显改变。
b 病变的NBI放大图像。病变边界似与凹陷面一致，凹陷面的窝间部增大且不规则。另外，血管的口径不同，局部表面结构消失。

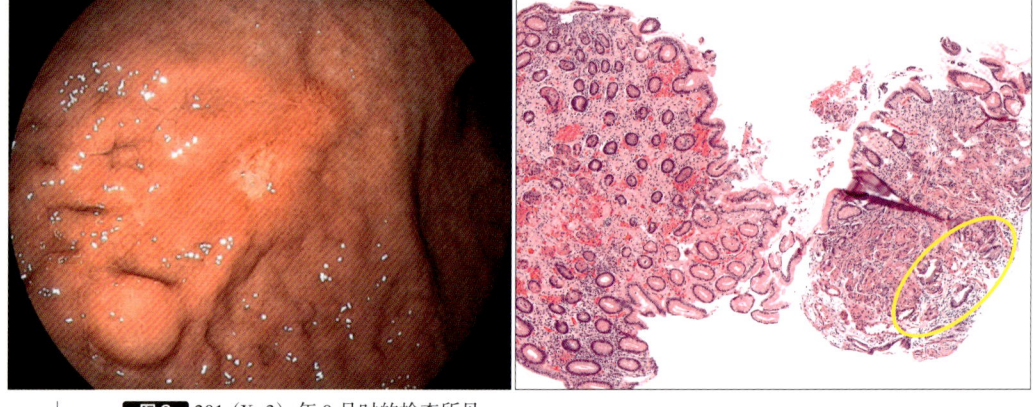

图3 201（X+3）年9月时的检查所见
a 褪色凹陷区域周围发红黏膜变得清晰。
b 褪色区域的活检病理组织学图像。很难发现异型细胞及腺管结构（黄色圆圈）。

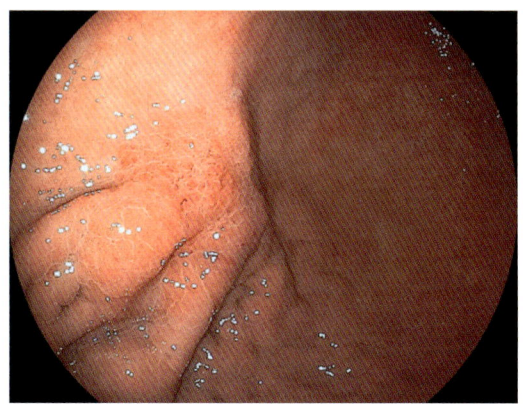

图4 201（X+4）年9月的内镜检查结果。可见发红的粗糙黏膜。发红部皱襞集中，局部融合形成隆起

体阴性［201（X+5）年行根除HP治疗］。

EGD所见 201X年12月，EGD检查中于胃体下部前壁发现一处约1cm的褪色凹陷性病变（**图1**），怀疑为肿瘤性改变，遂行活组织检查，诊断为Group 1。

201（X+2）年9月，褪色的凹陷面逐渐明显，通过NBI（narrow band imaging）放大观察发现轻度不规则的微血管及表面微结构（**图2**）。

201（X+3）年9月，褪色凹陷的边缘略隆起。活检诊断仍为Group 1（**图3**）。

201（X+4）年9月，褪色陷凹面变得不明显，病变部位及周围黏膜整体隆起，周边皱襞肿大、融合（**图4**）。活检未见肿瘤组织，且腹部CT未发现异常，因此对该患者定期随访。

在201（X+6）年12月转诊至笔者所在医院

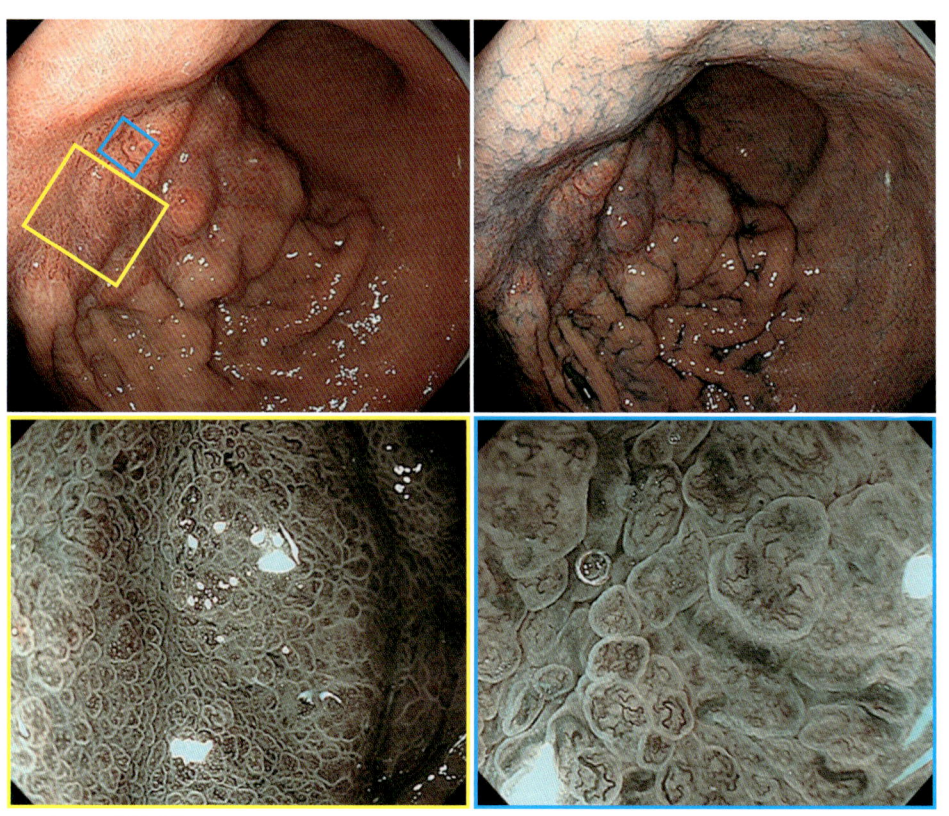

a	b
c	d

图5 201（X+6）年12月，转诊至笔者所在医院时的EGD所见
a 在胃体下部前壁至大弯侧可见不规整的发红黏膜，周边皱襞肿大。
b 靛胭脂染色图像。周边皱襞向发红的凹凸不规整的黏膜处集中。
c a的黄色框NBI图像。发红区域的窝间部不均匀，与背景黏膜分界不清。
d a的蓝色框NBI图像。可见血管的口径不同。

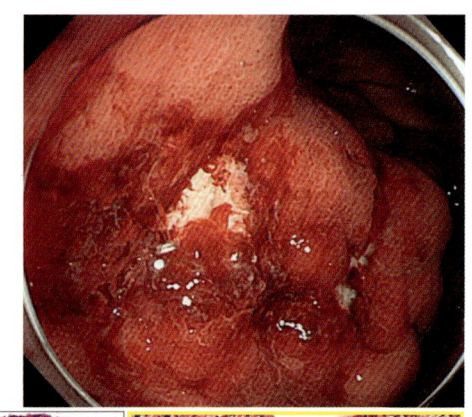

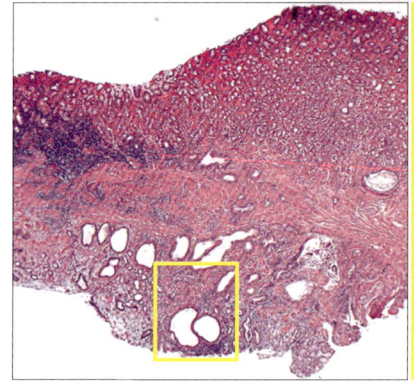 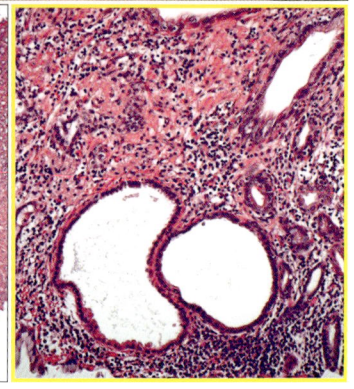

图6 EMR 相关图像
a 施行 EMR 处的内镜图像。
b EMR 后的病理组织学所见。黏膜的腺管结构缺乏异型性，但黏膜下层可见不应有的腺管结构，可以诊断为癌。
c b 的黄色框放大图像。黏膜下层的腺管缺乏细胞和结构异型性。

后行内镜检查时，发现胃体下部前壁可见凹凸不规整的发红黏膜，周边皱襞肿胀、融合，表现为4型进展期癌的形态（图5a、b）。NBI 放大观察中，可见发红黏膜处表面微结构和表面微血管轻度不规整，边界不清（图5c、d）。肿瘤的生长和浸润可能侵及黏膜下层以深，但之前于外院进行多次活检未确定诊断，因此对病变的发红部分进行内镜下黏膜切除术（EMR），对整个病变行病理组织学诊断。考虑到可能无法采集到足以诊断的黏膜下组织 EMR 标本，因此对 EMR 后的溃疡底部也进行了活检。EMR 标本，黏膜固有层深层及黏膜下层可见增生的癌腺管（图6）。癌腺管缺乏细胞及结构的异型性，诊断为低异型度高分化型管状腺癌。经胸腹部增强 CT 检查未发现明确的远处及淋巴结转移，施行了腹腔镜下幽门侧胃切除术。

切除标本的病理组织学所见 在手术切除的新鲜标本中，于胃体下部前壁观察到发红的限局性胃壁增厚，伴周边皱褶集中（图7a），手术切除标本（图7b），以及与内镜图像相对应的切割线*的位置（图7c）。普通观察下呈发红的不规整黏膜，与 NBI 放大图像中不规整的表面微结构及微血管区域相对应的切割线*的病理组织学所见为：EMR 组织中黏膜下层异型性较弱的癌腺管从黏膜固有层深层浸润至固有肌层（图7d、e）。黏膜固有层可见炎性细胞浸润及隐窝上皮的增生性改变，切割标本中未发现癌暴露于黏膜表层（图7f）。此外，在其他所有切片中，均未发现癌露出于黏膜表层。于浅蓝色切线处可见浆膜浸润（图7g～i）。另外，在切除标本的脂肪组织中发现了血管侵袭和腹膜播种的可疑结节。经免疫组织化学

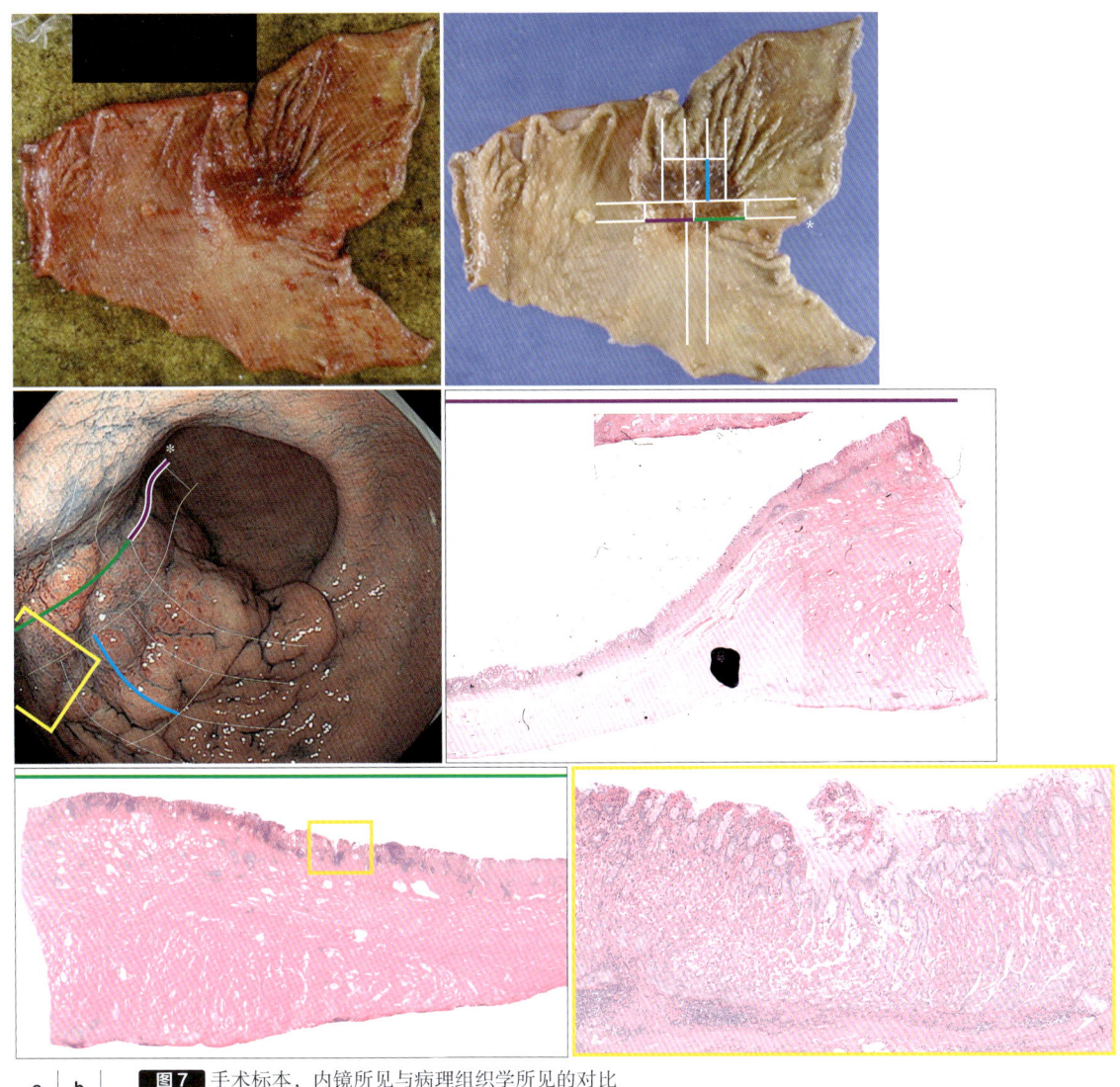

a	b
c	d
e	f

图7 手术标本，内镜所见与病理组织学所见的对比
a 手术标本图像。
b 切割图。
c 与内镜所见的对比。紫线、绿线、浅蓝色线分别对应 b 中的紫线、绿线及浅蓝色线。
d,e b 的切割线 * 的病理组织学图像。d：c 中的紫线部位；e：c 中的绿线部位。
f e 的黄色框放大图像。癌腺管侵及黏膜下层以深，但上皮中无明确的癌灶露出。

染色，证实癌腺管中的 MUC5AC 和 MUC6 呈阳性（图 7j、k），MUC2、CD10 阴性。诊断为 M，Ant-Gre，Type4，50mm×48mm，tub1，pT4a（SE），INFb，ly0，v1，pCY1，UL（-），pPM0，pDM0，Stage IV。

讨论

低异型度分化型胃癌是一种分化接近于正常上皮或腺瘤的癌，与低异型度高分化腺癌、超高分化腺癌是同义词[1]。田边等[2]根据黏液表型及肿瘤细胞的分化，将低异型度分化型胃癌分为胃型、肠型和混合型（胃肠型）。其中胃型又分为胃隐窝上皮型、胃底腺型和胃固有黏膜型，胃固有黏膜型进一步细分为胃底腺黏膜型、幽门腺黏膜型和胃底腺/幽门腺黏膜混合型。根据此分类方法，本病例属于胃隐窝上皮型。

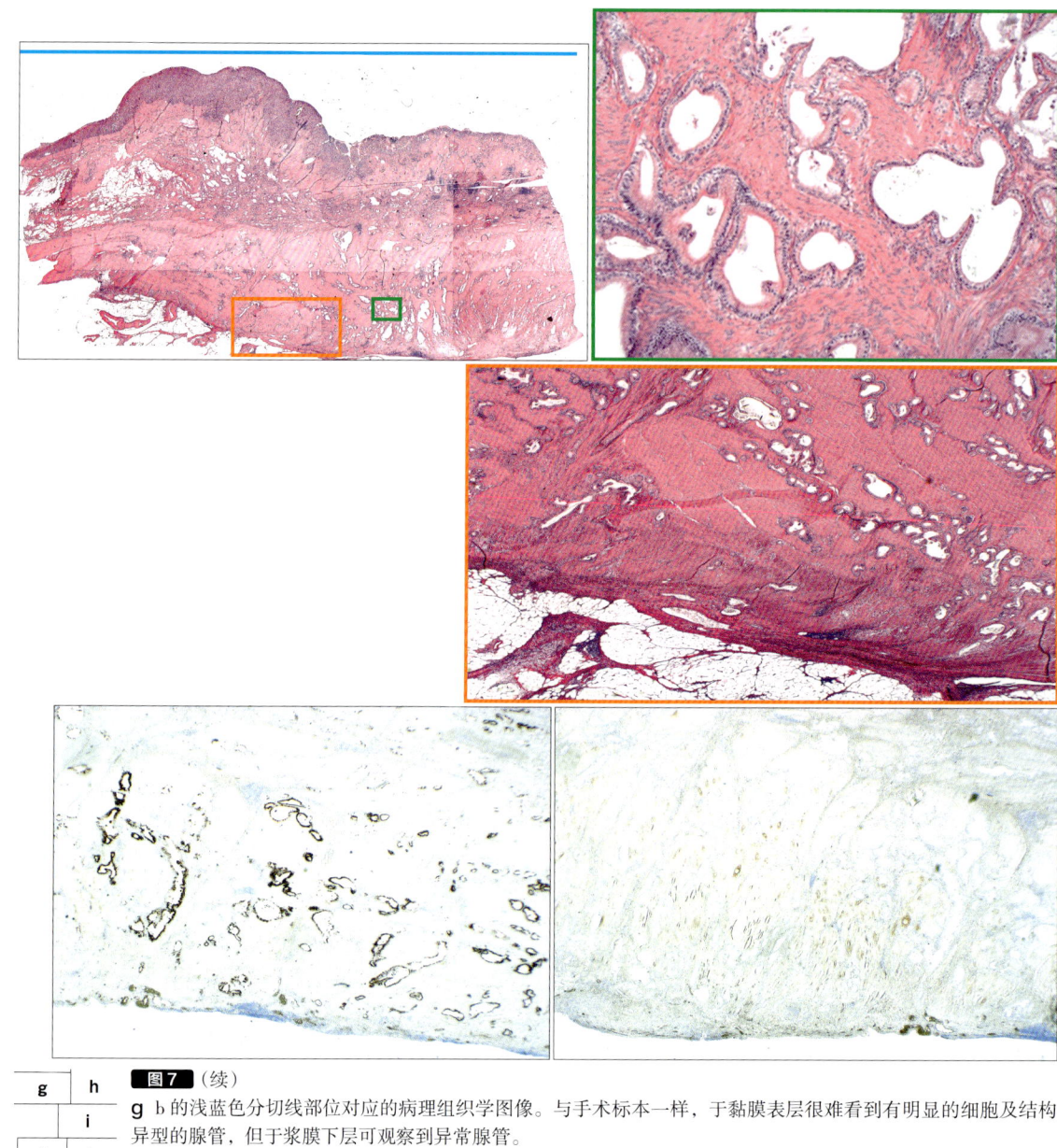

g	h
	i
j	k

图7（续）

g b 的浅蓝色分切线部位对应的病理组织学图像。与手术标本一样，于黏膜表层很难看到有明显的细胞及结构异型的腺管，但于浆膜下层可观察到异常腺管。

h g 的绿色框放大图像。

i g 的橙色框放大图像。浆膜层可见异型腺管。

j,k 免疫组织化学染色图像。j：MUC5AC；k：MUC6。

低异型度分化型胃癌缺乏细胞异型和结构异型，有时接近正常组织的分化，很难与幼稚的再生上皮、肠上皮化生、增生的隐窝上皮、胃固有腺及腺瘤进行鉴别，活检的病理诊断有时也很困难[3-5]。内镜所见的统计报告显示，褪色病变占58.6%，发红病变占41.4%[6]，虽然也详细介绍了低异型度分化型胃癌的放大内镜所见[7]，但由于病例数较少，因此其内镜所见特征还有待于进一步研究。

本文笔者报告了历经约6年长期随访观察的病例，其间经多次活检没能诊断为肿瘤。201（X+2）年的内镜所见呈边界清晰的表面凹陷形态，

NBI 放大图像中发现了不规整的表面微结构及微血管，但通过活检仍未诊断为癌。重新审视了外院的活检结果，局部发现了可疑癌腺管，但由于区域较小且缺乏异型性，因此很难积极地诊断为癌。胃型低异型度管状腺癌的活检诊断之所以困难，是因为细胞质较透明，多数情况下核浆比仅轻度至中度增加[3]。大仓等[8]指出，为了不漏诊活检组织中的肿瘤腺管，需要注意类圆形且轻度肿大的细胞核，如果发现细胞核呈现出轻微的大小不同和极性紊乱，就有必要怀疑是恶性的。在炎症性变化中也可以看到核的肿大，但多呈细长的椭圆形肿大，很少为接近圆形的类圆形肿大[8]。

据本病例在 201（X+4）年以后的活检检查结果完全没有怀疑是癌，推测是由于癌存在于黏膜下层以深，活检时无法采集到。EMR 切除了最怀疑为肿瘤的部位，但在黏膜表面并没有发现癌。另外，即使在外科切除标本的切片范围内，表面也没有发现癌组织，那么癌在黏膜表面真的没有露出吗？或者可以认为是有极少量的暴露。在这种情况下，难以通过活检来进行诊断，但通过在 EMR 切除标本的黏膜下层发现缺乏细胞和结构异型的癌腺管而得到了确定诊断。钻孔活组织检查或超声内镜引导下细针穿刺术（EUS-FNA）的活检标本很小，由于很难确定是取自于胃壁的哪一层结构，因此对于像本病例这样的异型度低且存在于黏膜下的癌，更加合适采用 EMR 这样的诊断方法。

对于胃型低异型度高分化管状腺癌，笔者报告过经活检无法确诊随访观察了 2～3 年的病例[4,9]，但还没有报告经过 6 年随访观察的病例，该病例是观察了低异型度分化型癌自然发展史的比较珍贵的病例。如果活检不能确诊且病变还比较小，则会纠结于应该进行随访观察还是采取诊断性治疗。但是，类似于本病例，由于病变有时在黏膜面无变化但却浸润到黏膜下，因此，如果在内镜下怀疑肿瘤但活检结果不支持，则应与病理医生进行充分讨论，至少在病变有增大的趋势时，应考虑行 EMR 或 ESD 诊断性治疗。

结论

本文报告了 1 例历经很长时间才确认形态变化的低异型度高分化腺癌病例。由于低异型度分化型腺癌的异型较度低，有时很难进行诊断。但由于是进行性病变，即使活检无法诊断为恶性，也应该注意进行定期的随访和诊断性治疗。

参考文献

[1] 岩下明德，田邉寛．低異型度分化型胃癌の診断．胃と腸 45：1057-1060，2010
[2] 田邉寛，岩下明德，池田圭祐，他．胃底腺型胃癌の病理組織学的特徴．胃と腸 50：1469-1479，2015
[3] 大倉康男，中村恭一，西沢護．胃型分化型腺癌の生検組織診断とその問題点—とくに経過を見た症例を中心に．病理と臨 13：18-26，1995
[4] 長浜隆司，八尾悟朗，大倉康男，他．組織異型が弱く 2 年 7 か月経過観察を行った胃型分化型 sm 胃癌の 1 例．胃と腸 38：723-732，2003
[5] Joo M, Han SH. Gastric-Type Extremely Well-differentiated adenocarcinoma of the stomach：a challenge for preoperative diagnosis. J Pathol Transl Med 50：71-74，2016
[6] 今井健一郎，小野裕之，角嶋直美，他．低異型度分化型胃癌の内視鏡診断．胃と腸 45：1131-1144，2010
[7] 八尾健，田邉寛，長浜孝，他．低異型度分化型胃癌（超高分化腺癌）の拡大内視鏡診断．胃と腸 5：1159-1171，2010
[8] 大倉康男，中村恭一．低異型度管状腺癌の生検診断．胃と腸 45：1172-1181，2010
[9] 藤澤貴史，阪本哲一，坂口一彦，他．2 年間内視鏡的に経過観察した胃型分化型進行癌の 1 例．Gastroenterol Endosc 44：1692-1698，2002

Summary

Extremely Well-differentiated Adenocarcinoma of the Stomach Presented with Borrmann Type 4, which was Diagnosed by Endoscopic Mucosal Resection (EMR), Report of a Case

Masamichi Arao[1], Noriya Uedo, Masayasu Omori, Masanori Kitamura[2], Kentaro Nakagawa[1], Taro Iwatsubo, Hiroyoshi Iwagami, Kenji Matsuno, Rinko Matsuura, Hiroko Nakahira, Takashi Kanesaka, Sachiko Yamamoto, Yoji Takeuchi, Koji Higashino, Ryu Ishihara, Ryuichi Higashiguchi[3]

A male patient aged 60 years underwent endoscopic submucosal dissection for early gastric cancer in a hospital in December 201X.

During a follow-up in August 201 (X+1), a slightly depressed white lesion measuring 5mm in size was detected. The biopsy of the lesion showed Group 1, and the patient was instructed to undergo regular follow-up gastroscopy and computed tomography examinations twice in a year. In December 201 (X+6), the size of lesion considerably increased than that observed in the first examination, and the patient was referred to our hospital. The gastroscopy examination in our hospital showed wall-thickening spreading from the anterior wall to the greater curvature of a lower body and folds, which were enlarged and fused at some point toward the lesion, consistent with the symptoms of limited Borrmann type 4 gastric cancer. The size was approximately 7cm. Narrow band imaging with magnification revealed irregular vessels, but the mucosal surface pattern was not remarkably irregular. We performed endoscopic mucosal resection and diagnosed well-differentiated adenocarcinoma. Laparoscopic pylorus gastrectomy was performed, and microscopic findings showed very mild atypia of tumor cells and glands, spreading mainly below the submucosal layer, which was consistent with the symptoms of gastric-type, low-grade, well-differentiated adenocarcinoma.

[1] Department of Gastrointestinal Oncology, Osaka International Cancer Institute, Osaka, Japan
[2] Department of Pathology, Osaka International Cancer Institute, Osaka, Japan
[3] Department of Internal Medicine, Saiseikai Chuwa Hospital, Sakurai, Japan

早期胃癌研究组病例　　　　　　　　　　　　　　　　　　　　胃型低异型度分化型胃癌

呈全周性溃疡的原发性空肠滤泡性淋巴瘤1例

国原 纱代子[1]　　冈 志郎[2]　　田中 信治[1]
壶井 章克[2]　　大谷 一郎[2]　　惠木 浩之[3]
大段 秀树　　　茶山 一彰[2]　　嶋本 文雄[4]

早期胃癌研究组病例（2016年6月）
[1] 广岛大学医院内视镜诊疗科　〒734-8551 广岛市南区霞1丁目2-3
　　E-mail: sayokok@hiroshima-u.ac.jp
[2] 同　消化器・代谢内科
[3] 同　消化器外科
[4] 广岛修道大学健康科学部

张惠晶
（日）东立里伟康（HIDASAIKO）　译

摘要●患者为60多岁，女性。因变形性膝关节炎而口服非甾体类抗炎药治疗，出现黑便和贫血。于附近医院行上、下消化道内镜检查，未发现明显异常。为求进一步诊治收入笔者所在科室。经胶囊内镜检查（CE）于空肠发现全周性溃疡性病变及其附近的白色颗粒状隆起。进一步行双气囊小肠镜（DBE）发现同样所见，活检诊断为FL（follicular lymphoma）Grade 1。PET-CT扫描显示病变局限在空肠，施行了腹腔镜下空肠部分切除术。本病例为1例经CE发现并通过DBE活检确诊的、相对罕见的原发性溃疡型空肠FL病例，本文就此病例图像所见的特征进行报告。

关键词　follicular lymphoma　空肠原发　溃疡　胶囊内镜　双气囊小肠镜

前言

原发性胃肠道滤泡性淋巴瘤（follicular lymphoma；FL）多为上消化道内镜检查（esophagogastroduodenocopy；EGD）时于十二指肠降段中发现的白色颗粒状隆起，随着胶囊内镜检查（CE）和双气囊内镜检查的普及，关于小肠FL的报道也有所增加。与十二指肠病变相同，小肠病变多为肉眼分型为MLP（multiple lymphomatous polyposis）型的集簇样白色颗粒状隆起。本文笔者结合相关文献报告1例肉眼分型为溃疡型的空肠FL病例。

病例

患者：60多岁，女性。
主诉：黑便。
家族史：无特殊说明。
既往史：变形性膝关节炎［至症状出现1个月前，共服用约3个月的非甾体类抗炎药（nonsteroidal anti-inflammatory drugs；NSAIDs）］，血脂异常。
现病史：黑便。血液检查结果：贫血，Hb 7.6g/dL，因此于外院进行了上、下消化道内镜检查，未发现明显异常，为进一步检查小肠而收入笔者所在科室。
体格检查：生命体征无明显异常。睑结膜

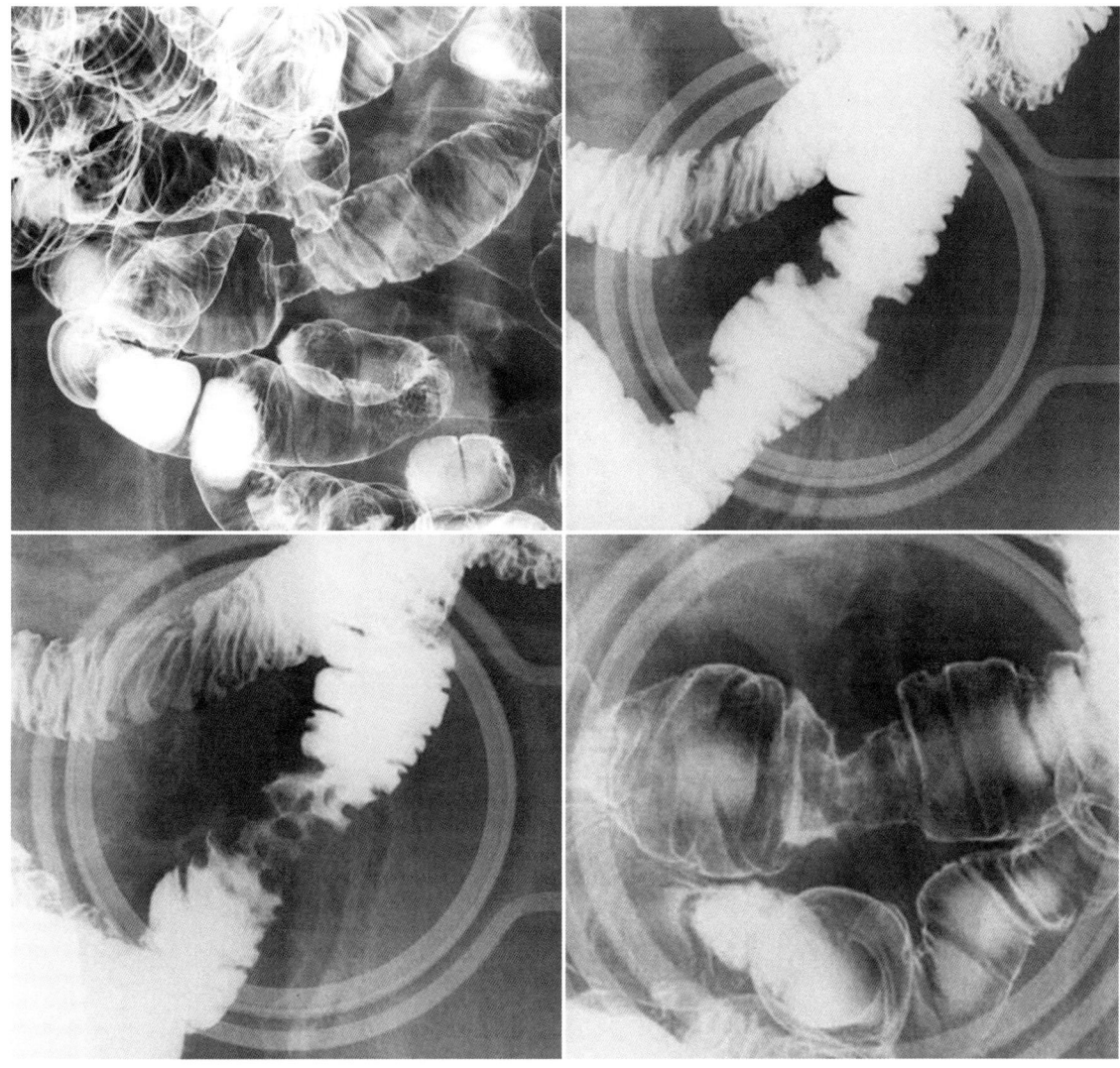

图1 小肠 X 线造影图像
a 于空肠可见伴全周性狭窄的溃疡性病变，病变长径为 15mm。
b,c 病变形态随压力改变而发生变化。
d 当钡剂减少时，溃疡底部凹凸不平，溃疡边缘呈羽毛状。

轻度苍白。胸部触诊，呼吸音／心音无异常，腹软平坦，无压痛，肝脾未触及，下肢无水肿。

初诊时血液生化结果：RBC $405 \times 10^4 \mu/L$，Hb 10.1g/dL，Ht 32.3%，MCV 79.8 fL，诊断为轻度贫血（先前医生给予了铁剂处方），无其他特殊记录。肿瘤标志物（CEA，CA19-9）、IL-2R 均在正常范围内。

小肠的 X 线造影所见（图1） 于空肠可见伴全周性狭窄的溃疡性病变，病变长径 15mm（图1a），溃疡底部凹凸不平，随压力改变而变形（图1b～d）。于其他小肠未发现异常。

CE 所见（图2） 于空肠可见全周性溃疡性病变，周边伴白色颗粒状隆起。病变范围局限，其他小肠未见异常。

双气囊小肠镜（double balloon enteroscopy；DBE）所见（图3） 经口 DBE 于空肠发现全周性溃疡性病变。溃疡边缘规整，管腔狭窄，但镜身尚可通过（图3a）。溃疡周围可见集簇样的白

a	b

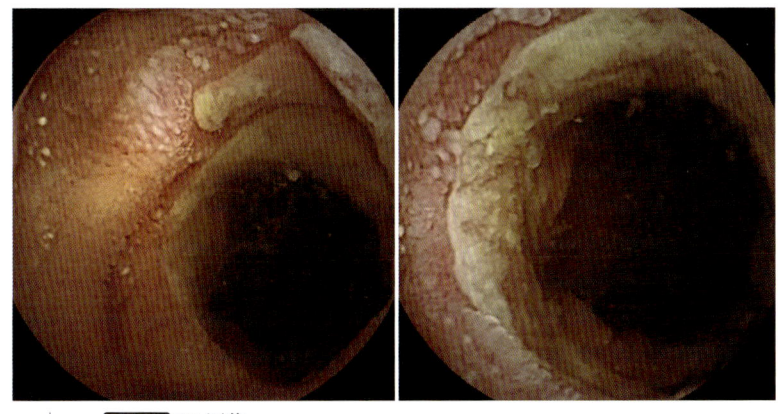

图 2 CE 图像
于空肠发现全周溃疡性病变，溃疡周围可见白色颗粒状隆起。

a	b
c	d

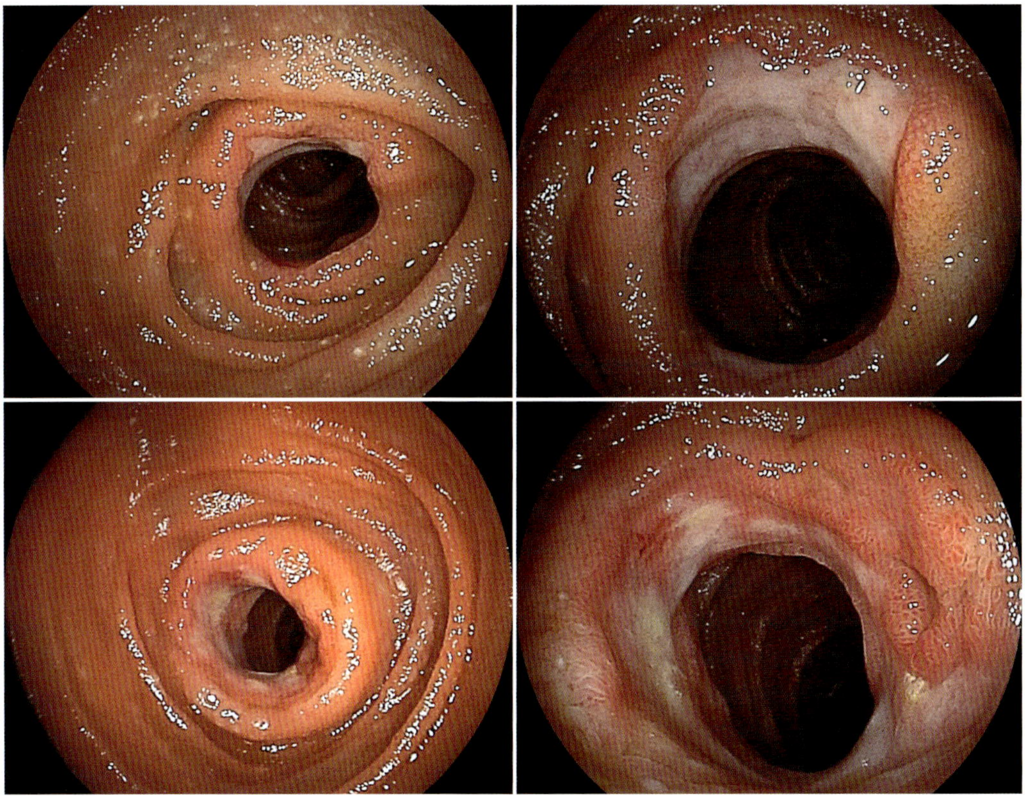

图 3 DBE 图像
a 经口 DBE 于空肠发现全周性溃疡性病变。溃疡边缘规整，管腔狭窄，镜身尚可以通过。
b 溃疡周围可见集簇样的白色颗粒状隆起。
c,d 经肛 DBE 有同样所见。

色颗粒状隆起（图 3b）。经肛 DBE 也发现同样所见（图 3c、d）。

EGD 所见（图 4） 行 EGD 检查，食道、胃及十二指肠球部至降部未见异常。

活检病理组织学所见（图 5） 白色颗粒状隆起处的活检中，黏膜上皮无异型性，黏膜固有层内可见滤泡形成及异型增生的淋巴瘤细胞（图 5a、b）。在免疫组织学上，CD20、CD10 和

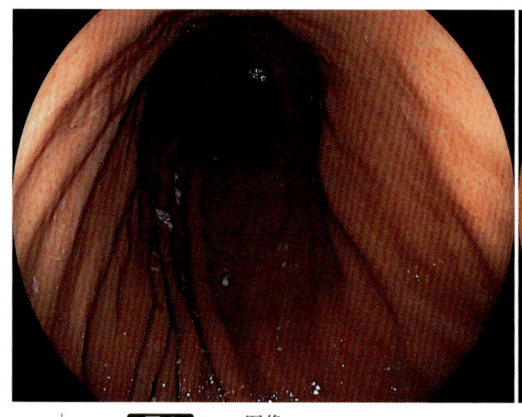 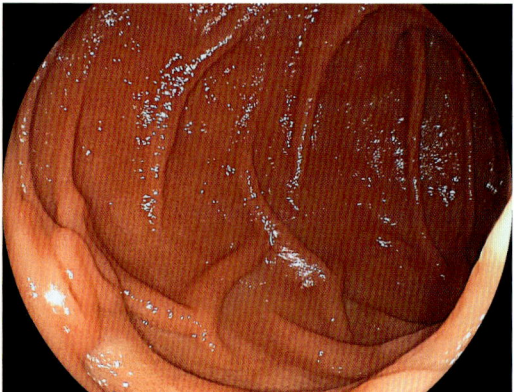

a	b

图4 EGD 图像
a 胃内未发现异常。
b 十二指肠球部至降部未发现异常。

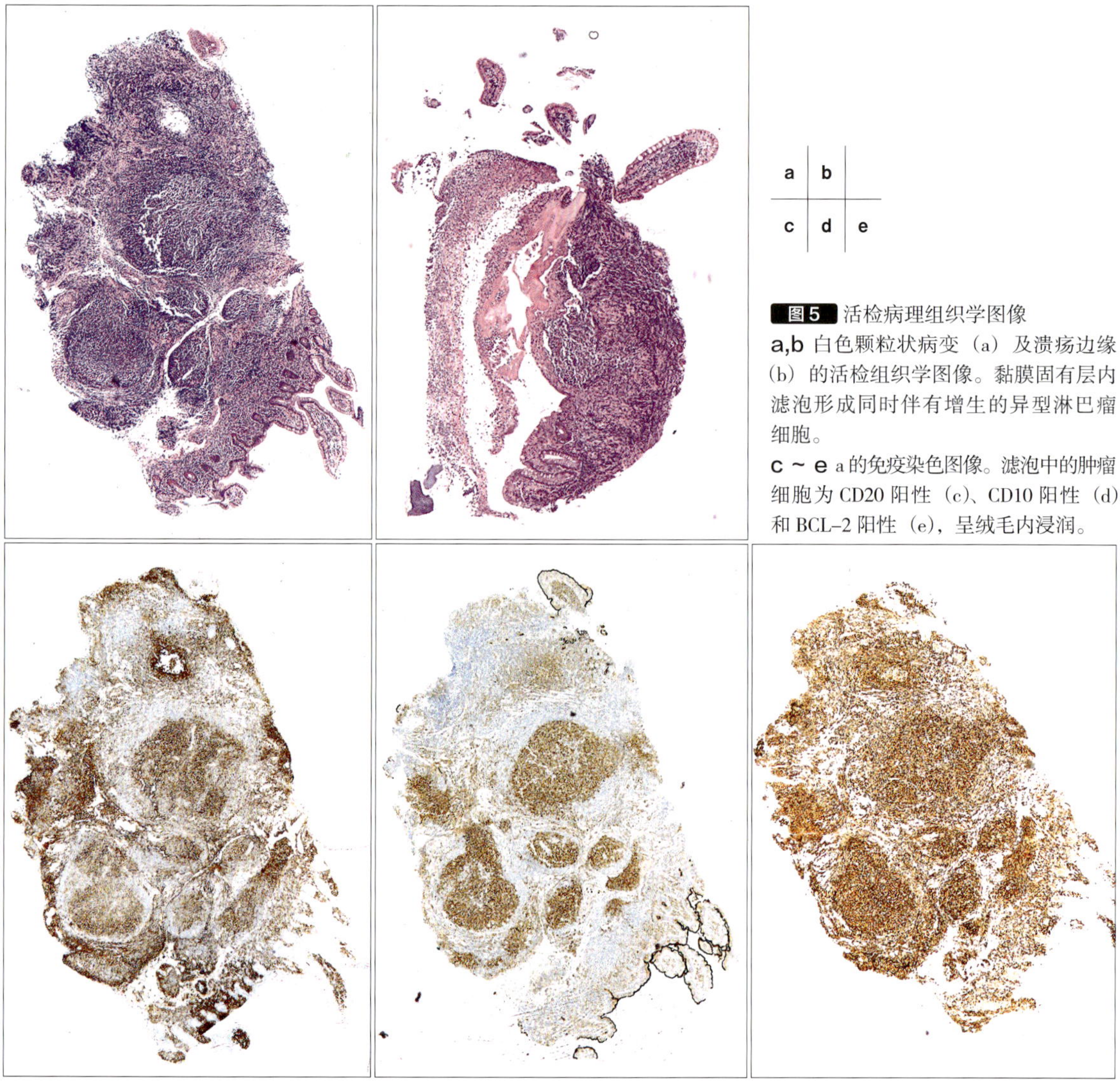

a	b	
c	d	e

图5 活检病理组织学图像
a,b 白色颗粒状病变（a）及溃疡边缘（b）的活检组织学图像。黏膜固有层内滤泡形成同时伴有增生的异型淋巴瘤细胞。
c～e a的免疫染色图像。滤泡中的肿瘤细胞为 CD20 阳性（c）、CD10 阳性（d）和 BCL-2 阳性（e），呈绒毛内浸润。

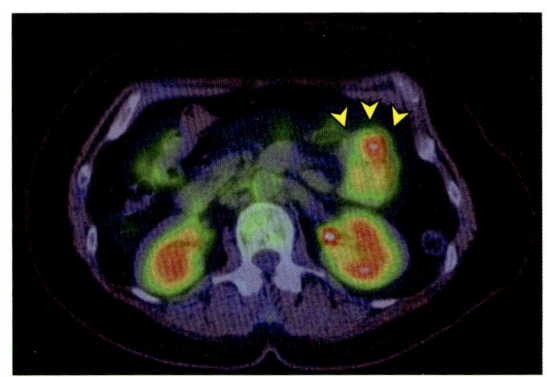

图6 PET-CT图像。可见空肠壁肥厚，同一部位SUV max 4.5的异常积聚（黄色箭头所示）

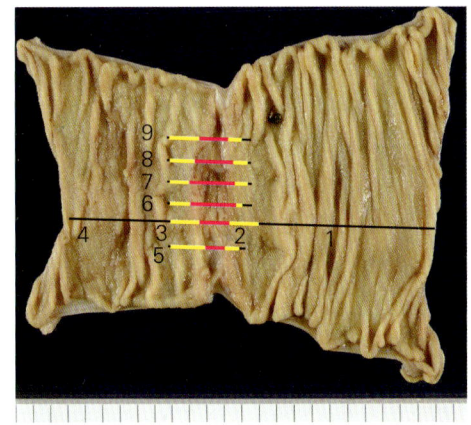

图7 切除后的标本。于空肠可见全周性溃疡性病变（黑线：切割面；黄线：病变的范围；红线：纤维化范围）

BCL-2均在滤泡区域呈强阳性（图5c～e）。诊断为FL Grade 1。溃疡边缘处的活检显示由坏死组织构成的溃疡底部，其周围黏膜呈缺乏异型性的再生性变化。黏膜固有层内可见大量中性粒细胞和淋巴细胞浸润，无滤泡形成。

PET-CT（positron emission tomography with computed tomography）所见（图6） 可见空肠壁增厚，并且在同一部位观察到SUV max 4.5的异常蓄积，其他部位未观察到明显的异常蓄积。

另外，骨髓活检中未发现骨髓浸润。根据以上所见，该患诊断为原发性空肠FL Lugano国际会议分类Ⅰ期。可采用全身化疗的方案，但考虑到与化疗相关的穿孔风险，最后施行了腹腔镜下空肠部分切除术。

切除标本的肉眼所见（图7） 切除的空肠可见全周性浅溃疡性病变。

切除标本的病理组织学所见（图8） 在溃疡部、溃疡周边黏膜以及黏膜下层可见明显呈滤泡结构的淋巴瘤细胞的增殖，局部界限不清、相互融合。部分溃疡累及到肌层（Ul-Ⅲ），溃疡引起的纤维化导致肠腔变窄（图8a～d）。无细胞凋亡小体（图8e）。免疫组织学结果显示，淋巴瘤细胞CD20阳性、CD10阳性和BCL-2阳性，生胚细胞5个/HPF，诊断为FL Grade1（图8f～h）。

术后无并发症，从术后第2个月起单独给予利妥昔单抗。目前为术后第21个月，没有复发，继续随访观察中。

讨论

胃肠道是结外恶性淋巴瘤的好发部位，占30%～50%，发生率最高。胃肠道原发恶性淋巴瘤最常发生于胃，占60%～80%，其次是小肠（20%～30%），最后是大肠（5%～10%）[1-3]。恶性淋巴瘤在组织学上分为多种类型，但在胃部，基本全部为MALT（muscosa-associated lymphoid tissue）淋巴瘤和弥漫性大B细胞淋巴瘤（diffuse large B-cell lymphoma；DLBCL），在小肠中，DLBCL和FL的发生率较高[4]。

Yoshino等[5]报告FL为存在于十二指肠降部的白色颗粒状病变，在日本经常于EGD检查时不经意间被发现[6]。近年来，随着CE和DBE的普及，关于空回肠FL的报告也有所增加[6-8]。空回肠的FL也与十二指肠FL一样，肉眼形态多呈所谓MLP型的白色颗粒状隆起。但因为病例很罕见，像本例这样几乎全周性开放性小肠溃疡的FL报告比较少见[9-14]，以往的病例都是无边缘隆起的界限清晰的溃疡。这些观察所见可能是小肠溃疡性FL的特征性所见。另外，需与原

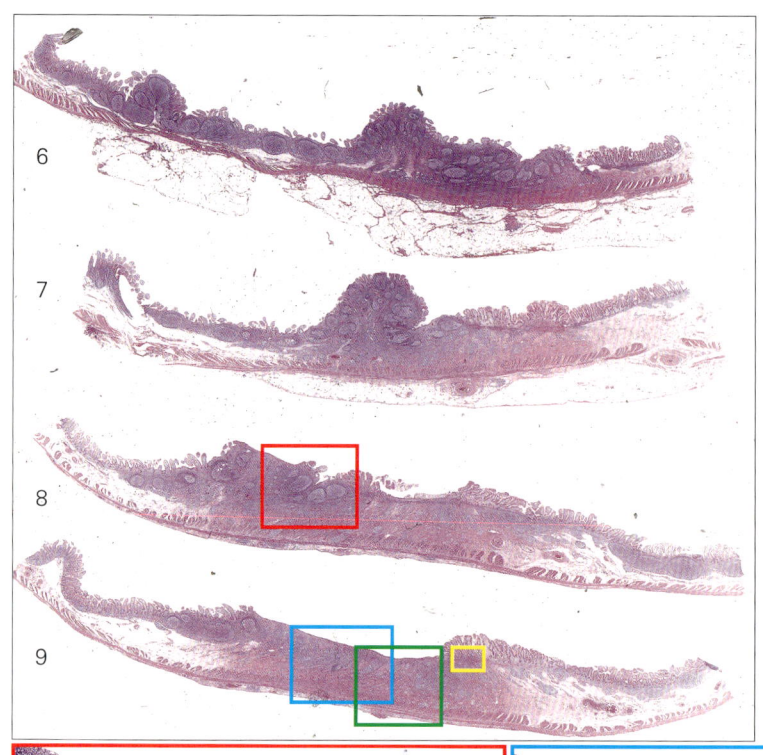

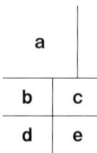

图8 病理组织学图像
a 放大图像。表层可见淋巴滤泡结构，溃疡性改变，伴有重度纤维化。
b a的红色框放大图像。溃疡周围黏膜及黏膜下层可见明显呈滤泡结构的淋巴瘤细胞的增殖。
c a的蓝色框放大图像。溃疡下方也发现滤泡结构。
d a的绿色框放大图像。溃疡一部分累及肌层（Ul-Ⅲ）。
e a的黄色框高倍放大图像。未观察到凋亡小体。

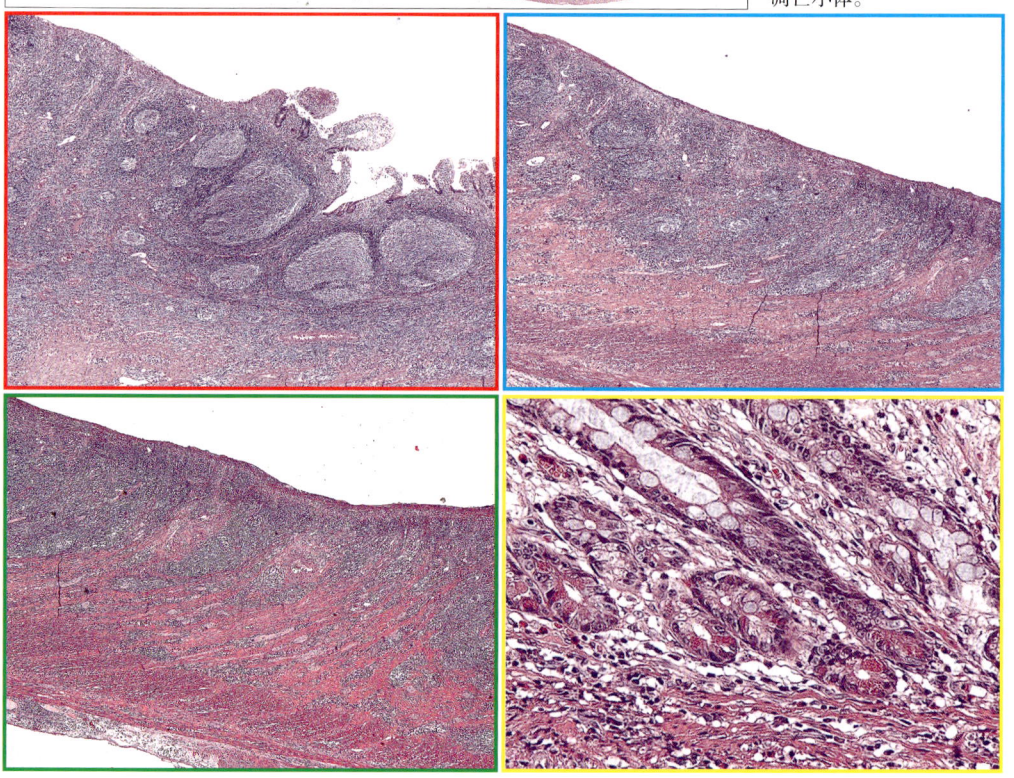

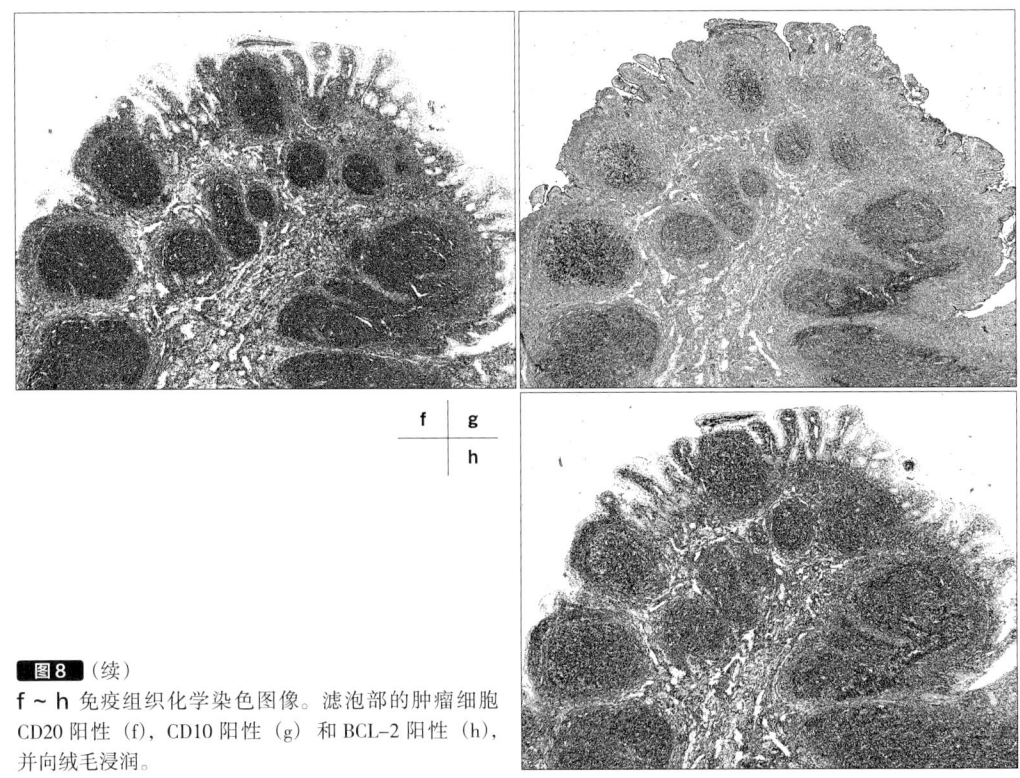

图8（续）

f～h 免疫组织化学染色图像。滤泡部的肿瘤细胞 CD20 阳性（f），CD10 阳性（g）和 BCL-2 阳性（h），并向绒毛浸润。

发性小肠癌进行鉴别，一般来说，恶性淋巴瘤溃疡的特征是边缘整齐，溃疡底部覆有平皿状的厚白苔。本病例中，由于具有上述恶性淋巴瘤溃疡的特征性所见，因此，通过内镜就可以与原发性小肠癌进行鉴别。

溃疡型 FL 与其他恶性淋巴瘤的不同之处在于延展性差，可能会产生与狭窄相关的腹痛和肠梗阻症状。另外，严重小肠狭窄是否由白色颗粒状病变发展而来，目前尚不清楚[15]。中村等[16]对 168 例空回肠恶性淋巴瘤进行了研究，呈溃疡型的恶性淋巴瘤中 DLBCL 最多，占 65%，而 FL 极为罕见，仅占 1.6%。

CE 和 DBE 对小肠病变的检出率几乎相同，而笔者等[4]先前曾提出对于 MLP 型 FL，CE 可用于确定病变范围和治疗后的随访观察。因此，一般情况下，对小肠病变进行筛查时首选 CE[17]。本病例最初也是通过 CE 发现了空肠的全周性溃疡和局限性的白色颗粒状隆起，随后经 DBE 详细检查和活检最终确定诊断。对于口服 NSAIDs 的患者，需要与 NSAIDs 小肠溃疡进行鉴别[18]，本病例中也不能完全否认 NSAIDs 影响溃疡形成的可能性。但是，目前尚无报道显示溃疡性 FL 与 NSAIDs 溃疡形成的直接相关性，该患者在出现黑便的前一个月就已停用 NSAIDs，切除标本中也未发现凋亡小体，由此认为缺乏支持 NSAIDs 溃疡的依据。

结语

本文报告了 1 例经 CE 发现随后行 DBE 活检确诊的原发性空肠溃疡型 FL 病例。目前，类似于本病例的溃疡型 FL 相关报道还很少见，今后有必要通过收集更多的病例来进一步分析病情。

参考文献

[1] Ghimire P, Wu GY, Zhu L. Primary gastrointestinal

lymphoma. World J Gastroenterol 17：697-707，2011

[2] Bilimoria KY，Bentrem DJ，Wayne JD，et al. Small bowel cancer in the United States：changes in epidemiology，treatment，and survival over the last 20 years. Ann Surg 249：63-71，2009

[3] Nakamura S，Matsumoto T，Iida M，et al. Primary gastrointestinal lymphoma in Japan：a clinicopathologic analysis of 455 patients with special reference to its time trends. Cancer 97：2462-2473，2003

[4] Kodama M，Kitadai Y，Shishido T，et al. Primary follicular lymphoma of the gastrointestinal tract：a retrospective case series. Endoscopy 40：343-346，2008

[5] Yoshino T，Miyake K，Ichimura K，et al. Increased incidence of follicular lymphoma in the duodenum. Am J Surg Pathol 24：688-693，2000

[6] Takata K，Okada H，Ohmiya N，et al. Primary gastrointestinal follicular lymphoma involving the duodenal second portion is a distinct entity：A multicenter，retrospective analysis in Japan. Cancer Sci 102：1532-1536，2011

[7] Akamatsu T，Kaneko Y，Ota H，et al. Usefulness of double balloon enteroscopy and video capsule endoscopy for the diagnosis and management of primary follicular lymphoma of the gastrointestinal tract in its early stages. Dig Endosc 22：33-38，2010

[8] 品川慶，北台靖彦，児玉美千世，他．濾胞性リンパ腫の診断と治療．胃と腸 49：656-663，2014

[9] 服部昌和，細川治，海崎泰治，他．腸管の狭窄を来し膵浸潤を認めた十二指腸原発 follicular lymphoma の 1 例．胃と腸 40：1697-1702，2005

[10] 西村直之，山本博徳，矢野智則，他．診断に難渋した狭窄を呈する小腸 follicular lymphoma の 1 例．胃と腸 45：1399-1404，2010

[11] 秦政輝，丹羽浩一郎，石山隼，他．化学療法後の瘢痕狭窄に手術を施行し寛解状態と診断した回腸濾胞性リンパ腫の 1 例．日消外会誌 44：890-897，2011

[12] Yamamoto S，Nakase H，Yamashita K，et al. Gastrointestinal follicular lymphoma：review of literature. J Gastroenterol 45：370-388，2010

[13] Kawasaki K，Nakamura S，Kurahara K，et al. Primary small-bowel follicular lymphoma with a stenosis：radiographic and endoscopic findings. Gastrointest Endosc 83：267-268，2016

[14] 川口章吾，吉村徹郎，千葉裕樹，他．下血を契機に発見された小腸濾胞性リンパ腫の 1 例．Gastroenterol Endosc 56：1974-1979，2014

[15] 赤松泰次，下平和久，野沢祐一，他．消化管原発悪性リンパ腫の内視鏡所見の特徴．消内視鏡 27：754-760，2015

[16] 中村昌太郎，松本主之，池上幸治，他．空・回腸悪性リンパ腫 168 例の臨床病理学的特徴—X 線・内視鏡所見を中心に．胃と腸 48：1461-1473，2013

[17] Shishido T，Oka S，Tanaka S，et al. Diagnostic yield of capsule endoscopy vs. double-balloon endoscopy for patients who have undergone total enteroscopy with obscure gastrointestinal bleeding. Hepatogastroenterology 59：955-959，2012

[18] Yamada S，Koshikawa Y，Minami N，et al. Ileal follicular lymphoma with atypical endoscopic findings. Endosc Int Open 4：323-325，2016

Summary

Follicular Lymphoma with a Circumferential Ulceration in the Jejunum，Report of a Case

Sayoko Kunihara[1]，Shiro Oka[2]，
Shinji Tanaka[1]，Akiyoshi Tsuboi[2]，
Ichiro Otani，Hiroyuki Egi[3]，
Hideki Ohdan，Kazuaki Chayama[2]，
Fumio Shimamoto[4]

A 60-year-old woman was administered with nonsteroidal anti-inflammatory drugs for treating knee osteoarthritis. She underwent esophagogastroduodenoscopy and colonoscopy at another hospital in response to melena and anemia, but there were no obvious abnormal findings. Therefore, she was admitted to our hospital for further investigation of the small bowel. Capsule endoscopy showed a circumferential ulcerated lesion in the jejunum and multiple whitish nodules situated proximally to the ulceration. The results of double-balloon endoscopy were consistent with those of capsule endoscopy, and the biopsy from whitish nodules showed follicular lymphoma grade 1. PET-CT showed a positive lesion that was limited to the jejunum. Laparoscopic partial resection of the jejunum was subsequently performed. Pathological examination confirmed follicular lymphoma grade 1.

[1] Department of Endoscopy，Hiroshima University Hospital，Hiroshima，Japan
[2] Department of Gastroenterology and Metabolism，Hiroshima University Hospital，Hiroshima，Japan
[3] Department of Surgery，Hiroshima University Hospital，Hiroshima，Japan
[4] The Faculty of Health Sciences，Hiroshima Shudo University，Hiroshima，Japan

早期胃癌研讨会

选自2017年6月的例会

藏原 晃一[1]　　土山 寿志[2]

[1] 松山红十字医院胃肠中心
[2] 石川县立中央医院消化内科

张惠晶
(日)东立里伟康(HIDASAIKO)　译

　　2017年6月的早期胃癌研讨会于2017年6月28日(星期三)在笹川纪念馆2楼国际会议厅召开。会议由藏原(松山红十字医院消化中心)和土山(石川县立中央医院消化内科)主持，病理由菅井(岩手医科大学医学部病理诊断科)负责。符合早期胃癌研讨会方式的影像诊断的基本和应用系列讲座由高木(芦屋中央医院内科)医生授课，题目为"影像诊断演示的基本步骤(基础篇)：食道"。

[第1例] 70多岁，男性，伴增生性变化的大肠黄色素瘤1例(病例提供：京都府立医科大学医学研究所消化内科，吉田直久)。

　　川崎(岩手医科大学医学部内科学讲座消化内科消化道领域)负责大肠内镜影像的读片。病变为横结肠的扁平隆起性病变，直径约20mm(**图1a**)，表面呈微细颗粒状，部分病变呈白色，部分病变发红。白色的部分为黄色素瘤(xanthoma)，发红的部分为锯齿状病变(hyperplastic change)，考虑黄色素瘤是继发于锯齿状病变的改变。病变处质软，伸展性佳，为黏膜内的病变。在普通观察图像中，未发现明显的异型性和癌的征象。

　　BLI(blue laser imaging)放大观察图像(**图1b**)和靛胭脂染色放大观察图像中，白色部分为黄色素瘤，发红部分分支结构稍明显，一部分呈蕨类叶状，考虑为锯齿状病变，虽然不是很典型，但仍考虑为SSA/P(sessile serrated adenoma/polyp)。

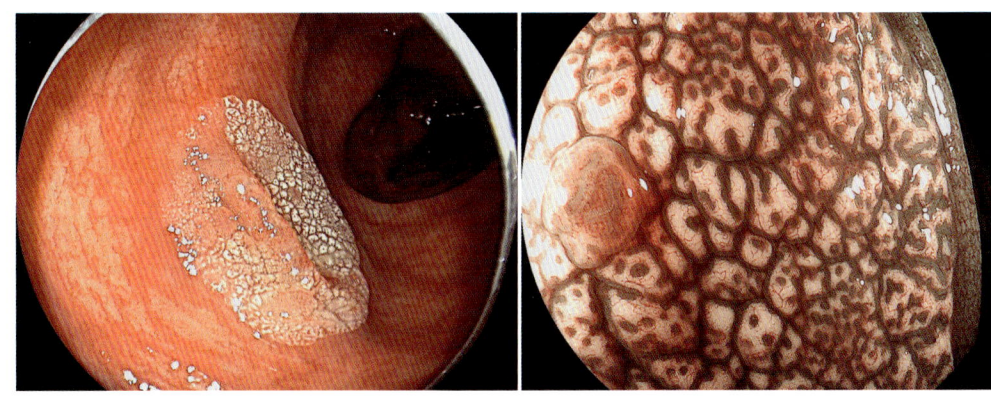

1a　1b

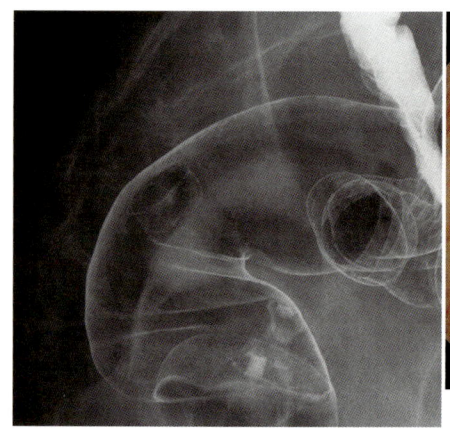
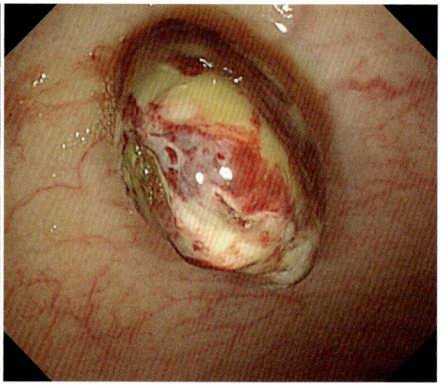

鹤田（久留米大学医院消化内科）认为，在大肠集簇样的泡沫细胞（黄色素瘤）多伴随锯齿状病变而出现，很少伴随肿瘤，因此，本病例的整个病变都为锯齿状病变，白色部分伴有黄色素瘤，发红的部分可能存在癌变。在发红部分的放大图像中，除锯齿状变化外，还观察到了分支、蛇行的结构。

内镜下切除标本的病理组织学结果由岸本（京都府立医科大学附属医院病理部）进行解说。病理组织学检查发现 SSA/P 样病变，表层间质内可见集簇样的泡沫状细胞。泡沫状细胞为 CD68 阳性和脂肪分化相关蛋白阳性的巨噬细胞，考虑为黄色素瘤细胞。关于上皮性病变，免疫染色图像中 annexin A10 核阳性率超过 5%，MIB-1 阳性细胞呈非对称分布，符合 SSA/P。同时，发现局部黄色素瘤细胞密度减低及结构复杂的异型腺管区域（cytological dysplasia）。另外，错配修复基因（MLH1，PMS2，MSH2，MSH6）的表达未见下降，BRAF、KRAS 基因也没有发生突变，仍为野生型，因此诊断为 xanthoma with cryptal hyperplastic change mimicking SSA/P with cytological dysplasia。内镜图像中白色部分和红色部分之间的差异反映了黄色素瘤细胞的存在与否。味冈（新潟大学医学与牙科综合科学学院分子与病理诊断学系）指出，该病例虽然不典型，但也体现出了从深部增殖带分支并增殖的 SSA/P 的特征，并且提出，判断 collagen band 有无增厚可以用于鉴别 HP（hyperplastic polyp，增生性息肉）和 SSA/P。另外，关于异型腺管部，味冈、菅井（岩手医科大学医学部病理诊断科）都考虑为胃型的黏液表型，应诊断为癌。但关于主诊断是黄色素瘤还是锯齿状病变，岸本与味冈的意见不同。

另外，关于内镜下如何鉴别黄色素瘤和 WOS（white opaque substance）展开了讨论，小泽（综合犬山中央医院消化内科）指出，存在 WOS 的情况下，该部位不能观察到微血管，而存在黄色素瘤时集簇样的泡沫状细胞存在于较深部位，因此，在白色部的表面仍能观察到微血管（**图1b**）。病例提供方也就两者的内镜鉴别要点进行了讨论。该病例包括放大观察在内，为大肠黄色素瘤提供了宝贵的观察所见。

[**第2例**] 60多岁，男性。肾细胞癌直肠转移（病例提供：九州大学医学院研究院病理生理内科永田丰）

主诉为便血，影像学读片由佐野村（北摄综合医院消化内科）负责：X 线灌肠造影图像中于直肠 Ra 处发现直径为 20mm 大的抬举较高的黏膜下肿瘤（submucosal tumor；SMT）样隆起（**图2a**），由于病变表面钡剂附着不均，因此可能并发糜烂。顶部看起来似乎有轻微的凹陷，但凹陷面不明显，由于病变上升陡峭，考虑来源于黏膜固有层深层至黏膜下层的 SMT，怀疑是 NET（neuroendocrine tumor）或颗粒细胞瘤。

在大肠内镜图像中，可见表面全部被覆坏死物质的隆起性病变，普通观察图像（**图2b**）中很难分辨是 SMT 还是上皮性肿瘤。除 NET/NEC（neuroendocrine carcinoma）之外，还需与上皮性肿瘤的黏液腺癌相鉴别。齐藤（市立旭川医院消化器官病中心）认为，抬高的部分被覆正常黏膜，SMT 的表面可能覆盖坏死的肉芽组织，与 NET/NEC 并不矛盾。长南（仙台厚生医院消化器官内镜中心）与齐藤的意见一样，认为是表面覆

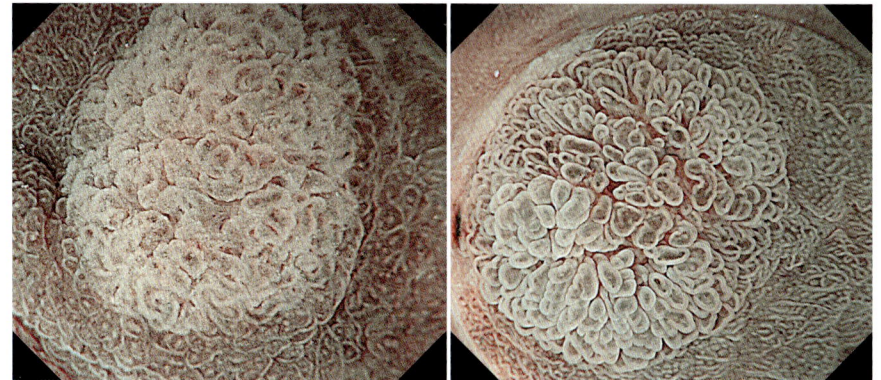

盖肉芽组织的 SMT，可能为化脓性肉芽肿。在 NBI（narrow band imaging）放大观察图像中，发现被覆坏死物质的表面局部被覆正常黏膜，佐野村也怀疑是化脓性肉芽肿。EUS（endoscopic ultrasonography）图像中，病变为第 2 层至第 3 层内的高回声性肿瘤，赵医生（洛和会丸太町医院消化内科）指出在肿瘤深部可见条索状结构，为血运丰富的肿瘤，作为化脓性肉芽肿也不矛盾。

活检无法诊断，以控制出血和诊断性治疗为目的施行了内镜下黏膜切除术（endoscopic mucosal resection；EMR）。

保利（九州大学医学研究所形态机能病理学）对病理组织学所见进行了说明。活检标本仅见炎症成分，切除标本中，在约 2mm 厚的白苔下发现了肿瘤。可见透明的异型细胞增殖，免疫染色图像中免疫组化阳性，CK7 阴性、CK20 阴性。由于该患者既往曾患肾细胞癌（透明细胞癌）合并血管转移，诊断为肾细胞癌直肠转移。隆起的边缘，由于肿瘤自下而上压迫直肠黏膜，导致正常的直肠黏膜图像消失，表面大部分覆盖炎症性肉芽组织，仅见少量残存的大肠黏膜、毛细血管增生及出血等。菅井（岩手医科大学医学部病理诊断科）指出，原发病灶为 Grade 2，转移病灶的异型性上升。海崎（福井县立医院病理诊断科）指出病变的基底部狭窄，主要病变位于黏膜固有层内，而肾癌是富含血管的肿瘤，胞体中含有大量脂肪成分，推测可能影响了 EUS 的回声亮度。另外，EUS 阅片中发现的条索状结构，在切除病理标本中并没有发现。岩下（福冈大学筑紫医院病理部）则认为，肾癌的消化道转移大多呈现明显隆起的形态。

病例提供方在介绍本病例时也提到了该患者的肾癌手术史（大肠病变诊断的 4 个月前），但在病例讨论时，并没有人提出肾癌转移的可能性这样的意见。本病例为直肠的单发性病变，为表面被覆炎性肉芽组织的呈 SMT 样隆起的肾癌转移病例。

（藏原）

[第 3 例] 70 多岁，女性。由 *H. pylori* 感染导致胃局部紧密连接障碍而引起的增生性病变（病例提供：佐久医学中心内镜科高桥亚纪子）。

行上消化道内镜检查（EGD）过程中，于胃体上部后壁发现病变。粪便中 *H. pylori* 抗原阳性。由安保（小樽掖济会医院消化内科）负责读片。普通观察图像中，背景黏膜无萎缩，可见约 5mm 大小的白色扁平隆起，表面呈颗粒状，腺管密度较高，也存在扩张的血管，并有明确的界限，首先考虑肿瘤性病变。赤松（长野县立信州医疗中心内镜中心）认为，病变隆起较平缓，诊断为病变中心位于黏膜下层的胃底腺型胃癌或胃底腺黏膜型胃癌。

对于 NBI（narrow band imaging）放大观察图像（最高倍放大，**图 3a**），安保指出存在 demarcation line，WOS（white opaque substance）导致微血管缺失，表面微结构不规则，因此考虑为癌。根据背景为非萎缩黏膜以及隆起较平缓，诊断为来源于黏膜深层的胃底腺黏膜型胃癌。平泽（仙台厚生医院消化内科）认为，由于 WOS 的存在，故表面诊断为肠型分化型腺癌。吉村（济生会福冈综合医院消化内科）则认为，非 WOS 改变处为微小乳头状肿瘤，从背景黏膜来看诊断为胃型肿瘤。活检结果为 Group 1，1 年后复查。

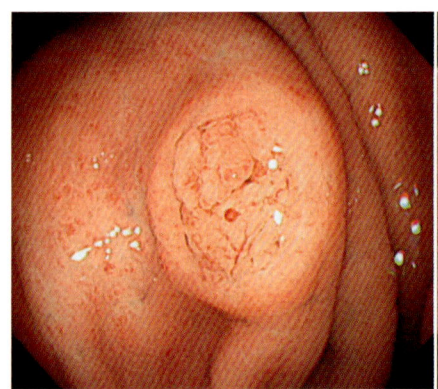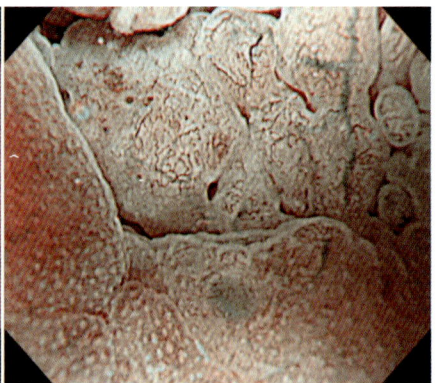

4a | 4b

1年后行根除 H. pylori 治疗，随后的普通内镜观察图像和NBI放大观察图像（最大倍率，**图3b**）中，安保、平泽、吉村均认为，虽然病变所见减轻，但诊断保持不变。赤松则指出，黏膜下层所见有所减轻。考虑到可能为胃型腺瘤或低异型度腺癌，再次进行活检。

太田（信州大学医学部保健学科活体解剖学）对病理进行了解说，诊断为由 H. pylori 感染引起的呈锯齿状变化的增生性病变。原因考虑为局限性的紧密连接障碍，白色部分是由于细胞重叠、厚度增加而被突出显示出来的。关于病变局限性存在的原因，渡边（PCL JAPAN）评论说，正如 H. pylori 引起的局限性增生性息肉一样，胃内 H. pylori 感染的轻重不同，感染较重的地方就产生了病变。岩下（福冈大学筑紫医院病理部）就是否累及黏膜肌层提出了疑问，结论是未累及黏膜肌层。这是1例非常罕见的病例。

[**第4例**] 70多岁，女性。胃黏膜疝内发生的胃底腺黏膜型腺癌（病例提供：产业医科大学第三内科学久米井伸介）。

行上消化道内镜检查（esophagogastroduodenoscopy；EGD）时，于胃体上部大弯侧发现了病变。血清 H. pylori 抗体阳性。山崎（岐阜县综合医疗中心消化内科）和小泽（综合犬山中央医院消化内科）负责读片。山崎指出，普通观察图像（**图4a**）中，在严重萎缩的背景黏膜基础上可见约为1cm左右的病变，凹陷面呈大小不同的颗粒状改变，凹陷周围呈黏膜下肿瘤（submucosal tumor；SMT）样改变，考虑为上皮性肿瘤。由于病变处黏液较多，且空气变形能力佳，诊断为来源于黏膜下异位胃腺的癌，浸润程度为黏膜内，需与黏液腺癌进行鉴别。小泽认为，作为源于黏膜下异位胃腺的癌，开口部稍大，凹陷周围的非肿瘤黏膜范围较广，凹陷面的上皮成分也未见破坏，因此，考虑为未破坏黏膜肌层的情况下呈内翻性增殖的胃型分化型腺癌，浸润深度为黏膜内，需与黏膜疝癌相鉴别。长南（仙台厚生医院消化器官内镜中心）认为，凹陷面和周围黏膜的边界呈裂隙状，诊断为来源于黏膜下异位胃腺的癌。并且评论说，如果是内翻性增殖的肿瘤，凹陷边缘应该会残留黏膜病变。齐藤（市立旭川医院消化器官病中心）认为，边缘呈清晰的抬举状，应该为黏膜肌层未破坏的情况下发育而来的内翻性肿瘤，而不是来源于黏膜下异位胃腺的癌。吉永（日本癌症研究中心中央医院内镜科）将其诊断为较常见的呈内翻性增殖的幽门腺型腺瘤或源于幽门腺型腺瘤的腺癌。

NBI(narrow band imaging) 放大观察图像（最大放大倍率，**图4b**）中，山崎则认为，凹陷面存在不规则 MS pattern，MV pattern 模糊不清，无法判断，但仅一小部分可以确认为不规则 MV pattern，还可以观察到腺管开口部，诊断为来源于黏膜下异位性胃腺的分化型癌，但表层为肠型，深部为胃型，与幽门腺型腺瘤并不矛盾。小泽评论说，于凹陷边缘也可观察到癌的所见，诊断不变，从凹陷面的颗粒乳头状结构和保持胃底腺形态的周围黏膜来看，病变是以胃型为中心的。吉永的诊断不变。

对于超声内镜图像，山崎进行解说，黏膜下层保存完好，病变主要位于黏膜内，但未观察到支持黏膜下异位胃腺的囊泡状变化，还可考虑为内翻性增殖的肿瘤。病例提供方将其诊断为胃底

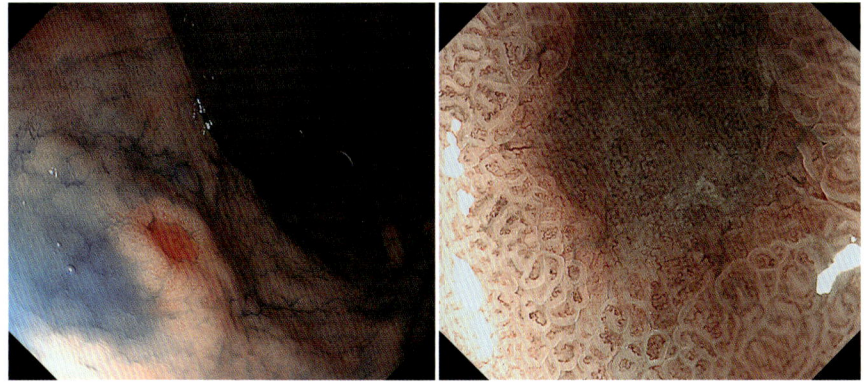

腺黏膜型胃癌并施行了ESD（endoscopic submucosal dissection）。

病理由野口（产业医科大学第二病理学）负责解说，最终诊断为8mm×7mm，0-Ⅱa+Ⅱc，tub1，pT1b2（SM22mm），int，IFNa，ly（-），v（-），U l（-），pHM0，pVM0。为内翻性增殖的肿瘤，虽然呈被覆正常黏膜的SMT样发育，但于浅凹陷边缘可见少量癌的露出。MUC2阴性，MUC5AC弥漫阳性，MUC6弥漫阳性，pepsinogen I阳性，H+/K+-ATPase阳性，为胃底腺黏膜型胃癌。八尾隆史（顺天堂大学医学部人体病理生理学）认为符合胃底腺黏膜型胃癌的诊断，由于黏膜肌层被破坏，因此，认为浸润深度为黏膜下层。岩下（福冈大学筑紫医院病理部）则评论道，肯定是发生于胃黏膜疝的癌，浸润深度为黏膜内。九嶋（滋贺医科大学临床检验医学附属医院病理诊断科）对诊断名称的历史演变进行了解说，指出内翻性增殖型幽门腺型腺瘤是以往的说法，现在则被称为胃底腺型胃癌、胃底腺黏膜型胃癌。

病例提供方对胃黏膜疝内发生肿瘤的机制进行了说明。本病例根据指南，追加了外科切除，然而，对于这种特殊类型的病例临床治疗仍未达成共识，尚待进一步研究。

[第5例] 60多岁，男性。EBV相关微小胃癌（病例提供：新潟大学医齿学综合研究院消化内科领域桥本哲）。

以筛查为目的行上消化道内镜检查（esophagogastroduodenoscopy；EGD）时，于胃体下部大弯侧发现了病变。为 *H. pylori* 根治疗后病例。滨本（手稻溪仁会医院消化内科）负责读片。

在常规染色观察图像（**图5a**）中，可见一处呈明显发红的5mm大小的平坦凹陷，凹陷面内部均匀无结构，由于蚕食像和断崖征混在一起，考虑为未分化混合型癌。由于是全周性隆起，范围较宽，高度怀疑为黏膜下层深度浸润。八尾恒良（佐田医院）则认为，应该在空气量充足的状态下进行浸润深度的判断，并且断定没有黏膜下层深部浸润所见。NBI（narrow band imaging）放大观察图像（最大倍率，**图5b**）中，滨本认为存在明确的边界线，腺管变细、密集地分布于凹陷面，微血管呈（network血管网）状，因此，凹陷面为高分化型腺癌，凹陷边缘呈上皮下进展为中分化型腺癌。但凹陷面的染色色调较深，推测可能是由黏膜固有层深部或者黏膜肌层下的病灶所引起。上堂（大阪国际癌症中心消化内科）认为，相当微细且均匀的黏膜表面微结构形成了凹陷面的network，与普通的高分化型腺癌不同。八木（新潟大学地区医疗教育中心鱼沼基干医院消化内科）则指出，管状腺管相当密集且network过于规整，本想诊断为高分化型腺癌，但色调不符。黏膜表层虽然分化较好，但感觉在肌层周边存在向中分化型腺癌发展的两阶段变化的迹象。滨本认为，在醋酸染色NBI放大内镜图像中，病变表层为呈细小腺管的高分化型腺癌，但断崖状的边缘较明显，考虑仍存在深部的组织型变化。八木评论说，由于腺管开口部还存在，表层应该为高分化型腺癌，黏膜下可能仍存在病变。

诊断为组织混合型腺癌、浸润深度为黏膜内，故施行了ESD（endoscopic submucosal dissection）。

病理由味冈（新潟大学医齿学综合研究所分子病理诊断学）负责解说，最终诊断为：5mm×4mm，0-Ⅱc，tub2＞por2 with lymphoid stroma, gastric（pyloric gland）type, EBV（Ep-stein-Barrvirus）associated, pT1b（SM1300μm）, ly（-）, v（-）, Ul（-）, pHM0, pVM0。在黏液表型染色中，只有 HIK-1083 为阳性，提示为 幽门腺型，与表面的细小腺管相关。黏膜内呈网格状为中分化管状腺癌，黏膜中层深部混杂了低分化腺癌，为淋巴细胞浸润癌的典型所见。因 EBER1 阳性，故诊断为 EBV 相关微小胃癌。凹陷边缘处存在500μm 左右的上皮下进展，尚可见腺腔内坏死物质。由于 CD31 呈阳性，有学者指出明显发红处是由于血管成分增加所造成的。滨本评论说，遇到过黏膜内几乎全部呈明显发红色调的 EBV 相关胃癌的病例。即使从病理学上看为 EBV 相关胃癌的典型病例，但从内镜角度来看，仅局限于黏膜内的 EBV 相关胃癌很少见，今后需积累更多的病例及经验。

（土山）

编辑后记

小泽 俊文 综合犬山中央医院消化内科

随着病理诊断及内镜诊断的不断进步，以前无法发现的胃部病变也逐渐得以认识。其中，低异型度胃癌由于缺乏色调及表面结构的变化，普通白光观察自不必说，即使应用NBI（narrow band imaging）等特殊光源进行放大观察，有时也很难对其做出存在诊断及病变边界的判断。另外，由于本疾病在病理组织学上异型性也很低，所以即使反复进行病理活检也很难做出确定诊断，结果导致病变继续进展，让临床医生尝尽了"辛酸"。因此，《胃与肠》也反复将这类病变组成特集，以提高大家对其的警惕性。

《胃与肠》自2010年（45卷7号）以来，经过7年时间，出版了这本仅限于胃型黏液表型而非肠型的低异型度分化型腺癌的特集。因为该病变在活检诊断上很难与再生异型腺管或隐窝上皮增生腺管等非肿瘤性腺管鉴别开来，故策划本书予以研究。该病变的特征为N/C比在50%以下，缺乏核异型性，HE染色切片和免疫组化染色提示为完全胃型或胃优势型的分化型腺癌，狭义的胃底腺型胃癌除外。

内镜所见特征为平坦型或浅凹陷型病变，色调多与周边黏膜相同或呈现褪色调，因此边界诊断自不必说，存在诊断有时也会很困难。为何缺乏色调的变化？又为何缺乏表面结构的异型？经过活检病理诊断，判断为Group 1或Group 2，然后经过密切的随访观察，有些病灶可能会发生自然脱落。因此就形成了与周边黏膜相类似的表面结构，所以即使仅为低异型度的病变也可以浸润到黏膜下层以深，深部区域有时会伴有低分化的倾向。在本书中也介绍了这样的病例，请一定仔细研读。

自2010年上一本特辑以来，历经7年时间，截至2018年，对特殊光源放大内镜应用于本疾病术前诊断的进步给予了厚望。NBI放大观察所见特征如下：白区（white zone）或者MCE增宽（marginal crypt epithelium），窝间部增大并呈现乳头状的表面结构。尤其是VEC（vessels within epithelial circle）pattern被认为是有助于提高术前诊断的所见之一。组织学上与富含囊泡的小凹上皮相对应。但是，也有学者认为，这种结构内的不规整微血管在周边的非肿瘤黏膜内也可观察到，并没有什么差别，因此还需要积累更多典型的病例并从中发现绝对的征象。但重点还是要发现病变表面结构细微的差异。

本书中，虽然部分病例其表面结构规整而仅靠不规整的微血管就能够诊断，但遗憾的是这些病例缺乏相关图像。另外，对于发红的小凹上皮型低异型度分化型腺癌和小凹上皮型增生性息肉的鉴别，我个人认为是最难的，在本书中并未提及。存在诊断虽说比较容易，但能否发现可以作为鉴别诊断的绝对征象呢？在2017年12月的早期胃癌研讨会上，恰巧提及了这样的病例，以后会收录在《胃与肠》中供大家探讨。

有报道指出，根据活检病理的诊断，与单纯的肠型低异型度胃癌相比，混有胃型黏液表型的病变其恶性度可能会更高，因此尽可能做到早期诊断是非常必要的。尤其是对于小凹上皮型低异型度腺癌来说，要捕捉其轻微的表面结构异型，然后在发现本病变的基础上进行连续深切并追加免疫组化染色，这种努力进行积极鉴别的态度不仅是对病理医生而言，消化科的临床医生也应如此。

此外，医院的病理医生很少为消化道专业的病理医生，因此需要考虑到他们忙于处理多学科的标本处理这样一种现实情况，将本病的所有诊断都交给病理医生也是非常残酷的吧！本疾病的诊疗始于发现病变，这无疑是临床医生的责任。从这个角度来讲，临床医生与病理医生之间的协作毫无疑问是早期诊断不可或缺的，从临床医生到病理医生对疾病积极的态度和参与都是非常重要的。

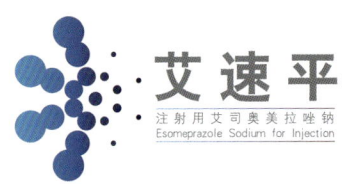

强效持久抑酸
更高标准 更值信赖
防治急性上消化道出血的一线选择

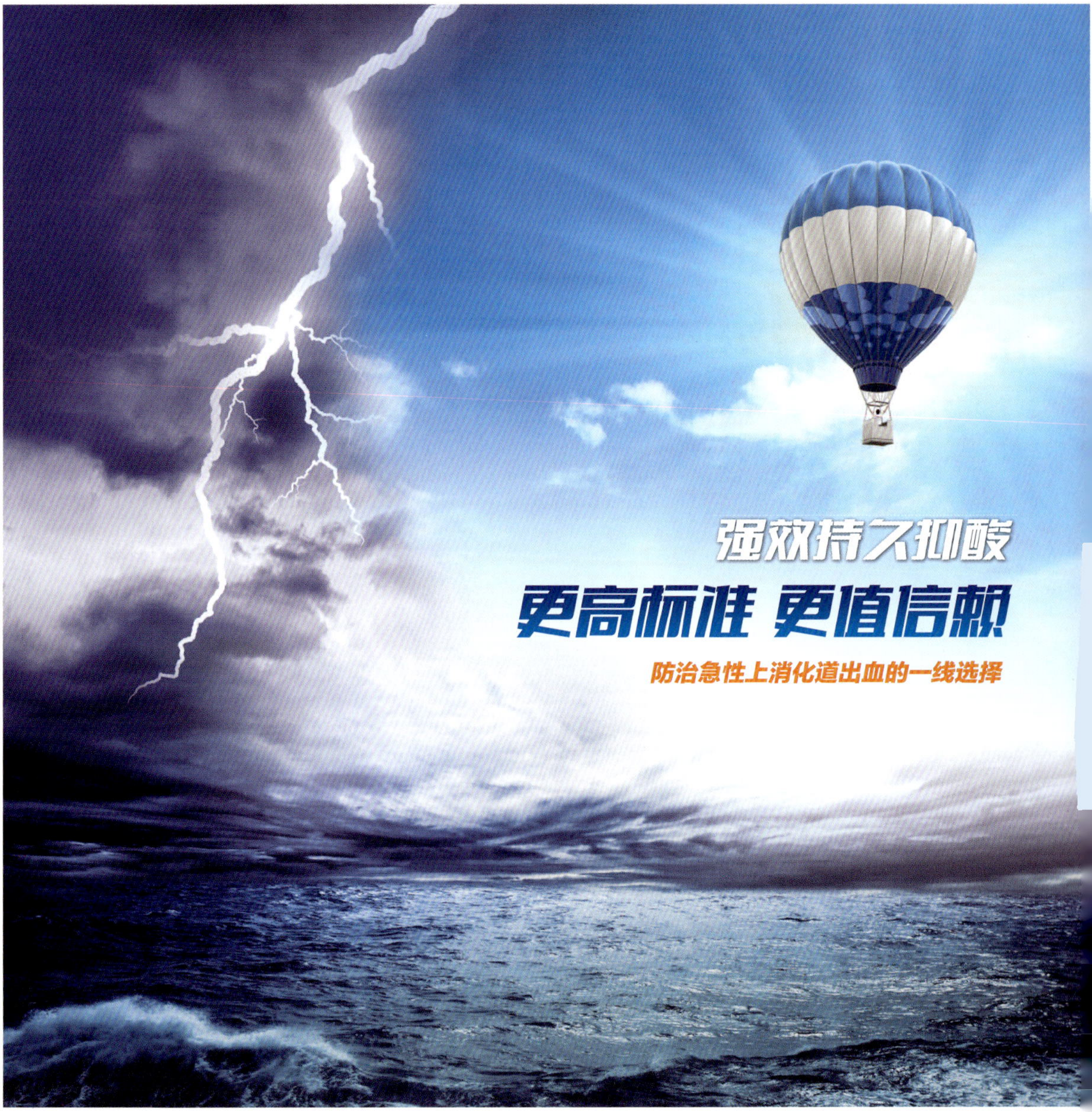

艾速平简要处方资料

【成　　分】本品主要成分为艾司奥美拉唑钠。辅料为依地酸二钠、氢氧化钠。

【规　　格】1.20mg（按$C_{17}H_{19}N_3O_3S$计）；2.40mg（按$C_{17}H_{19}N_3O_3S$计）。

【适 应 证】1.作为当口服疗法不适用时胃食管反流病的替代疗法。
　　　　　　2.用于口服疗法不适用的急性胃或十二指肠溃疡出血的低危患者（胃镜下Forrest分级IIc-III）。

【用法用量】1.对于不能口服用药的胃食管反流病患者，推荐每日1次静脉注射或静脉滴注本品20～40mg。反流性食管炎患者应使用40mg，每日1次；对于反流疾病的症状治疗应使用20mg，每日1次。本品通常应短期用药（不超过7天），一旦可能，就应转为口服治疗。
　　　　　　2.对于不能口服用药的Forrest分级IIc-III的急性胃或十二指肠溃疡出血患者，推荐静脉滴注本品40mg，每12小时1次，用药5天。

【包　　装】中性硼硅玻璃管制注射剂瓶。1支/盒，10支/盒。

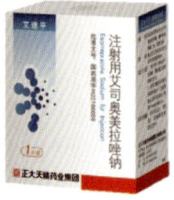

正大天晴药业集团
CHIATAI TIANQING PHARMACEUTICAL GROUP

@ HTTP://WWW.CTTQ.COM　健康咨询热线: 800 828 5598